W0293831

Der Mutterleib als Klassenzimmer

„Wo erfahren wir zum ersten Mal Gefühle wie Liebe, Ablehnung, Angst und Glück? In der ersten Schule, die wir je besuchen - im Bauch unserer Mutter. Natürlich bringt der Schüler bestimmte genetische Voraussetzungen mit: Intelligenz, Talente und Neigungen. Doch die Persönlichkeit der Lehrerin hat starken Einfluss auf das Ergebnis. Ist sie engagiert, geduldig und kompetent? Nimmt sie sich Zeit für den Schüler? Mag sie ihn? Macht es ihr Spaß zu unterrichten? Ist sie glücklich, traurig oder zerstreut? Ist das Klassenzimmer ruhig oder voller Lärm, zu warm oder zu kalt, ein Ort der Ruhe und Konzentration oder ein Hexenkessel voller Stress?

Es ist von großer Bedeutung, ob wir in Liebe oder Hass empfangen werden, ob Angst oder Gewalt dabei eine Rolle spielen. Es macht einen Unterschied, ob die Frau schwanger sein möchte und sich auf das Kind freut oder ob das Kind ungewollt ist. Es ist wichtig, dass die Mutter sich von ihrer Familie und ihren Freunden unterstützt fühlt, in einem stabilen, stressfreien Umfeld lebt und medizinisch gut betreut wird.“

Dr. Thomas Verny, *„Das Baby von morgen“*

Mit deiner Liebe wächst meine Seele

Leben und Erleben im Mutterleib:
Die Methode der vorgeburtlichen Bindungsförderung
in Praxis und Theorie

Herausgeberinnen:

Christa Balkenhol
Christine Karrasch

EINKLANG VERLAG
Zetel

Impressum „Mit deiner Liebe wächst meine Seele“

2.Auflage 2018

Einklang Verlag
Coverillustration: Christa Balkenhol
Covergestaltung: Andreas Reiberg
Satz: Susanne Krause, add-arts.com
Printed in Germany

ISBN: 978-3-946315-08-7

In Memoriam

***Dr. Jenö Raffai** (* 1954 - † 2015) und*

***Dr. György Hidas** (* 1925 - † 2012)*

Beide waren ungarische Psychoanalytiker.

Auf Konzepten von Hidas, der Jenö Raffais Lehranalytiker war, beruhen die Forschungsrichtung und das Therapiekonzept der Mutter-Kind-Bindungsanalyse. Ohne sie wäre dieses Buch nicht zustande gekommen, dafür sind wir beiden von ganzem Herzen unendlich dankbar.

Wir erwähnen in dem vorliegenden Buch nur Dr. Raffai, weil wir alle von ihm persönlich ausgebildet worden sind.

Dieses Buch widme ich meinen Söhnen,
Christophe und Sebastian,
die das Beste sind, was mir das Leben geschenkt hat.
Ich widme es auch meinen wunderbaren Enkelkindern
Luisa, Klara, Amelie und Ben

Christa Balkenhol

Ich widme dieses Buch meinen Kindern Tibor und Nina
und dem Geheimnis ihres Seins.

Christine Karrasch

Alle Autorinnen dieses Buch widmen es ebenfalls allen Schwangeren und ihren Babys überall in aller Welt. Möge ihnen allen Respekt, Fürsorge, Schutz, Vertrauen, Verständnis und Liebe entgegengebracht werden.

Inhaltsverzeichnis

Vorwort

von ***Dr. Agnes Somkövi***

Das vorliegende Buch führt die LeserInnen in eine geheimnisvolle Welt voller Wunder, in die Welt des vorgeburtlichen Lebens. Wer möchte wohl nicht mehr wissen über das erste Zuhause unseres Lebens, über das Leben in der Gebärmutter? Was für Gefühle und Wahrnehmungen entstehen im Fötus? Wie empfindet er die Außenwelt? Wie beeinflussen die Gedanken der Mutter ihr Baby? Viele Schwangere machen sich Gedanken darüber, und deshalb bemühen sie sich, während der neun Monate der Schwangerschaft optimalste körperliche und seelische Bedingungen zu schaffen.

Seit 1997 ist die Mutter-Kind-Bindungsanalyse, bei der die werdende Mutter mit ihrem Baby einen echten Dialog herzustellen vermag, den Schwangeren zugänglich – anfangs nur in Ungarn, seit 2008 im deutschen Sprachraum, später auch in den USA.

Es ist schicksalhaft, dass die Methode ausgerechnet von einem Mann, Jenő Raffai erträumt wurde, der die Methode mit seinem eigenen Psychoanalytiker, György Hidas, entwickelt hat. Viele Jahre später hat er gesagt, dass er auf der Suche nach dem Moment war, an dem die Seele geboren wird, an dem die Verletzungen und Traumata noch ohne Narben zu heilen sind.

Jenő Raffai bin ich erst 1993 begegnet. Damals war es sein sehnlichster Traum, ein Entbindungsheim zu gründen, in dem GebursthelferInnen, KinderärztInnen und PsychologInnen zusammen als Team den werdenden Müttern, die während der Schwangerschaft auf psychologische Hilfe angewiesen sind, beistehen würden. Bei der Geburt, der Entbindung und der Pflege des Neugeborenen würden sanfte Methoden angewendet werden, damit der Säugling die Geburt und die Mutter die Entbindung als einen natürlichen Ablauf erleben könnten.

Die Wurzeln der Mutter-Kind-Bindungsanalyse gehen auf die 80er Jahre zurück. Jenő Raffai arbeitete in einer psychiatrischen Abteilung, in der Heranwachsende behandelt wurden und die Psychotherapie einen wichtigen Bestandteil der Therapie bildete. Bei der Therapie eines jungen schizophrenen Patienten hatte dieser das Gefühl, im Körper seines Therapeuten zu sein und berichtete dabei nicht nur über Gefühle, sondern auch über Körperempfindungen, über beengende, erdrückende Wahrnehmungen. Es wurde klar, dass es sich dabei um fötale Erlebnisse handelte, die das Leben des Kranken und die Entstehung seiner Krankheit wesentlich beeinflusst haben dürften. Das Auftauchen von Körperempfindungen bei der Psychoanalyse zahlreicher anderer Patienten ließ ähnliche Schlussfolgerungen zu. Der Glaube, dass das vorgeburtliche Baby im Uterus immer paradiesische Zustände erlebt, wo es vor dem Chaos der Außenwelt und vor den seelischen Stürmen seiner Mutter geschützt ist, wurde hinfällig.

Diese Erfahrungen ließen schlussfolgern, dass die frühesten präventiven Möglichkeiten des menschlichen Lebens in der fötalen Zeit im Uterus liegen. Warum könnten wir nicht auch die Methode der Mutter-Kind-Bindungsanalyse auch bei gesunden werdenden Müttern anwenden? Aufgrund der Bindungsanalyse von nahezu 3000 werdenden Müttern haben Jenő Raffai und György Hidas auch die kurzfristigen Vorteile der Methode zusammengefasst: Im Landesdurchschnitt ging die Zahl der Kaiserschnitte zurück, Depressionen nach der Entbindung traten nur sehr selten auf. Laut Berichten der Mütter waren ihre Säuglinge auch sehr viel ruhiger.

Ich kann von Glück reden, dass ich mich selbst während meiner beiden Schwangerschaften am Programm beteiligen konnte. 1998 habe ich Zwillinge (einen Jungen und ein Mädchen), 2001 ein Mädchen erwartet. Da ich die Kinder von Jenő Raffai erwartete, war György Hidas mein Bindungsanalytiker. Meine Erlebnisse während der bindungsanalytischen Stunden habe ich zu Hause mit meinem Mann geteilt, der abends zusätzliche Vater-Baby-bindungsanalytische Stunden abgehalten hat. Infolge der Empfindungen und der auftauchenden Bilder während der Bindungsanalyse wurden wir schon vor der Geburt eine echte Familie, in der die Familienmitglieder einander kennen, akzeptieren und unterstützen.

Einerseits war ich von dieser wundervollen vorgeburtlichen Welt fasziniert, andererseits taten sich mir als homöopathischer Ärztin unabsehbare Möglichkeiten auf. Ich konnte die Prozesse, die zu verschiedenen Beschwerden und Krankheiten führen, besser verstehen, daher konnte ich sie als Homöopathin anders behandeln. Ich fühlte mich angespornt, mir diese Methode anzueignen.

Die Bindungsanalyse war schon im Leben ihrer Entwickler ein Programm, das sich ständig weiterentwickelt hat und in das fortwährend neue Erfahrungen einflossen. Die Entwickler machten sich auch viele Gedanken darüber, wie die Väter einbezogen werden konnten, was die Mutter-Vater-Kind-Beziehung nur verstärken würde.

2012 nahmen wir von György Hidas, 2015 von Jenő Raffai traurig Abschied, der an Karfreitag verstarb. Ihr geistiges Erbe wird von ihren Schülern weitergetragen. Die Erfahrungen mehren sich, immer mehr werdende Mütter beteiligen sich an dem Programm, auch die Zahl der einbezogenen Väter steigt.
Warum kann die Bindungsanalyse für eine gesunde schwangere Frau von Wichtigkeit sein? Unser Alltag, unsere Beziehungen und Bindungen werden durch unsere selten bewussten Erlebnisse in

der pränatelen Lebensphase erheblich bestimmt. Unsere Erfahrungen aus dieser Lebenszeit dienen häufig als Muster für unsere körperlichen und seelischen Reaktionen und können somit sogar zu Krankheiten führen. Es gibt fast keine Mutter, die während ihrer Schwangerschaft nicht irgendeinen Konflikt zu bewältigen hat. Dieser kann mit ihren Eltern, ihrem Lebensgefährten, ihren früheren Verlusten oder aktuellen Ängsten zusammenhängen. Das kann sie daran hindern, eine harmonische, fördernde Beziehung zu ihrem Baby aufzubauen. Die Bindungsanalyse kann bei der Lösung ihrer Konflikte helfen.

Alle Mütter sind fähig, sich die Methode anzueignen. Die BindungsanalytikerInnen unterstützen den Prozess zwischen Mutter und Baby und helfen notfalls bei der Deutung der Situationen. Wir sprechen dabei über einen Dialog in der pränatalen Lebenszeit, in der Wörter noch nicht existieren, nur unser Körper empfindet sowohl Gutes als auch Schlechtes. Die im werdenden Baby entstehenden Körperempfindungen können auch in der Mutter auftauchen, und sie können auch in Gefühle und Bilder transformiert werden. Eine Mutter erzählte einige Monate nach der Entbindung, dass sie – obwohl sie und ihr Baby einander vollkommen verstanden – die wunderschönen Bilder, die sie während der Bindungsanalyse erlebt hatte, vermisste.

Neugier, aber auch Mut, sind erforderlich, diesen Weg zu durchlaufen. Unser Baby kann uns nicht nur auf Wiesen voller Blumen oder ins lauwarme Meer führen, sondern auch durch dunkle Wälder oder kalte Höhlen. Doch genauso wie im Märchen wird der Lohn nicht ausbleiben. Während wir in die Erlebnisse unserer Kinder Einblick gewinnen, betrachten wir zugleich voller Staunen unser eigenes vorgeburtliches Leben. Während dieser Erfahrung müssen wir Mütter erwachsen werden, das Kind der Mutter, das jede Frau ist, muss zur Mutter des eigenen Kindes werden. Eine unheimlich schöne Aufgabe.

Szentendre, 23.05.2017

Dr. Ágnes Somkövi
Bindungsanalytikerin
Ärztin, Homöopathin

Empfehlungen von Dagmar Müller, Gynäkologin

Seitdem ich als Gynäkologin arbeite, ist es mir ein besonderes Anliegen, werdenden Menschenkindern einen guten Start ins Leben zu ermöglichen. Ja, dies war sogar eines der Motive für mich, diesen Beruf zu wählen.
Auf die Dauer befriedigte mich allerdings die medizinische Schwangerenbetreuung gemäß den Mutterschaftsrichtlinien der Ärzte und Krankenkassen nicht. Und in einer „normalen" gynäkologischen Kassenpraxis blieb auch häufig wenig Zeit für Gespräche, Erklärungen, fürs Anhören und Durcharbeiten der Sorgen und Ängste der Schwangeren.
Deshalb war ich glücklich, Ende 2009 auf einer ISPPM-Tagung einige BindungsanalytikerInnen kennenzulernen, die mir von der „Vorgeburtlichen Bindungsförderung nach Hidas und Raffai" (wie wir sie heute nennen) erzählten. So habe ich im Dezember meine berufsbegleitende Ausbildung begonnen. Ich bin dankbar, dass dies noch unter der Leitung von Jenö Raffai selbst, dem „Erfinder" der Bindungsanalyse, (zusammen mit Ludwig Janus) geschah. Und ich habe die drei Jahre nicht bereut. Seither habe ich zahlreiche „normale" Schwangerschaften bindungsanalytisch begleitet, und konnte beobachten, wie den Schwangeren Ängste genommen werden konnten, wie sich der Kontakt zum werdenden Baby intensivierte, und wie vielfach ungewöhnlich schöne und beglückende Geburten resultierten. Auch nicht wenige Frauen mit komplizierten und sehr schwierigen Schwangerschaften entschlossen sich zur Bindungsanalyse.

Beispiele sind:

Bei ***Franka*** wurde schon in der 23. Schwangerschaftswoche festgestellt, dass ihr Kind für dieses Alter zu klein war. Ursache war eine „Plazentainsuffizienz", d.h. die Plazenta wurde nicht hinreichend durchblutet und konnte so dem Kind nicht genügend Nährstoffe liefern. Sie kam erst in der 32. Schwangerschaftswoche (SSW) zu mir, mit der Aussicht, dass ihr Kind bald geholt werden müsse, da auch Sauerstoffmangel drohte. Es gelang ihr, mental die Plazenta zu wärmen, besser zu durchbluten, zu „päppeln" und gleichzeitig dem Kind ihre Sorgen zu erklären und es auf eine frühe Geburt vorzubereiten. Schließlich erreichten wir die 40. Schwangerschaftswoche, und Karl wurde mit 2.400 Gramm geboren.

Ähnlich, aber noch viel dramatischer erging es ***Kirsten***: Sie war mit Zwillingen schwanger und begann in der 26. SSW mit der Bindungsanalyse. Eine Woche zuvor war das eine, extrem wachstumsretardierte Mädchen wegen einer Plazentainsuffizienz gestorben. Das Überlebende litt in etwas geringerem Ausmaß daran, aber alle paar Tage musste in der Uniklinik überwacht werden, ob es wuchs und ob die Blutversorgung der Plazenta sich verschlechterte. Ähnlich wie Franka strebte Kirsten danach, die Plazenta besser arbeiten zu lassen. Sie selbst und das Baby konnten sich mental von der kleinen Schwester verabschieden und ihre Trauer leben und akzeptieren. Auch mit der geplanten, unvermeidlichen Frühgeburt kamen sie beide gut zurecht: Ende der 33. SSW wurde Kornelia dann per Kaiserschnitt geholt (1,350 g) Sie hat auf der Frühgeborenenstation alle durch ihr ruhiges, optimistisches und waches Wesen erstaunt, und gedieh bestens.

Ria begann in der 25. SSW mit der Bindungsanalyse, weil ihre Frauenärztin festgestellt hatte, dass der Magen des Babys hoch oberhalb des Zwerchfells lag, da wo eigentlich die Lunge Platz braucht, um sich zu entfalten. Früher starben solche Kinder sehr kurz nach der Geburt. Rias Motivation war, „das kranke Kind zu stärken". Das ist ihr wohl auch gelungen, jedenfalls ist Martin nach seiner Geburt und Operation prächtig gediehen.

Bei ***Luise*** wurde in der 27. SSW Brustkrebs, bei ***Eliane*** in der 16. SSW Schilddrüsenkrebs diagnostiziert. Leider kamen beide erst nach der OP zur Bindungsanalyse. Dennoch konnten wir dann, wie ich meine, einen guten Kompromiss zwischen den therapeutischen Notwendigkeiten für die Mütter und den Bedürfnissen der intrauterinen Kinder erreichen und dem jeweiligen Kind vermitteln.

Viele Frauen reagieren mit vorzeitigen Wehen auf Stress und Überforderung, so auch ***Doro,*** in einem Dauerkonflikt mit ihrem Partner um den Wohnort. Krankschreibung und Reduzierung der beruflichen Anspannung halfen kaum. Nur in den Babystunden war ihr Bauch weich. Eine zusätzliche Paarberatung führte schließlich zu einem tragbaren Kompromiss und Leo wurde am errechneten Termin spontan geboren.

Gerade in diesen schwierigen Situationen ist es wichtig, im Dialog dem Kind zu erklären, *warum* die Mutter gestresst und voller Angst ist, dass *es* nicht daran schuld ist, und ihm Zuversicht zu vermitteln, dass alles gut wird. Als „Frauenärztin" denke ich, *jede* Frau kann in ihrer Beziehung zum werdenden Kind von der Bindungsanalyse profitieren und *besonders* jene Frauen, deren Schwangerschaft durch belastende Ereignisse, sei es medizinischer, oder psychologisch / sozialer Art, erschwert wird.
Wie Bindungsanalyse geht, was es an wissenschaftlichen Erkenntnissen dazu gibt und vor allem viele ausführliche lebendige Beispiele können Sie in diesem Buch lesen …

Frankfurt, 8. 6. 17 ***Dagmar Müller***, Frauenärztin

Einleitung

von ***Christa Balkenhol***

Vor einigen Wochen suchte ich mit meinem Werbematerial über die Begleitung von Schwangeren mit der Bindungsanalyse ein Babyausstattungsgeschäft auf und was ich dort erlebte, war sehr bezeichnend. Vor der Theke neben mir stand eine schwangere Frau – ich schätzte sie im fünften oder sechsten Schwangerschaftsmonat – und ich erklärte ganz kurz, wie eine Schwangerschaftsbegleitung mit der Bindungsanalyse aussieht und welchen Zweck sie hat. Bei dem Wort „vorgeburtlich" unterbrach mich die Schwangere mit der Frage: „Was ist denn Vorgeburtlichkeit?" Ich deutete auf ihren Bauch und erwiderte: „Die neun Monate, die Ihr Baby in Ihrem Bauch verbringt!" Die Verkäuferin hinter der Theke warf sofort ein: „Ach so, was Esoterisches!"

Derartige Erlebnisse machen das vorliegende Buch notwendig. Seit vielen Jahrzehnten erforschen Wissenschaftler aus den unterschiedlichsten Fachbereichen, wie Humanbiologie, Genetik, Neurowissenschaften, Hirnforschung, Gynäkologie und pränataler Psychologie die physische und psychische Entwicklung des ungeborenen Kindes während seines neunmonatigen Lebens in der Gebärmutter. Nicht-Fachleute hingegen – und dazu gehören die meisten zukünftigen und werdenden Eltern, insbesondere die genannte schwangere Frau – haben wenig Kenntnis davon, dass das ungeborene Baby von Anfang an ein bewusstes, fühlendes, denkendes, lernendes und interaktives Lebewesen ist. Die in der Gebärmutter gemachten Erfahrungen wirken sich auf die körperlich-seelische Entwicklung des Menschen, seine Persönlichkeit und die Qualität seiner zwischenmenschlichen Beziehungen grundlegend aus.

Ein berühmter amerikanischer Zellbiologe, Bruce Lipton, hat den Begriff des sogenannten Zellgedächtnisses geprägt, was bedeutet, dass alles, was wir jemals an Erfahrungen und Emotionen erlebt haben – vor allem während unseres neunmonatigen Aufenthaltes in der Gebärmutter unserer Mütter – in jeder einzelnen unserer Zellen verankert und gespeichert wird und unser ganzes psychisches und physisches Leben bestimmt. Erstaunliche wissenschaftliche Erkenntnisse über die biochemischen Funktionen unseres Körpers zeigen, dass unser Denken und Fühlen bis in jede einzelne unserer Zellen hineinwirkt.

Ist die Schwangere beispielsweise einer immer wiederkehrenden Stresssituation ausgesetzt, wird das Ungeborene mit chemischen Stresshormonen überflutet, was unter anderem zu einer Störung der Hirnentwicklung führen kann. Es lässt sich sogar nachweisen, dass die Ursprünge der heutigen Gesellschaftsprobleme, deren Symptome sich in Gewalt, Bindungsmangel, Drogen- und Alkoholmissbrauch, sowie in immer stärker zunehmenden psychischen Erkrankungen zeigen, grundsätzlich bereits in der intrauterinen Entwicklungszeit zu finden sind. Siehe dazu im Anhang

„Literaturempfehlungen“ die Werke über Psychohistorie von Ludwig Janus und Lloyd DeMause.

Ein sehr beeindrucktes Beispiel für das Zellgedächtnis beschreibt Ludwig Janus in einem seiner zahlreichen Bücher: Eine junge Frau, Mitte 30, klagte plötzlich über unerklärliche Schwindelanfälle. Sie hatte Probleme am Arbeitsplatz, denn ihr Chef wollte sie loswerden. Sie suchte verschiedene Fachärzte auf, aber niemandem gelang es, die Ursachen für die Schwindelanfälle zu finden. Der Pränatalpsychologe entdeckte im Rahmen einer Regressionsführung, dass die Mutter der jungen Frau damals versucht hatte sie abzutreiben, indem sie mehrmals täglich über einige Tage hinweg von einem hohen Tisch heftig auf die Erde sprang, in der Hoffnung, dass sich auf diese Weise der bereits eingenistete Embryo löste. Dieses Vorhaben misslang, zurück aber blieben die Spuren der überlebten Abtreibung. Denn während die Mutter der jungen Frau auf die Erde sprang, wurde der Embryo durcheinandergeschüttelt. In dem Augenblick, wo sich die junge Frau dessen bewusst wurde, hörten die Symptome auf. Sie waren aufgetreten, als sich die junge Frau in einer vergleichbaren Situation wie damals in der Gebärmutter ihrer Mutter befand: Der Chef wollte sie loswerden, wie damals ihre Mutter.
Eine zweite, ebenso beeindruckende Darstellung dessen, was bereits ein Embryo fühlen kann, selbst wenn er nicht mehr als nur aus zwei Zellen besteht, gab Rien Verdult, belgischer Entwicklungspsychologe und Babytherapeut, 2014 auf einer alle zwei Jahre stattfindenden Tagung über die Bindungsanalyse, die von Dr. Helga Blazy in Köln organisiert wird. Den ersten Schock bekäme das im Werden begriffene Menschenkind, wenn seine Zeugung nicht in einem Akt der Liebe zwischen Mann und Frau zustande komme. Der zweite Schock erfolge, wenn die Frau feststellt, dass sie schwanger ist, das Baby aber nicht haben will. Und der dritte Schock treffe das werdende Baby dann, wenn sie dem Mann mitteilt, dass sie von ihm schwanger ist, er jedoch das Baby ebenfalls ablehnt!
Alle diese Beispiele machen deutlich, dass Aufklärung aus vielen Gründen in allen Bereichen der Gesellschaft vonnöten ist. Aufklärung darüber, was das ungeborene Baby fühlt, was es erlebt, wie es das Erlebte verarbeitet, was es erleidet und wie negativen Einflüssen auf das Ungeborene entgegengewirkt werden kann. Ein neuartiges, revolutionäres Präventionskonzept ist die sogenannte **BINDUNGSANALYSE**, sie bedeutet **„vorgeburtliche Bindungsförderung“.** Die ursprüngliche Bezeichnung BINDUNGSANALYSE wird der Einfachheit halber im gesamten Buch beibehalten. Natürlich ist sie kein Allheilmittel, aber wenn sich Schwangere mit ihr begleiten lassen, fördern sie optimal die körperliche und vor allem seelische Gesundheit ihrer Babys. Sie können Selbstregulierungsstörungen des Neugeborenen, übermäßiges Schreien und Schlafproblemen vorbeugen. Ihnen werden Wege gezeigt, eine leichtere und schnellere, natürliche Geburt zu erleben. Das Zauberwort hierbei heißt Bindung, denn durch die mentale und emotionale Aufnahme der

Bindung zu dem Baby bereits in der Gebärmutter kann die werdende Mutter dafür sorgen, dass sich ihr Baby als angenommen, geliebt und sicher gebunden fühlt. Das wiederum führt dazu, dass das Baby nach der Geburt ausgeglichener, emotional stabiler und tatsächlich sozial kompetenter ist.
Der Schwangeren wird aufgezeigt, wie sie vermeiden kann, dass der Stress, unter dem sie vielleicht steht, auf ihr Baby übertragen wird. In der Bindungsanalyse können auch Schwierigkeiten, die die Schwangerschaft eventuell bereitet, oder andere Probleme, die es im Leben der Schwangeren gibt, in einem geschützten Raum mit einer kompetenten Schwangerschaftsbegleitung besprochen werden.
Wir, die beiden Herausgeberinnen, Christa Balkenhol und Christine Karrasch, sowie vier weitere deutsche und vier österreichische Ko-Autorinnen des vorliegenden Buches sind Bindungsanalytikerinnen, ausgebildet und zertifiziert von Dr. Jenö Raffai, Psychoanalytiker, der die Bindungsanalyse über viele Jahrzehnte hin entwickelt hat, und Dr. Ludwig Janus, der wohl der bekannteste und kompetenteste Pränatalpsychologe Deutschlands ist. Wir sind alle von dem Wunsch beseelt, diese neuartige, revolutionäre, aber leider immer noch zu wenig bekannte Methode einer breiten Öffentlichkeit zugänglich zu machen.
Wir schildern in dem vorliegenden Buch einige Schwangerschaftsbegleitungen, die wir sorgfältig ausgewählt und anonymisiert haben. Ihre Geschichten stehen stellvertretend für fast über 7000 Schwangere, die insgesamt seit 1997 in Ungarn, dem Ursprungsland der Bindungsanalyse, in Deutschland, Österreich, der Schweiz, Italien, Belgien und den USA mit der Bindungsanalyse begleitet worden sind. Es gibt inzwischen rund 120 zertifizierte Bindungsanalytiker/innen und es laufen ständig weitere Ausbildungskurse. Mehr dazu im Kapitel über die Bindungsanalyse.
Begleitet werden unsere Fallgeschichten von einigen kurzen, zusammenfassenden Fachartikeln zu bestimmten Themen, die im Zusammenhang mit der Bindungsanalyse stehen.
Auf ein wichtiges Thema, bei dem auch die Bindungsanalyse eine hilfreiche Unterstützung bieten kann, sind wir nicht eingegangen: Den Problemkreis des unerfüllten Kinderwunsches. Wir verweisen diesbezüglich an Dr. Auhagen-Stephanos (www.auhagen-stephanos.de) und ihr Buch: „Damit mein Baby bleibt". In ihrem neuesten Buch „Der Mutter-Embryo-Dialog" schildert sie ihre spezifische psychoanalytische Therapie zur Bearbeitung der psychischen und psychosomatischen Komponenten von ungewollter Kinderlosigkeit.
Wir bitten besonders die Schwangeren sehr achtsam mit sich umzugehen, wenn sie die Fallgeschichten lesen. Es kann durchaus sein, dass beim Lesen eigene pränatale Geschehnisse in Erinnerung und Bewusstsein drängen. In der Bindungsanalyse hat jede Schwangere nach einer BA-Sitzung eine Woche Zeit, das in der Sitzung Erlebte zu verarbeiten. Zuweilen braucht ein derartiger Entwicklungsprozess viele Wochen, bei dem die behutsame Begleitung der BindungsanalytikerInnen unterstützend wirkt.
Wir wünschen uns, dass die Bindungsanalyse eines Tages so bekannt und beliebt sein wird, wie

die sanfte Geburt von Leboyer. Sie wird inzwischen an verschiedenen Universitäten beforscht und es gibt Bemühungen, die Krankenkassen davon zu überzeugen, sie als Präventivmaßnahme in den gesetzlichen Leistungskatalog aufzunehmen.

Es sind Übersetzungen des vorliegenden Buches in andere Sprachen, wie zum Beispiel Englisch, Französisch, Spanisch, Italienisch, Russisch, Arabisch geplant, denn wir sind der Auffassung, dass so viele Frauen wie möglich weltweit in den Genuss dieser wunderbaren Methode kommen sollten, die dazu beitragen kann, dass psychisch gesündere Babys geboren werden.

Jenö Raffai hat ein Buch über die Bindungsanalyse verfasst. Es trägt den Titel „Nabelschnur der Seele" und es ist die Seele des ungeborenen Babys, die berührt, wahrgenommen und angenommen wird, schon lange vor der Geburt.

Die Bindungsanalyse

von ***Christine Karrasch***

Die Bindungsanalyse ist ein noch sehr junges, äußerst komplexes und sehr wirkungsvolles Verfahren, das vielfältige präventive und unterstützende Möglichkeiten der Anwendung beinhaltet. Sie hat zum Ziel, zwischen der Mutter und ihrem ungeborenen Baby einen emotional bedeutsamen wechselseitigen Kontakt aufzubauen und zwischen beiden einen dialogischen Austausch zu ermöglichen.

Das Besondere an der Bindungsanalyse ist, dass sich die Mutter und ihr ungeborenes Baby auf eine sehr tiefgreifende Weise kennen lernen und immer differenzierter miteinander kommunizieren können. Dieser frühe Bindungsaufbau bildet die Grundlage für eine sehr kooperative und reife nachgeburtliche Mutter-Kind-Beziehung. Babys aus Bindungsanalysen sind in der Regel emotional sehr ausgeglichen, der Welt zugewandt und lernbegierig. Sie schlafen meistens früh durch und haben die Fähigkeit, sich emotional zu verständigen. Mütter entwickeln nach einer Bindungsanalyse sehr selten Wochenbettdepression, da sie während einer Bindungsanalyse einen intensiven Reifeprozess durchlaufen, der sie befähigt, sich als Mutter kompetent und sicher zu fühlen und das Leben mit ihrem Baby als erfüllend zu erleben.

Es gibt eine ganze Reihe von Untersuchungen, die den unmittelbaren Zusammenhang zwischen der Persönlichkeit der Mutter und dem Verhalten des Kindes zeigen: Gleich nach der Geburt untersuchte man 1312 Mütter, die während der Schwangerschaft an Depressionen litten, zusammen mit ihren Kindern. Die Babys weinten in den ersten Tagen untröstlich und unstillbar und erreichten auf der Depressionsskala die gleichen Werte wie ihre Mütter.

Ein Baby, dessen Vater von der Mutter seines Kindes sehr vehement, aggressiv und vorwurfsvoll dessen Abtreibung verlangt hatte und die Mutter für das Austragen des Babys mit Kontaktabbruch oder sich wiederholenden Vorwürfen bestrafte, zeigt ganz andere psychische Reaktionsmuster als ein Baby, dessen Vater glücklich über seine Zeugung ist und die Mutter während der Schwangerschaft unterstützt. Babys reagieren emotional sehr differenziert auf ihr soziales Umfeld: Psychische Annahme oder Ablehnung erreicht sie mittelbar und unmittelbar und beeinflusst ihr Bild von der Sicherheit und Geborgenheit in der Welt, von seinen Bezugspersonen und von sich selbst.

In der Bindungsanalyse werden psychische Reaktionen aufgrund von emotionalen Belastungen ganz deutlich erkennbar. Ungeborene Babys können eigene psychische Belastungen während ihrer Schwangerschaft mit Hilfe der Bindungsanalyse in einem beziehungsorientierten Kontakt zeigen, mitteilen und bewältigen, sodass diese Belastungen ganz verschwinden oder an schädigendem Potential zumindest stark verlieren.

Bindungs- und Säuglingsforscher wenden ihre Aufmerksamkeit immer früheren Beziehungs- und Bindungsprozessen zu. Während man noch vor wenigen Jahrzehnten annahm, dass die psychische

Entwicklung erst nach der Geburt beginnt, ist in den letzten Jahrzehnten das Verständnis und die Sensibilität darin gewachsen, dass die psychische, geistige und körperliche Entwicklung schon lange vor der Geburt beginnt, wozu auch die wachsenden Erkenntnisse der Neurobiologie beitragen: Inzwischen ist hinreichend erforscht, dass die Intelligenzentwicklung eines Menschen schon vor seiner Geburt wesentlichen Einflüssen unterliegt und insgesamt deutlich mehr von Umwelteinflüssen als von der genetischen Veranlagung abhängt.

Die Bedeutung von eigenen Schwangerschafts- und Geburtserfahrungen der Mutter für das vorgeburtliche Baby

Zu den unbewussten Erfahrungen, die jede Mutter an ihr Baby weitergibt, gehören demnach auch ihre eigenen Schwangerschafts- und Geburtserfahrungen. Wenn die Großmutter während der Schwangerschaft oder der Geburt großen Stress erlebt hat und es dabei zu einer traumatischen Überflutung der Mutter gekommen ist, zeigt sich das in der Bindungsanalyse häufig in Form von sich aufdrängenden traumatischen Erinnerungen, in starken körperlichen Empfindungen und körperlichen Reaktionen und in Form von Flashbackerlebnissen der Mutter.
Diese traumatischen und unbewältigten Erlebnisse der Mutter können mit Hilfe und während einer Bindungsanalyse unmittelbar identifiziert werden. Im schützenden Kontakt zur BindungsanalytikerIn kann die Mutter sich diesen Erfahrungen nähern und sie so bewältigen und in ihr psychisches Erleben integrieren. Auf diese Weise kann das Baby vor ihnen geschützt werden. Das ist mit einer der Gründe, warum Früh- und Fehlgeburten bei Bindungsanalyse deutlich seltener auftreten, als das bei sonstigen Schwangerschaften der Fall ist.

Die Entwicklung von der Tochter zur Mutter

Jede Frau, die selber Mutter wird, durchläuft einen intensiven Entwicklungs- und Reifungsprozess. Das ist ein sehr komplizierter Prozess, der sehr störungsanfällig ist. Die Tochter der Mutter muss zur Mutter ihres eigenen Kindes reifen. Sie muss ihre eigene kindliche Abhängigkeit aufgeben, damit ein anderes Wesen von ihr abhängig werden kann. In diesem Prozess spielt die Beziehung der Mutter zu ihrer eigenen Mutter eine große Rolle.
Wie wir inzwischen erfahren haben, können schon die Schwangerschafts- und Geburtserfahrungen der Mutter schwierig und konflikthaft gewesen sein. Aber auch alle späteren Konflikte in der Beziehung zwischen der Mutter und ihrer eigenen Mutter werden durch die Schwangerschaft aktualisiert und müssen überwunden und auf eine reifere Art bewältigt werden, damit aus der kindlich abhängigen

Tochter eine erwachsene unabhängige Mutter werden kann.
Dieser Prozess ist oft mit sehr schwierigen Gefühlen verbunden und führt zu einer großen seelischen Verletzlichkeit der werdenden Mutter. Was auch immer in der Beziehung zu ihrer eigenen Mutter schwierig war und ist, wird nun wieder aktuell. In der Bindungsanalyse sagen wir deshalb, dass die Gebärmutter mehr ein ganzer Generationenraum ist: Hier werden die Beziehungserfahrungen und die Beziehungsmuster von mehreren Generationen aktualisiert und beeinflussen den Kontakt der Mutter zu ihrem Kind. Eine noch sehr unreife und abhängige Mutter kann keine reife emotionale Beziehung zu ihrem Baby aufnehmen. Sie lebt dann häufig im Schatten ihrer eigenen Mutter und den eigenen unbewältigten Problemen, sowie denen vergangener Generationen und gibt diese an ihr Baby weiter.
Zu einer Bindungsanalyse gehören vier teilnehmende Personen: Die Schwangere, ihr Baby, die Bindungsanalytikerin und die Gebärmutter. Die Gebärmutter wird also als eine eigene Person betrachtet, sie wird personifiziert. Bevor die Mutter Kontakt zu ihrem Baby aufnehmen kann, muss sie die Gebärmutter um Genehmigung bitten, sie eintreten zu lassen. Wenn die Gebärmutter die Genehmigung verweigert, wissen wir, dass im Hintergrund ein psychisches Problem ist, das gelöst werden muss.
Die pränatalen Erfahrungen eines jeden Menschen prägen sein ganzes Leben und müssen in ihrer Bedeutung für und der Wirkung auf die gesamte weitere Entwicklung verstanden werden.

Kapitel 1
Förderung der vorgeburtlichen Mutter-Kind-Bindung mithilfe der BINDUNGSANALYSE nach Raffai und Hidas

von ***Christa Balkenhol***

Entstehung

Die Bindungsanalyse, die von dem verstorbenen Dr. Jenö Raffai, einem bekannten ungarischen Psychoanalytiker, entwickelt wurde, ist immer noch eine neue, ja sogar revolutionäre Methode der Begleitung von Schwangeren während der neun Monate ihrer Schwangerschaft. Raffai hat klare Anweisungen ausgearbeitet, die es den schwangeren Frauen ermöglichen, mentalen und emotionalen Kontakt zu ihren ungeborenen Babys aufzunehmen. Das vordringlichste Ziel der Bindungsanalyse ist die Förderung der Bindungsfähigkeit der künftigen Mutter und folglich die Befriedigung des ureigenen, primären Bedürfnisses des ungeborenen Babys nach Annahme, Sicherheit, Schutz und vor allem nach tiefer emotionaler Zuneigung.

Die Ursprünge dieses neuen Konzepts gehen zurück auf Dr. Raffais therapeutische Arbeit mit psychotischen jungen Leuten in Ungarn in den achtziger Jahren. Er entdeckte, dass sich ihre psychischen Störungen während der gesamten Zeitspanne entwickelt hatten, die sie in der Gebärmutter ihrer Mütter verbracht hatten. Was ihnen vollkommen fehlte, war das Bewusstsein und das bewusste Empfinden ihrer eigenen Körpergrenzen, was es ihnen unmöglich machte, sich selbst als autonome, unabhängige Wesen zu erfahren und ein eigenes Selbst zu entwickeln. Raffai fand einen eindeutigen Beweis für den Zusammenhang zwischen der Bindungsunfähigkeit ihrer Mütter - aus welchen Gründen auch immer - und dem Fehlen eines Selbstbewusstseins bei den jungen psychotischen Patienten.

Wie andere vor oder mit ihm, zum Beispiel Lloyd DeMause, Ludwig Janus, Thomas Verny, Otto Rank, David Chamberlain, Michel Odent, um nur einige zu nennen (siehe Literaturempfehlungen) hatte Jenö Raffai verstanden, dass die emotionale und mentale Befindlichkeit der Schwangeren während der Schwangerschaft mit besonderem Fokus auf die Bindungsfähigkeit der werdenden Mutter und deren Auswirkungen auf das ungeborene Baby von allergrößter Bedeutung sind.

Auf dieser Grundlage entwickelte Raffai eine Präventivmethode, mit deren Hilfe zuerst die Bindungsfähigkeit analysiert wird. Anschließend wird daran gearbeitet, sie zu verbessern und zu stärken oder die Gründe bestehender Bindungsprobleme aufzudecken, damit es anschließend den werdenden Müttern ermöglicht wird, eine gesunde, stabile, schützende und unterstützende Bindungsbeziehung zu ihren ungeborenen Baby aufzubauen. Das hat zur Folge, dass sicher gebundene

Babys ein eigenes Selbst und ein gesundes Selbstbewusstsein entwickeln können, was sie befähigt im späteren Leben, außerhalb der schützenden Gebärmutter ihrer Mütter, sozial und emotional stabile Beziehungen einzugehen.
Inwieweit Mütter und natürlich auch Väter emotionale Geborgenheit, Schutz und Sicherheit von Anfang an ihren Kind vermitteln können, hängt natürlich weitgehend mit ihrer eigenen Biografie zusammen, die in der Anamnese zusammengestellt, analysiert und falls erforderlich bearbeitet wird.

Zusammen mit seinem Kollegen György Hidas hatte Jenö Raffai in den vergangenen 30 Jahren rund 4350 schwangere Frauen mit der Bindungsanalyse begleitet. Weltweit werden es inzwischen circa 7000 sein. Im Verlaufe dieser Jahre hat Rafai die Ergebnisse wissenschaftlicher Forschung und pränataler Psychologie ständig in seine Methode einfließen lassen.
Einer der bedeutendsten Entdeckungen war das sogenannte Zellgedächtnis oder das vorsprachliche Bewusstsein, das entsteht aufgrund der Erfahrungen des Babys in der Gebärmutter, welche die werdende Mutter auf ihr Baby über chemische und biologische Prozesse übermittelt. Alle negativen und positiven Gefühle der Schwangeren werden auf das Baby übertragen: Stress, Ausbrüche von Gewalt ihr gegenüber, Depressionen, aber auch Gefühle von Freude, Harmonie und Stärke.
Verliert beispielsweise die Schwangere während ihrer Schwangerschaft Vater oder Mutter und sie trauert darüber übermäßig, wird das ungeborene Baby mit den Stresshormonen der Mutter überflutet. Im Rahmen der Bindungsanalyse helfen in einem solchen Fall die von Raffai ausgearbeiteten Instruktionen, dem Baby zu versichern, dass die empfundene Trauer die der werdenden Mutter ist und nicht die des Babys. Die Bindungsanalyse kann, wie Raffai es ausdrückt, verhindern, dass „die Psychopathologie der Mutter in die Seele des ungeborenen Babys einfließt".
Später, ab 2008, knüpfte Raffai Kontakte nach Deutschland, zu Dr. Ludwig Janus, der Koryphäe auf dem Gebiet der pränatalen Psychologie und Psychohistorie. Gemeinsam mit Janus hat Raffai bis zu seinem Tod in Deutschland, Österreich, in der Schweiz und in Belgien circa 120 BindungsanalytikerInnen ausgebildet.
Die Teilnehmer an diesen Ausbildungskursen kommen aus den unterschiedlichsten beruflichen Bereichen: Gynäkologen, Allgemeinmediziner, Körpertherapeuten, Familientherapeuten, Doulas, Psychologen, Psychotherapeuten, Heilpraktiker und natürlich in vorderster Front Hebammen. Raffai und Janus wurden sich rasch der Tatsache bewusst, dass Hebammen für eine erfolgreiche Bindungsanalyse prädestiniert sind, sind sie doch die Personen, die den Schwangeren – neben ihren Familien – am nächsten stehen.

Ablauf der Bindungsanalyse

Bei dem Erstgespräch der Schwangeren mit ihrer Bindungsanalytikerin wird die Schwangere nach den Gründen gefragt, warum sie zur Bindungsanalyse kommt, welche Erwartungen sie hat und welchen Zweck die Bindungsanalyse erfüllen soll. Anschließend werden Fragen über die bestehende Schwangerschaft gestellt: Erwartet sie ihr erstes Kind oder das zweite oder dritte? Ist das Baby geplant, zufällig gezeugt oder gar ungewollt und welches sind die ersten Empfindungen, die die Schwangere verspürt?

Das nächste Thema ist die Beziehung zum Partner, zum Vater des Kindes. Die Schwangere wird gebeten, ihren Partner und seine Einstellung zum Baby zu beschreiben. Im Anschluss daran werden eventuell in der Schwangerschaft auftretende Probleme besprochen, wie Schwangerschaftsübelkeit oder vorzeitige Kontraktionen. Dann wird erfragt, ob es in der eigenen Schwangerschaft zu Problemen kam und welcher Art sie waren.

Die folgende Frage betrifft erlebte Verluste oder Trennungen von gefühlsmäßig bedeutsamen Personen im Leben der Schwangeren. Weitere Fragen befassen sich mit vorangegangenen Schwangerschaften, eventuellen Fehlgeburten oder Abtreibungen.

Danach kommen die wichtigen Fragen nach der eigenen Mutter und dem eigenen Vater und die Schwangere wird gebeten, ihre Beziehung zu beiden näher zu schildern. War sie selber geplant, gewollt oder ungewollt? Gab es Verluste während ihrer Schwangerschaft, vorangegangene Fehlgeburten oder Abtreibungen? Wie verlief ihre eigene Geburt? Wurden geburtshilfliche Eingriffe angewandt wie Anästhesie, Zange, Dammschnitt, Kaiserschnitt?

Die meisten Schwangeren werden wahrscheinlich diese Informationen über den Verlauf ihrer eigenen Schwangerschaft und Geburt bei ihren Müttern einholen müssen. Dasselbe gilt für den Vater des Babys. Gab es Besonderheiten während seiner Schwangerschaft und Geburt? Anschließend wird die Schwangere gefragt, ob sie allgemein mit ihrem Leben, ihrer Partnerschaft und ihrem Beruf zufrieden ist. Sie wird gebeten, ihren Tagesablauf zu schildern und wie sie beispielsweise die Wochenenden verbringt. Kann sie sich erholen, hat sie Zeit für das Zusammensein mit ihrem Mann?

Der darauffolgende Fragenkatalog betrifft die Schwiegereltern. Wie ist die Beziehung zu ihnen geartet und natürlich auch wie ist die Beziehung ihres Mannes zu seinen Eltern? Zum Schluss wird kurz die Wohnsituation angesprochen: Steht eventuell ein Umzug bevor oder sind später irgendwelche wohnlichen Veränderungen geplant? Diese ausführliche Anamnese ist wichtig, damit sich die Bindungsanalytikerin ein Rundumbild von den verschiedenen Beziehungssituationen der Schwangeren machen kann.

Dann folgen die Babystunden. Üblicherweise treffen sich Schwangere und Bindungsanalytikerin einmal pro Woche, möglichst am selben Tag zur selben Zeit, damit sich das Baby an diese Gleichmäßigkeit und Regelmäßigkeit gewöhnt. Mit der Bindungsanalyse kann ab der zwölften Woche begonnen werden, aber auch früher oder später. Bei assistierter Befruchtung oder vorangegangen frühen Stillgeburten ist sogar ein früherer Beginn sinnvoll, da in diesen Fällen meistens der Wunsch besteht, sehr früh zu dem Baby Kontakt aufzunehmen und weil möglicherweise noch Trauerarbeit zu bewältigen ist. Die einzelne Babystunde kann zwischen 45 und 60 Minuten dauern. Zuerst erzählt die Schwangere, was sie in der Woche zuvor erlebt hat, aufgetauchte Schwierigkeiten werden erörtert, anschließend wird sie von der Bindungsanalytikerin in einen Zustand der Tiefenentspannung begleitet, währenddessen sie ihre Körperempfindungen und auftauchende Gefühle wahrnehmen kann. Es folgen bestimmte Instruktionen zur Kontaktaufnahme mit dem Baby.

Zum Schluss verabschiedet sich die Schwangere von ihrem Baby und versichert ihm, dass sie sich bald wieder treffen werden. Nach den Babystunden geht es zu den Geburtsvorbereitungen, die zwischen 5 und 9 Sitzungen in Anspruch nehmen können, je nach Situation der Schwangerschaft und der Schwangeren. Bei diesen Geburtsvorbereitungen werden Mutter und Baby auf die bevorstehende körperliche Trennung und den Ablauf der Geburt vorbereitet, die sie gemeinsam bewältigen. Raffai hat auch hierzu ganz bestimmte Instruktionen ausgearbeitet, die die Mutter ihrem Baby vermittelt.

Dann wird die Schwangere mit der Hausaufgabe entlassen, die Geburtsvorbereitungsübungen jeden Tag bis zur Geburt mit dem Baby gemeinsam zu wiederholen. Ein erster Termin mit der Schwangeren und ihrem Baby wird für ca. 4-6 Wochen nach der Geburt vereinbart und ein zweiter Termin nach circa sechs Monaten. Beide Termine dienen der Information über den Verlauf der Geburt und der Entwicklung des Babys: Liegen eventuell Selbstregulierungsstörungen vor, wie entwickelt sich das Baby und wie haben beide die Geburt verkraftet.

Die LeserInnen werden beim Lesen der einzelnen Fallbeispiele eine genauere Vorstellung vom Ablauf der Bindungsanalyse erhalten.

Für wen ist die Bindungsanalyse geeignet?

Selbstverständlich für jede Schwangere, gleich ob sie nun Bindungsprobleme oder andere Probleme hat oder nicht. Der Kontakt zum Baby ist das Essentielle. Des Weiteren:

- Für jede Frau, die eine dramatische Geburt erlebt oder nach einer Geburt unter einer Wochenbett Depression gelitten hat.
- Für Frauen, die eine Fehlgeburt erlitten haben und die Trauer darüber vielleicht noch nicht ganz verarbeitet wurde. (Verabschiedung eines in der Gebärmutter verstorbenen Kindes)
- Für Frauen, die nur schwer schwanger werden können, aus welchen Gründen auch immer. (als Vorbereitung auf eine Schwangerschaft)
- Als Begleitung nach einer künstlichen Befruchtung.
- Für Erstgebärende, die große Angst vor der Geburt haben.

- Für Frauen, die vielleicht entdeckt haben, dass sie zu Beginn ihrer Schwangerschaft Zwillinge oder sogar Mehrlinge in ihrer Gebärmutter hatten, von denen aber einer oder mehrere im ersten Trimester oder später zu einem konkreten Zeitpunkt gestorben ist oder sich langsam aufgelöst haben.
- Als Vorbereitung eines Kindes auf einen anstehenden Kaiserschnitt.

In all diesen Fällen ist es wichtig, dass die begleitende Bindungsanalytikerin empathisch und wertfrei mit der Schwangeren umgeht. Sie wird dazu ermutigen, Körperempfindungen und Gefühle intensiv wahrzunehmen. Sie wird versichern, dass sie die Frau bei der Wahrnehmung und der Verarbeitung aufsteigender tiefer, zuweilen auch beunruhigender Gefühle begleitet, und dass sie immer präsent und bereit ist, einen begonnenen Heilungsprozess bis zum Ende zu begleiten.
Sollten unter der Bindungsanalyse schwerwiegende psychische Probleme auftauchen, wird sich die Bindungsanalytikerin verpflichtet fühlen, die Schwangere an einen Facharzt für Psychotherapie oder Psychoanalyse zu verweisen. Die Begleitung einer Schwangeren mit der Bindungsanalyse ist kein Ersatz für eine fortlaufende und intensive Betreuung der Schwangerschaft durch einen Facharzt und/ oder Geburtshelfer. Die Bindungsanalyse ist keine Psychotherapie, obgleich sie häufig geprägt ist von psychotherapeutischen und speziell pränatal-psychologischen Elementen.

Wie funktioniert der innere Dialog zwischen der werdenden Mutter und ihrem Baby?
Es gibt mehrere Kommunikationswege, auf denen die Schwangere und ihr Baby in mentalen und emotionalen Kontakt treten können. Diese inneren Kommunikationswege beschreibt Raffai als „die Nabelschnur der beiden Seelen".
Ein wichtiges Kommunikationsmittel ist die Ausschüttung der mütterlichen Hormone, die das Baby über die Plazenta erreichen. Das Baby ist in gewisser Weise an die Gefühlswelt der Mutter angeschlossen. Bei ihr können heftige Emotionen hormonelle Veränderungen im Blut hervorrufen, die Sauerstoffzufuhr ändern oder auch die Herzfrequenz beschleunigen. Die beiden letzteren Veränderungen machen sich dann auch beim Baby bemerkbar und sie sind messbar. Die Entwicklung der einzelnen Sinnesorgane führt dann zu der Bildung weiterer Kommunikationskanäle, über die auf das Baby eine Vielzahl von Eindrücken aus dem mütterlichen Organismus übertragen wird. Es wurde zum Beispiel mithilfe von Ultraschalluntersuchungen festgestellt, dass das vorgeburtliche Kind schon allein auf belastende Gedanken der Mutter eine eindeutige körperliche Reaktion zeigt.
So hat man bei einem Versuch, bei dem Schwangere einige Tage das Rauchen vollkommen einstellen sollten, festgestellt, dass sich in dem Moment, in dem den Frauen gesagt wurde, sie dürften in zwei Stunden wieder eine Zigarette rauchen, die Atem- und Herzfrequenz des ungeborenen Babys rapide beschleunigte. Ursache dafür war die Vorfreude der Schwangeren auf das Rauchen, die das Baby

allerdings nicht teilte. Denn wir wissen natürlich inzwischen um die schädlichen Auswirkungen auf das Baby, wenn die Schwangere raucht. Im schlimmsten Fall wird neben den schädigenden Einflüssen auf die körperliche Entwicklung des Babys eine gewisse Suchtproblematik von der Mutter auf das Baby übertragen.

Der wichtigste Kanal jedoch ist der mentale und hier findet die Kommunikation zwischen der werdenden Mutter und ihrem Baby über den Austausch von Bildern und Gefühlen statt, der sich hin zu worthaften Dialogen entwickeln kann.

Mit Hilfe der von Raffai ausgearbeiteten Instruktionen werden die Schwangeren in einen Zustand der Meditation versetzt, vergleichbar mit einer Tiefenentspannung. Die Körperwahrnehmungsübungen werden auf die Gebärmutter konzentriert, sowie auf das dort befindliche Baby. Die Meditation nach Raffai soll zu einer gedanklichen Verschmelzung der Schwangeren mit dem Kind im Mutterleib führen.

Die meisten Mütter spüren während dieser Meditationsphase wohltuende Wärme, ihre Gebärmutter entspannt sich und wird weich. Zuweilen können die Mütter gedanklich ihr Kind in Richtung ihres Herzens lenken und sogar dazu bewegen, die Gebärmutterwand zu streicheln.

Es gibt unzählige Forschungen über das Verhalten der Hirnwellen im Zustand der Meditation. Die sogenannten Alphawellen, die sich in einem Frequenzbereich zwischen 14 und acht Herz bewegen, sind sozusagen das Tor zur Meditation und unterstützen das Visualisieren innerer Bilder. Gehen wir tiefer in die Meditation, schaltet unser Hirn um auf Thetawellen. In diesem Bereich befinden sich unsere unbewussten seelischen Anteile. Es ist also durchaus vorstellbar, dass die höheren Wellen des Babys in gleicher Weise reagieren und dass sich Mutter und Kind auf dieser Ebene begegnen.

Raffai selbst formuliert die Kommunikation folgendermaßen: „Zum Ausbau der Bindung und des Dialogs benutzen wir das Ich der Mutter. Die Mutter wird fähig, mit ihrem Ich den psychischen Bereich des Babys zu betreten und ihn wahrzunehmen. Die von dort kommenden Nachrichten erscheinen auf dem gleichen inneren Bildschirm wie ihre Träume und Fantasien. Diese Empfindungen können sich in der Mutter in Bildern und Gedanken umformen und verschiedene Fantasien und Gefühle mobilisieren. Dieser Kommunikationsweg funktioniert auch umgekehrt. Das Baby ist fähig, die von der Mutter in Form von Bildern, Gedanken und Fantasien geschickten Nachrichten zu dekodieren und darauf zu antworten. In dem gemeinsamen Bindungsraum teilen sie ihre Seeleninhalte einander auf ganz natürliche Weise mit."

Welche Vorteile bringt die Bindungsanalyse werdenden Müttern?

- Die Bindungsanalyse fördert das positive Erleben der Mutter während der Schwangerschaft, der Geburt und in der Stillzeit.
- Sie festigt die emotionale Bindung zwischen Mutter und Kind.

- Sie hat einen positiven Einfluss auf das Stillverhalten.
- Eine postpartale Depression tritt so gut wie nie auf (unter ein Prozent, im Vergleich zu durchschnittlich 19 Prozent).
- Die Kaiserschnittrate ist auffallend niedrig.
- Die Frühgeburtlichkeit liegt bei nur 0,2 Prozent im Vergleich zu den üblichen 9,2 Prozent, in den USA sogar 12 Prozent.
- Die Geburten verlaufen im Durchschnitt sehr viel leichter und schneller, sind weniger schmerzhaft und erfordern seltener eine Anästhesie oder die Zuhilfenahme geburtsunterstützender Mittel.

Wie profitieren die Babys von der Bindungsanalyse?

- Erwiesenermaßen weisen die mit der Bindungsanalyse begleiteten Babys weniger Kopfverformungen durch die Geburt auf. Diese Verformungen des kindlichen Schädels zeugen von der Kraft, die bei der Geburt auf ein Baby einwirkt. BA-Babys unterliegen einer viel geringeren geburtstraumatischen Belastung, was sich eben in den geringeren Schädelverformungen oder dem sehr schnellem Rückgang etwaiger Verformungen zeigt.
- Bauchkoliken und Schreiattacken treten deutlich seltener auf.
- Dasselbe gilt für Schlafstörungen. Die BA-Babys schlafen schnell die ganze Nacht durch und wirken insgesamt viel ausgeglichener und in sich ruhender.
- Die psychomotorische Entwicklung schreitet bei den BA-Babys schneller voran.
- Die BA-Babys weisen tatsächlich eine stärkere Sozialkompetenz auf.
- Ihre Affektregulierung scheint ebenso besser zu funktionieren.
- Durch die Bindung, die das vorgeburtliche Kind bereits im Mutterleib erlebt hat, hat es ein starkes Selbstvertrauen entwickelt. Es erkundet seine Umgebung neugierig und geht auf andere Menschen unbefangener zu.

Studien über die Bindungsanalyse und ihre Beforschung an universitären Einrichtungen

Inzwischen wird die Bindungsanalyse an einigen Universitäten beforscht. Es fehlen leider noch Langzeitstudien, die aber unbedingt durchgeführt werden sollten.

Im Folgenden wird beispielhaft kurz von einer Studie berichtet, die 2016 von Dr. Sabine Buchebner-Ferstl und Dr. Christine Geserick vom Österreichischen Institut für Familienforschung an der Universität Wien durchgeführt wurde und den Titel trägt: „Vorgeburtliche Beziehungsförderung,

Dokumentation von Erfahrungen mit der Methode der Bindungsanalyse". Im Mittelpunkt stand bei dieser Studie die Frage, wie Frauen, die mit der Bindungsanalyse begleitet werden, diese Zeit erleben, sie für sich interpretieren und bewerten. Im Vordergrund stand die subjektive Sichtweise der Klientinnen.
An dieser Studie nahmen neun Frauen aus Österreich teil, Schwangere und junge Mütter. Die Erhebung fand mithilfe eines teilweise strukturierten Interviews statt, in dem es aber Raum für persönliche Kommentare gab, die den interviewten Frauen wichtig waren. Hinzu kam, dass auch mit drei Bindungsanalytikerinnen mit langjähriger Erfahrung auf dem Gebiet der Bindungsanalyse ausführliche Gespräche geführt wurden, die zwar nicht eingehend analysiert, aber dennoch an vielen Stellen zitiert wurden.
Die Studie behandelt die folgenden Themen: Vorgeburtliche Erfahrungen und ihre Auswirkungen, Beschreibung der Methode der Bindungsanalyse, ihre Geschichte, ihren Ablauf, bisherige Erfahrungen mit dieser Methode, sowie die Bedeutung des Vaters in der Bindungsanalyse. Danach folgt die Wiedergabe von Zitaten aus den Interviews mit den entsprechenden Kommentaren.
Der wichtigste Teil dieser Studie ist die Bewertung der Bindungsanalyse durch die Klientinnen. Insgesamt bewerteten die Frauen, die ihr BA-Baby bereits bekommen hatten, die Bindungsanalyse als ausgesprochen positiv. Sie betonten alle, dass sie eine stärkere Vertrautheit zum ungeborenen und geborenen Kind spürten, sich in ihrer persönlichen Weiterentwicklung sehr unterstützt sahen und sie gaben an, dass die Persönlichkeit und die Kompetenz der Bindungsanalytikerin ausschlaggebend dafür waren, dass sie sich wohl gefühlt hatten und die BA gelingen konnte.
Die interviewten Frauen betonten auch, dass der geschützte Raum, den die Bindungsanalyse bietet, für sie sehr wichtig war. Er vermittelte ihnen Sicherheit, Konstanz und Ruhe und schuf eine Atmosphäre des Vertrauens. Alle interviewten Frauen berichteten von einer unmittelbaren und ganzheitlich positiven Wirkungsweise der Bindungsanalyse. Sie begrüßten die Möglichkeit der Verarbeitung vorangegangener belastender Ereignisse, wie zum Beispiel Fehlgeburten, und sahen in der Auseinandersetzung mit eigenen Lebensthemen oder Problemen eine wertvolle Unterstützung. Sie spürten, dass sie im Verlauf der Bindungsanalyse eine größere Reife, innere Stärke und mehr Selbstbewusstsein erlangt hatten.
Als einzigen kritischen Punkt merkten die Klientinnen an, dass der Zugang zur Bindungsanalyse prinzipiell schwierig ist, weil diese Methode immer noch nicht ausreichend bekannt ist. Weiterhin wurde kritisch vermerkt, dass sich offensichtlich nicht jede Schwangere eine Begleitung mit der Bindungsanalyse während der gesamten Zeit der Schwangerschaft finanziell leisten kann. Geht man von durchschnittlich ca. 30 Sitzungen aus, wird leicht ein Betrag erreicht, der manches Portemonnaie überfordern könnte.
Die Bindungsanalyse darf auf keinen Fall eine elitäre Begleitung sein. Wie eingangs erwähnt, gibt es

inzwischen intensive Bemühungen, bei den Krankenkassen zu erwirken, dass die Bindungsanalyse als Präventivmaßnahme in deren Leistungskatalog aufgenommen wird. Die Empfehlung, die beide Forscherinnen am Ende ihrer Studie aussprechen und ihre Anregung, die Ausbildungsangebote zum Erlernen der Methode der Bindungsanalyse zu erweitern, wird später noch einmal aufgegriffen.

Die zweite, sehr erwähnenswerte Arbeit wurde von einer Hebamme verfasst unter dem Titel „Die Mutter-Kind Bindungsanalyse nach Raffai und Hidas als Element der Hebammenarbeit". Brunhild Schmid schrieb ihre Abschlussarbeit zur Erlangung des akademischen Grades „Master of Science" in Midwifery 2015 an der Fachhochschule Salzburg.

Darin beschreibt sie das „salutophysiologische Betreuungsmodell von Verena Schmid" und setzt es in Zusammenhang mit der Bindungsanalyse. Schmid kommt zu dem Schluss, dass die Bindungsanalyse die Anpassung der Frau an die Schwangerschaft verändert und die Mutter-Kind-Bindung stärkt. Das Wahrnehmen des Trennungs- und Lösungsprozesses der Geburt, sowie das Visualisieren des Geburtsweges in der Abschlussphase unterstützt eine physiologische Geburt und das Annehmen des Kindes. Somit „stellt die Bindungsanalyse eine sinnvolle Ergänzung für das salutophysiologische Betreuungsmodell dar".

Schmid geht in ihrer Arbeit auf die Geschichte der pränatalen und pränatalen Psychologie ein, sie berichtet über den heutigen Kenntnisstand bezüglich der psychischen Entwicklung des ungeborenen Kindes, sein Erleben und seine Erfahrungen in der Gebärmutter, sie beschreibt das Konzept der Bindungsanalyse in deren Funktion als Präventionsmaßnahme, schildert das Konzept der Salutophysiologie und erläutert die von ihr angewandte Methodik der Befragung.

Auch hier dienen Interviews als Forschungsgrundlage. Ziel dieser Forschungsarbeit war die Frage, wie die Anwendung der Bindungsanalyse durch Hebammen den erfolgreichen Übergang von der Schwangerschaft zur Geburt unterstützen kann.

Die Interviews wiesen zwei Themenschwerpunkte auf. Der erste befasste sich mit der Struktur der Bindungsanalyse, also wie viele Stunden aufgewendet und wie diese Stunden erlebt wurden, wie sich der Austausch mit dem Kind gestaltete und was als Stärken oder Belastungen empfunden wurde. Der zweite Themenschwerpunkt konzentrierte sich auf die Abschlussphase der Bindungsanalyse, die Geburtsvorbereitungen.

In ihrer Schlussfolgerung hebt auch Schmid hervor, dass eine gute Mutter-Kind-Bindung vor und nach der Geburt einen positiven Einfluss auf die Entwicklung des Kindes und die Elternschaft hat. Die Bindungsanalyse ist ein Modell, das ein besseres Verständnis der Entwicklungsprozesse der Mutterschaft insgesamt ermöglicht und die praktische Hebammenarbeit wunderbar ergänzt. „Eine gelungene pränatale Zeit ist die beste Primärprävention für das Kind", ist ihre klare Aussage und sie spricht die eindeutige Empfehlung aus, dass Hebammen sich mit den theoretischen Konzepten der pränatalen und perinatalen Psychologie auseinandersetzen sollen, um auf dieser Grundlage

hebammenspezifische Angebote ausarbeiten zu können.
Die Bindungsanalyse bietet den Hebammen neue Handlungsmöglichkeiten. Schmid fordert sogar, dass die Erkenntnisse aus der pränatalen Psychologie in die Hebammenweiterbildung einfließen müssen und zum festen Bestandteil der gesamten Hebammenausbildung werden sollen. Konkret sagt sie: „Geburt, Gebären und Geborenwerden im medizinischen Modell müssen sich den Aspekten der pränatalen Psychologie zuwenden."
Die Autorinnen des vorliegenden Buches unterstützen die Aussagen und Empfehlungen dieser Hebamme voll und ganz.
Eine weitere vehemente Unterstützung erfahren die Hebammen in einer Stellungnahme von Dr. Ludwig Janus über die Bedeutung des Berufs der Hebammen und der Geburtskultur. Er schreibt: „Aus der Sicht eines Pränatalpsychologen ist der staatliche Umgang mit der Versicherungsproblematik bei den freiberuflichen Hebammen unverantwortlich. Für eine humane und mit den Menschenrechten vereinbare Geburtskultur ist sie eher destruktiv."
Und weiter führt er aus: „Bei der Geburt handelt es sich eben nicht um ein Ereignis, das allein in die Selbstverwaltung der Akteure im Gesundheitswesen gehört. Hingegen erfüllt die Hebamme eine staats- und gesellschaftserhaltende unverzichtbare Aufgabe, dem Kind auf seinem Weg in die Welt den seelischen, sozialen und praktischen Rückhalt zu geben, auf den es elementar angewiesen ist, und der Mutter die Unterstützung zu geben, die sie für die volle Entfaltung ihres Potenzials zu gebären braucht."
Er prangert die derzeitige Notsituation an, in der ca. 60 % der freiberuflichen Hebammen wegen unzumutbarer Rahmenbedingungen ihre Tätigkeit aufgeben müssen, und dass in Krankenhäusern arbeitende Hebammen oft unter dem Druck stehen, mehrere Gebärende gleichzeitig betreuen zu müssen.
Die Autorinnen dieses Buches setzen sich dafür ein, dass die Bindungsanalyse integrierter Bestandteil der elementaren und fortgeschrittenen Hebammenausbildung wird, da sie den Hebammenberuf nicht nur enorm aufwerten wird und eine zusätzliche, dringend benötigte Einnahmequelle bilden kann, sondern auch eine große Bereicherung ihrer Professionalität und ihrer Erfahrungswelt bedeutet.

1. Fallgeschichte: Der Weg ins Vertrauen

von ***Maria Reiter-Horngacher***

Beginn der Zusammenarbeit

Andrea kam in der 12. Woche ihrer zweiten Schwangerschaft zu mir und wollte die Bindungsanalyse kennenlernen. Die erste Schwangerschaft endete ein halbes Jahr zuvor in der siebten Woche aufgrund einer Blutung mit einem Abgang. Diese Erinnerung war noch präsent. Die Angst, dass es wieder so enden könnte, war deutlich spürbar. Ich besprach mit ihr den Ablauf und die Technik der Bindungsanalyse.

Das Erstinterview

Wir starteten mit der Erhebung aller Daten zur Mutter, zum Kind und zu ihrem Tagesablauf. Andrea lebt in einer glücklichen Beziehung. Der Mann unterstützte die Bindungsanalyse, indem er immer mit offenen Ohren zuhörte, was sie von den neuen Erfahrungen berichtete.

Sie arbeitet als selbständige Physiotherapeutin in einer eigenen Praxis. Der Abschluss ihrer Osteopathie-Ausbildung mit einer umfangreichen Prüfung sollte noch vor der Geburt stattfinden.

Sie ist das erste Kind ihrer Mutter, selber hatte diese eine unkomplizierte Schwangerschaft und Geburt. Sie hat eine sechs Jahre jüngere Schwester. Der Kontakt zu ihren Eltern ist harmonisch, sie sind miteinander in guter Verbindung.

Die Herausforderung am Anfang

Als Andrea und ihr Mann nach der Fehlgeburt wieder offen für die Familienplanung waren, wurde sie gleich schwanger. Die ersten Wochen der zweiten Schwangerschaft verliefen gut, bis sie in der achten Woche eine Blutung hatte. Es wurde ein Hämatom diagnostiziert und ihr wurde Bettruhe verordnet. Da dies der Zeitraum war, in dem sie in der ersten Schwangerschaft einen Abgang hatte, war sie voller Sorge, dass es wieder zu einer Fehlgeburt kommen könnte. Sie verstand den Grund der Blutung nicht und stellte sich die Frage, warum die Emotionen wieder hochkamen. Sie wollte in der Bindungsanalyse lernen, sich selber zu fühlen und das Baby losgelöst von ihren eigenen Gefühlen wahrzunehmen.

In den ersten Stunden ging es um die Kontaktaufnahme zum Baby. Andrea lag auf der Liege, ich begleitete sie mit meinen Anleitungen in die Entspannung und über die bewusste Atmung konnte sie ihren Körper gut fühlen. Sie versuchte ihr Baby zu spüren, innerlich zu berühren und kennenzulernen. Sie baute einen Dialog zu ihrem Kind auf, der über innere Bilder, Bewegungen und Gedanken ablief. Gemeinsam gelang es uns, sie für ihre innere Unruhe, aber auch für ihr Vertrauen zu sensibilisieren.

Andrea konnte das Baby wahrnehmen und fühlte, dass es sich ruhig in der Gebärmutter verhielt. Bei der Konzentration auf das Hämatom bemerkte sie Angst, aber sie spürte gleichzeitig, dass dies keine ernste Bedrohung für das Baby werden würde. Sie versuchte in ihr Vertrauen zu gehen und dieses Gefühl mit ihrem Baby zu teilen. In der 15. Woche bekam sie vom behandelnden Gynäkologen die gute Nachricht, dass sich das Hämatom aufgelöst hatte und laut Ultraschalluntersuchungen alles Bestens war.

Junge oder Mädchen?

Nun konnte Andrea sich sicherer fühlen und die Schwangerschaft mehr genießen. Die inneren Reisen wurden herzlicher, sie konnte einen Dialog mit ihrem Baby führen. Mit der Zeit arbeiteten wir heraus, dass für sie das Geschlecht eine Wichtigkeit hatte. Aus tiefstem Herzen war es ihr egal, ob es ein Mädchen oder ein Junge werden würde. Aber in der Familie ihrer Großmutter gab es einige Schwangerschaftsverluste und das waren immer männliche Föten gewesen. Dadurch spürte sie eine Angst, dass die Schwangerschaft mit einem Buben ein Problem werden könnte. Im Gespräch mit mir konnte Andrea annehmen, dass die Geschichte der Großmutter mit den verlorenen Jungen zu ihrer Herkunft gehörte. Es gelang ihr, all ihre Sorgen in ihrem Herzen zu spüren und ihr Baby unabhängig davon wahrzunehmen.

In ihren inneren Gesprächen mit ihrem Kind erkannte sie ein Mädchen, was der Gynäkologe auch mit dem Ultraschall bestätigte.

Die Schwangerschaft wird sichtbar

Als ihr Babybauch zu wachsen begann, erlebte Andrea ambivalente Gefühle. Im Gespräch stellten wir fest, dass sie ihr „Wachstum“ auf zwei unterschiedlichen Ebenen betrachten konnte. Auf der einen Seite empfand sie große Freude und den Wunsch, den Schwangerschaftsbauch stolz herzuzeigen. Auf der anderen Seite fühlte sie sich unsicher, ob sie mit Freude „runder“ werden durfte, weil ihre beste Freundin zur selben Zeit wegen einer Magersucht in Behandlung war. Darf sie selber Freude über die Veränderungen ihres Körpers zeigen, während ihre Freundin, die ausgewählte Taufpatin des Kindes, auf gar keinen Fall selber zunehmen möchte?

Diese Frage war für Andrea ein Thema in den Bindungsanalysestunden und ich unterstützte sie, unterschiedliche Antworten darauf zu finden. Im Laufe der Zeit wurde ihr die Krankheit ihrer Freundin und deren Hilflosigkeit immer bewusster und mit meinen Interventionen lernte sie, diese Geschichte mit den damit verbundenen Gefühlen von ihrer Schwangerschaft getrennt zu betrachten.

Es beginnt etwas Neues

Zur Halbzeit der Schwangerschaft spürte sie, dass sich in ihrem Körper viel zu verändern begann. Sie konnte in den Babystunden ihre Tochter immer klarer wahrnehmen und baute einen verbindenden Dialog mit ihr auf.

Ich motivierte Andrea, sich ihren zukünftigen Weg und das Leben als Mutter vorzustellen.

Die neue Situation wurde ihr immer bewusster. Als Mama vom ersten Kind entwickelt man sich selbst von der Tochter zur Mutter. Dadurch hat man beide Rollen und es entsteht somit eine neue Ebene mit der eigenen Mutter und eine neue Ebene mit dem Baby. Andrea sah sich auf einer Brücke stehend. Schaute sie auf die eine Seite, von der sie auf die Brücke gegangen war, war sie Tochter ihrer Mutter, sobald sie auf die andere Seite schaute, zu der sie hinging, wurde sie zur Mutter ihrer Tochter. Mit diesem Bild und den Gefühlen aus ihrer Kindheit reflektierte Andrea die Beziehung zu ihren Eltern.

In unseren Gesprächen wuchs in ihr der Wunsch, dass sie ein komplett neues Leben mit ihrem Partner starten wollte. Es wurde für sie mehr und mehr spürbar, dass sie sich zu einer eigenen Familie entwickelten. Innerlich konnte die Erlaubnis wachsen, dass sich ihr Leben zu etwas Besonderem entwickeln durfte. Und dieses Glück konnte sie in der Entspannung fühlen, unabhängig von ihrer eng verbundenen Herkunftsfamilie. Sie feierten in dieser Zeit ihre Hochzeit und dies war ein ganz neuer Start als Familie.

Eine innere Dynamik wird zur Unruhe

In der 28. Woche bekam die werdende Mutter nachts Schlafstörungen, was mit der näher rückenden Abschlussprüfung der Osteopathie zusammenhing. Die Freude am Lernen war nicht groß, aber die Vernunft überwog und deshalb wollte sie die Prüfung noch vor der Geburt hinter sich bringen. Andrea ist bereits von Natur aus ein aktiver Typ, jedoch wurde es für sie zur Belastung, als sich diese Dynamik in der Nacht zu einer inneren Anspannung entwickelte.

Sie konnte mit mir gut über ihre Unruhe sprechen und versuchte, dies auch ihrem Baby im Dialog mitzuteilen. In dieser Zeit fiel es ihr schwer, im Kontakt zu bleiben, da sie mit ihren Prüfungsvorbereitungen beschäftigt war.

Die Geburt kommt näher

Im Verlaufe der Wochen kam das Thema Geburt verstärkt in den Fokus. Die Erinnerungen an den Verlust der ersten Schwangerschaft in der siebten Woche kamen wieder hoch. Andrea hatte das gut verarbeitet, und trotzdem war bei dem Gedanken an die Geburt des neuen Lebens die Trauer über den Verlust wieder da. Leben und Tod liegen manchmal sehr nahe beieinander. Beide Gefühle durften sein: Die Erinnerung an den Frühschwangerschaftsabgang in der Vergangenheit und die Freude auf das Baby nach der Geburt in der Zukunft.

Die Lage des Babys

In der 32. Woche stellte sich beim Ultraschall heraus, dass sich das Baby noch sitzend in der Steißlage befand. Gemeinsam erarbeiteten wir, wie sich ihre innere Spannung auch auf die Kindeslage auswirkte.

Andrea startete alle Versuche, um dem Baby zu „erklären“ und zu „zeigen“, dass es sich in die Schädellage drehen sollte. Von der Moxa-Therapie, bis hin zur indischen Brücke wurden viele

Techniken angewandt. Beim Spiegelspiel konnte sie ihren Körper und den des Babys wahrnehmen. Auch meine Empfehlungen, dies öfters zu wiederholen, führte sie durch, aber die Lage des Babys änderte sich nicht. Andrea wurde immer unsicherer, da sie absolut gegen einen Kaiserschnitt war und auch keine Wendung versuchen wollte. Sie konnte einfach nicht verstehen, warum es sich nicht in die Schädellage drehte und über die Botschaften vom Baby bekam sie für sich auch keine klärende Antwort.

Mit den Wochen wurde Andrea unruhiger und in ihrer Hilflosigkeit realisierte sie, dass sie im Leben bislang immer anstrebte, alles unter Kontrolle zu haben. Diese Situation war für sie eine völlig neue Erfahrung. Die Annahme, dass alles einen tieferen Sinn haben sollte, war kein wirklicher Trost für sie.

Die Abschlussprüfung hatte sie gut hinter sich gebracht. Alles hätte sich gut entwickelt, wenn da nicht die Steißlage gewesen wäre. Mittlerweile in der 36. Woche angekommen, wurde sie immer angespannter. Andrea hatte geplant, gemeinsam mit einer Hebamme ihrer Wahl ins Krankenhaus zu gehen. Bei einer Kaiserschnittentbindung wäre das nicht möglich gewesen. So stellte sich die Frage, ob sie nicht doch eine äußere Wendung versuchen sollte.

Ihre innere Ablehnung der möglichen Gefahren dieser Technik klärte sie ab und so wurde sie offener für diese Möglichkeit. In unseren Gesprächen erkannte sie, dass eine äußere Wendung unterschiedlich betrachtet werden kann. Für sie war es am Anfang eine Gewalt von außen, aber es entwickelte sich in ihr der Blickwinkel, dass eine äußere Wendung auch eine Möglichkeit sein kann, dem Baby einen Weg vorzugeben.

Mit dieser neuen Vorstellung vereinbarte sie für die 37. Woche einen Wendungstermin im Krankenhaus. Von da an war sie entspannter, da sie wusste, alles versucht zu haben, um einen Kaiserschnitt zu vermeiden. Jetzt konnte sie wieder einen offenen Kontakt zu ihrem Baby aufnehmen und immer wieder stellte sie ihrer Tochter die Frage, was sie denn noch brauche, um sich selber nach unten zu drehen.

Einen Tag vor der geplanten Wendung kam sie zu mir. Andrea wurde im Gespräch klar, dass sie bei wichtigen Entscheidungen im Leben oft ihre eigenen Wege ging, was ihr Umfeld nicht immer verstand. Und dasselbe Gefühl gab sie ihrem Baby. Andrea konnte die Steißlage und diesen damit verbundenen Weg der Geburt nicht verstehen. Die Erkenntnis, dass sie als werdende Mutter das wiederholte, was sie selber gut von ihren Eltern kannte, löste eine heftige, emotionale Reaktion in ihr aus. Andrea beschrieb es so: „Durch das Erkennen dieser Verbindung zu meiner Kindheit und Jugend konnte ich ganz tiefe Gefühle erleben und mit meinem Baby darüber reden."

Ganz erleichtert ging sie aus meiner Praxis, weil sie diese alten Erfahrungen noch einmal bewusst wahrgenommen hat. Bei der geplanten Wendung am nächsten Tag wurde im Krankenhaus festgestellt, dass sich das Baby von alleine gedreht hatte und somit einer vaginalen Geburt nichts mehr im Wege stand. Das war eine Erleichterung. Andrea war sehr glücklich und konnte sich endlich entspannter auf die Geburt einstellen.

Die Geburtsvorbereitungsstunden

Durch die Abschlusssitzungen realisierte Andrea immer mehr, dass die Geburt näher rückte. Es war für sie jedes Mal ein weiterer Schritt in diese Richtung. Ganz intensiv erlebte sie den „Abschied" von der Schwangerschaft, um offen zu sein für den Neubeginn.

Innerlich spürte sie ein großes „Ja" zur Geburt und ein großes „Ja" zu der Zeit nach der Geburt. Sie drückte es mit dem Blick auf ihr Baby so aus: „Es war schön, dich in mir zu fühlen, aber jetzt ist die Zeit des Loslassens. Ich habe dich viele Wochen unter meinem Herzen gespürt und freue mich auf die Zeit, wo ich dich nach der Geburt in meinen Armen vor meinem Herzen spüre."

Die Geburt

Sie begann mit leichten Wehen zu Hause, die sie gut veratmen konnte.

Im Krankenhaus angekommen, war der Muttermund vier Zentimeter geöffnet. Die Wehen waren stark, aber Andrea konnte mit dem Baby in Verbindung bleiben und fühlte sich von der Hebamme gut umsorgt. Durch mehrere Lagewechsel und eine Zeit in der Badewanne ging die Geburt langsam, aber doch voran. Nach der Öffnung des Muttermundes brauchte das Baby seine Zeit, um nach unten zu rutschen. Die Unterstützung der Hebamme und die Motivation durch ihren Mann halfen Andrea, bei den Presswehen nochmals Energie und Kraft zu spüren, sodass das Baby geboren werden konnte. Der Kommentar von Andrea danach war: „Wir waren ein gutes Team und mein Baby hat super mitgearbeitet."

Das Baby ist da

Andrea beschrieb es so: „Unser Baby ist erst drei Wochen alt, aber sie ist wach, interessiert und aufgeweckt. Es ist so, als würde sie stets zuhören und alles verstehen, wenn man mit ihr spricht. Sie trinkt und schläft brav und hat viel Geduld mit uns Eltern, die alles neu lernen müssen. Meine Hände geben ihr Ruhe, da schläft sie leichter ein. Ich lerne jeden Tag, was meine Kleine braucht und wir kuscheln viel gemeinsam. Ich kann mir ein Leben ohne sie nicht mehr vorstellen und ich bin sehr dankbar."

Die Bindungsanalyse aus Andreas Sicht

„Als Therapeutin bin ich selbst neugierig und sehr offen für neue Therapiemethoden. Es war für mich schnell klar, dass ich die Bindungsanalyse ausprobieren wollte, auch wenn sie mir nicht bekannt war. Ich wollte weder googeln, noch in einem Buch nachlesen, damit ich mich offen und ohne Vorurteile

dem Neuen hingeben konnte. Was ich dabei schon in den ersten Stunden erfahren durfte, war für mich wie eine große Tür zu mir selber und zu meinem Baby. Es war schlicht und einfach genial für mich. Ich konnte mich so gut einfühlen, fallen und begleiten lassen. Die Art und Weise, den Kontakt zu meinem Baby aufzunehmen, übte ich auch zuhause weiter.
Es war eine völlig neue Erfahrung für mich. Mit Maria konnte ich mich tief einlassen, kam an Lebensthemen, die ich alleine nie hätte bewältigen hätte. Mit Hilfe der Bindungsanalyse konnte ich Ängste, Sorgen und Hindernisse überwinden, mich und mein Baby ganz neu erfahren und erspüren. Ich lernte, schon während der Schwangerschaft, eine Verbindung zu meiner Kleinen aufzubauen, mit ihr zu kommunizieren, sie zu verstehen und ihr sehr nahe zu sein.
Durch diese Methode konnten ich und mein Baby die ersten Schwangerschaftswochen, die nicht einfach und von Komplikationen geprägt waren, gut überstehen. Ich konnte mich auf meinem neuen Weg als werdende Mama weiterentwickeln und die Schwangerschaft in vollen Zügen genießen."

2. Fallgeschichte: Sie lernte, ihr Baby zu lieben

von ***Christa Balkenhol***

Annette, 24 Jahre jung, Studentin, unverheiratet, kam zu mir in der 13. Schwangerschaftswoche. Sie war über ihre Schwangerschaft sehr unglücklich. Der Vater ihres Babys war ein tunesischer Student, den sie erst vor einigen Wochen kennengelernt hatte. Für Annette kam er als Lebenspartner nicht in Frage. Sie befand sich in einem Dilemma. Bevor sie mich kontaktierte, hatte sie lange und intensiv über eine mögliche Abtreibung nachgedacht, sich aber letztendlich dagegen entschieden. Nur annehmen konnte sie ihr Baby noch nicht.
Nach zwei ausführlichen Anamnesesitzungen haben wir insgesamt 17 Babystunden miteinander verbracht und uns schließlich an fünf weiteren Terminen mit der Geburtsvorbereitung beschäftigt. Annette wurde von zwiespältigen Gefühlen umgetrieben. Einerseits sah sie sich außerstande, eine Abtreibung vorzunehmen – sie kommt aus einem streng katholischen Elternhaus – aber andererseits mochte sie das Baby eigentlich nicht. Sie wusste noch nicht einmal genau, wie es zu der Schwangerschaft hatte kommen können. Sie vermutete, dass sie aufgrund von Lernstress die Antibabypille unregelmäßig eingenommen hatte.
Durch diese ungewollte und ungeplante Schwangerschaft war ihre Lebenssituation nun sehr schwierig geworden, weil sie sich keinerlei Unterstützung von ihren Eltern erhoffen konnte, vor allem nicht von ihrer Mutter. Ich gewann den Eindruck, dass sie gerade vor ihrer Mutter große Angst hatte. Ich sagte ihr, dass wir uns im Laufe der Bindungsanalyse um dieses Thema kümmern würden und sie war ganz erstaunt, dass das zur Bindungsanalyse gehöre.

Wir sprachen als erstes über die Gefühle, die in ihr hochkamen, als sie sich mental den Fötus in ihrer Gebärmutter vorstellen sollte. Sie gab offen zu, dass sie, als sie von der Schwangerschaft erfuhr, großen Ekel gespürt hatte über diesen Fremdkörper, der sich in ihr ungefragt eingenistet hatte. Sie litt unter starkem Schwangerschaftserbrechen, was sie dazu veranlasste, sich intensiv mit der Möglichkeit eines Schwangerschaftsabbruches auseinanderzusetzen. Ich spürte, sie nahm es ihrem Baby übel, dass sie aufgrund dieser Schwierigkeiten viele Vorlesungen versäumt hatte.
Wir sprachen dann über ihren Partner und ich bat sie, ihre Beziehung zu ihm zu beschreiben. Wie hatte er auf die Nachricht, dass er Vater werden würde, reagiert? Er war entsetzt, beschimpfte sie und warf ihr vor, absichtlich schwanger geworden zu sein um ihn zu einer Heirat zu zwingen. Er forderte von ihr die sofortige Abtreibung, worüber sie in einen heftigen Streit gerieten. Das hatte ihr zwar sehr zugesetzt, ihr aber andererseits auch die Kraft gegeben, die Verbindung zu ihm vollkommen abzubrechen. Sie vermutete, dass er inzwischen in seine Heimat zurückgekehrt war.
Nach ihrer Trennung vom Freund und ihrer Entscheidung, das Kind zu behalten, war sie zu ihren Eltern gefahren, um ihnen von der Schwangerschaft zu erzählen. Die Eltern hatten kein Verständnis für ihre Entscheidung das Kind zu behalten, da aber für sie eine Abtreibung auch nicht in Frage kam, forderten sie ihre Tochter auf, das Kind sofort nach der Geburt zur Adoption freizugeben. Annette fühlte sich sehr verletzt, was ihr die Annahme ihres Babys auch nicht gerade erleichterte.
Hinzu kam noch, dass ihre Mutter ganz eindeutig ihren zwei Jahre jüngeren Bruder bevorzugte, schlimmer noch: Ihre Mutter hatte ihr gegenüber einmal ganz klar zum Ausdruck gebracht, dass sie sehr enttäuscht war über die Geburt eines Mädchens. Wir haben uns in diesem Zusammenhang längere Zeit über die Bedeutung von Frausein, Weiblichkeit und Mütterlichkeit unterhalten.
Annette hatte, was die Umstände ihrer eigenen Geburt anbetrafen, nur die Information, dass sie drei Wochen zu früh auf die Welt gekommen war, dass die Wehen irgendwann gestoppt hatten und sie mit der Zange geholt werden musste. Ihre Mutter habe sie nicht gestillt, aber über die Gründe dafür gab es keine Angaben.
Annette brachte ganz klar zum Ausdruck, dass sie sich mit der ganzen Situation völlig überfordert fühlte, weil sie nicht mehr wusste, wie sie ihre Zukunft planen und in den Griff bekommen sollte. Es machte ihr sehr zu schaffen, dass sie ihr Studium wahrscheinlich würde abbrechen müssen, was sie in den Augen ihrer Mutter gewiss zur Versagerin machte.
Annette hatte bislang das Verhalten ihrer Mutter ihr gegenüber nicht wirklich in Frage gestellt und vor allem hatte sie sich nie erlaubt, sie regelrecht zu hassen. Ich erklärte ihr, dass sie mit Hassgefühlen das Verhältnis zu ihrer Mutter nicht positiv beeinflussen würde und dass dieses starke Gefühl eventuell dem Baby zusetzen könnte, weil es ja nicht in der Lage wäre zu differenzieren.
Als ich sie das erste Mal bat, gedanklich in ihre Gebärmutter hineinzugehen, stieg ein Gefühl von Panik in ihr auf. Erst meine Worte, sie solle sich ihr Baby in der Gebärmutter mental vorstellen,

beruhigten sie ein wenig. Wir sprachen dann über das Gefühl von Panik, das sie verspürt hatte und sie meinte, sie empfände so etwas wie ein schlechtes Gewissen, weil sie zu Beginn der Schwangerschaft das Baby so stark abgelehnt hatte. Ich fragte sie, was die Ablehnung ihrer Mutter ihr gegenüber mit ihr machte. Sie räumte ein, sie spüre zuweilen eine recht heftige Wut, die sie sich aber nie hatte erklären können.

In einer der nächsten Babystunden kam sie sehr aufgebracht zu mir und berichtete, sie hätte sich mit ihrer Mutter am Telefon heftig gestritten. Ihre Mutter hatte ihr Vorwürfe gemacht, sie sei viel zu unreif, um ein Kind zu versorgen. Wir unterhielten uns eine Weile über das Wort Versorgung und ich fragte sie, was sie sich darunter vorstellte und was ihr gefehlt hätte, um gut versorgt worden zu sein. Das erste was ihr dazu einfiel, war das Wort „anlächeln". Ihre Mutter hätte sie niemals liebevoll angesehen und noch heute sähe sie sich ungern im Spiegel.

In der anschließenden Entspannungsphase sagte ich ihr, sie sollte sich in Gedanken ihr Baby vorstellen, es anlächeln und dann sanft sein Gesichtchen berühren. Annette sagte später, dass sie dabei plötzlich sehr traurig geworden wäre. Aber in diesem Moment hätte sie eine Bewegung ihres Babys gespürt und das hätte sie sehr berührt. Ich versicherte ihr, dass sie genügend Ressourcen hätte, um ihrem Baby das zu geben, was sie selber nicht bekommen hatte. Sie hatte starke Zweifel, war aber inzwischen soweit, sagen zu können, dass sie bereit sei, sich ihrem Baby liebevoll zuzuwenden.

In den darauffolgenden Babystunden versuchte sie wieder, mental in ihre Gebärmutter zu gehen, fühlte sich aber immer noch vollkommen blockiert. Ich fragte sie, ob sie eine Idee hätte warum das so war, ob es vielleicht damit zusammenhängen könnte, dass die Gebärmutter das bedeutendste weibliche Geschlechtsorgan war? Da ihre Mutter ihre Weiblichkeit abgelehnt hatte, sei es wahrscheinlich, dass sie diese Haltung verinnerlicht hätte. Was würde geschehen, wenn sie selber ihre Weiblichkeit nicht nur annehmen, sondern sie auch wertschätzen würde? Das könnte dazu führen, dass sie sich von der Einstellung der Mutter lösen und sich gestatten könnte, eigene Gedanken und Empfindungen zu haben.

Doch als sie im Rahmen der zweiten Ultraschalluntersuchung erfuhr, dass auch sie ein Mädchen erwartete, war sie völlig aufgelöst. Damit haben wir uns sehr ausführlich befasst. Annette gab zu, dass sie sehr unter der Geringschätzung ihrer Mutter litt und verstandesmäßig nie begriffen hatte, warum ein Junge mehr geliebt wurde, mehr wert war. Wir sprachen über die Vorzüge, eine Frau oder ein Mann zu sein. Bezeichnenderweise nannte sie mehr positive Attribute für das männliche Geschlecht als für das weibliche. Auch konnte sie wenige Frauen nennen, die sie beeindruckend fand oder mit denen sie sich identifizieren konnte.

Sie fragte sich dann, wie sie ein weibliches Baby in sich akzeptieren könnte, wenn es ihr so schwer fiele, ihr eigenes Geschlecht anzunehmen? Bei der Entspannung sagte ich ihr, sie sollte genau das ihrem Baby erzählen. In dem inneren Dialog mit ihrem Baby sollte sie ihr sagen, dass ihre eigene

Mutter sie eigentlich nicht lieb hätte, weil sie ein Mädchen sei, dass sie sich aber über ihre Tochter freuen und sich für sie einen wunderschönen Namen einfallen lassen würde, der etwas Besonderes sei. Anschließend berichtete Annette ganz erstaunt, dass ihr dieser Dialog nicht schwergefallen war.

In der nächsten Babystunde fragte ich sie nach ihren Gedanken gegenüber ihrem Baby. Empfand sie ihr Baby immer noch als eine Last, oder könnte sich auch vorstellen, dass ihre Tochter ihr Leben bereichern würde? Wir spielten in Gedanken einmal das weitere Leben des Babys durch, zuerst unabhängig von ihrem eigenen. Sie sollte sich sein Leben in einer Kinderkrippe, dann in einem Kindergarten und schließlich in der Schule vorstellen. Das gelang ihr ganz gut, aber als sie sich ihren eigenen weiteren Werdegang vorstellen sollte, fühlte sie Mutlosigkeit. Sie sah für sich keine Perspektive.

Wir haben dann sehr lange über die verschiedensten Möglichkeiten gesprochen, welche Richtung ihr Leben nehmen könnte und wo sie Unterstützung bekommen könnte. Zur nächsten Babystunde brachte sie gute Nachrichten mit, denn sie hatte verschiedene Adressen ausfindig gemacht, wo sie Hilfe bekommen konnte, und das hatte ihr sehr viel Mut gemacht.

Ich bestärkte sie und erklärte ihr, allein die Tatsache, dass sie so weit von den Eltern weggezogen wäre, zeigte ihr rechtmäßiges Bedürfnis nach Unabhängigkeit und Selbstständigkeit. Ihr Baby sei im Grunde eine fantastische Chance, diesen Weg konsequent weiterzugehen. Während der Entspannung gelang es ihr anschließend zum ersten Mal, dass konkrete Baby in ihrer Gebärmutter zu sehen. Ich fragte sie, was sie dabei gespürt hätte und sie sagte: „Wärme im gesamten Bauchraum."

In den weiteren Babystunden intensivierten wir den Kontakt zum Baby. Ich sagte ihr, sie sollte sich vorstellen, wie sie ihr Baby hochnähme und es auf ihren Oberkörper legte. Sie sollte dabei auf ihre Körperempfindungen und ihre Gefühle achten. Sie berichtete dann, dass sie das Bedürfnis gehabt hätte, den Rücken des Babys zu streicheln und sie empfand den Kontakt mit der Babyhaut als sehr angenehm. Gleichzeitig verspürte sie jedoch auch Angst – das kleine Wesen wirkte so verletzlich, meinte sie.

Als ich anmerkte, dass sie damals als Baby vielleicht auch so verletzlich gewesen war, begann sie zu weinen. Plötzlich erinnerte sie sich an ihre Großmutter, die ihr offensichtlich echte Zuneigung entgegengebracht hatte. Sie hätte oft bei der Großmutter übernachtet und sich bei ihr sehr wohl gefühlt. Sie habe eine Tante, die Schwester ihres Vaters – die ihrer Großmutter sehr ähnlich sei und zu der sie ein gutes Verhältnis hätte. Das gab ihr unvermittelt die Idee, ihre Tante zu besuchen.

Nach ihrer Rückkehr klagte Annette in der zehnten Babystunde über starke Rückenschmerzen. In der Entspannung bat ich sie, mental zu der Stelle zu gehen, wo die Schmerzen saßen. Sie meinte, sie hätte das Gefühl, das Baby würde mit dem Kopf gegen die unteren Lendenwirbel stoßen. Ich riet ihr, dem Baby zu sagen, es solle mit dem Kopf zu ihr nach oben rutschen, aber nichts geschah. Dann forderte ich sie auf, sich vorzustellen, wie sie das Baby aufnehmen und es neben sie legen würde.

Dann sollte sie ihm zulächeln und es sanft streicheln.

Ganz langsam löste sich der Druck, den sie im Rücken gespürt hatte und ich empfahl ihr, die Übung jedes Mal zu wiederholen, wenn sie dort wieder Schmerzen verspürte. Ich fragte sie dann, ob sie ein schlechtes Gewissen hätte, dass sie sich eher der Tante zugewendet hatte als ihrer Mutter, vielleicht befände sie sich in einem Loyalitätskonflikt? Annette fand den Gedanken interessant und ich sagte ihr, dass sie das Recht hätte, sich einen liebevollen Menschen auszusuchen, der sie unterstützen würde.

Bei unserer nächsten Babystunde erzählte Annette voll Freude, dass sie mit einer Freundin Babysachen eingekauft hatte und dass sie tatsächlich die Sachen für ihre Tochter mit sehr viel Liebe ausgesucht hatte. Seit ihrem Besuch bei der Tante hielt sie intensiven Kontakt zu ihr, denn sie erhielt von ihr sehr viel Rückendeckung. Mit ihrer Mutter telefonierte sie kaum noch und ihren Vater erwähnte sie eigentlich überhaupt nicht mehr. Ich bat sie, in der Entspannung wieder in ihre Gebärmutter zu gehen und ihre Tochter liebevoll zu begrüßen. Sie anzulächeln, war ihr sehr wichtig geworden und ich erklärte ihr die Funktion der Spiegelneuronen.

In der nächsten Babystunde gab ich ihr während der Entspannungsphase die Anweisung, sie sollte ihrem Baby versichern, dass sie es lieben, es schützen und ihm Sicherheit geben würde. In diesem Stadium freute sich Annette über die Kindsbewegungen und sagte mir, dass sie inzwischen stolz auf ihren Babybauch sei! Sie würde zwischen unseren Babystunden sehr viel mit ihrem Baby sprechen und sie sah in ihrer Tochter inzwischen eine Verbündete und keinen Feind mehr.

Ich bekräftigte sie darin, in dem ich ihr sagte, es sei für ihre eigene Entwicklung sehr gut, dass sie eine Tochter bekommen würde und sie bestätigte, dass sie ohne die Bindungsanalyse wahrscheinlich nicht in der Lage gewesen wäre, sich selbst als Frau und ihr Baby als Tochter anzunehmen.

In der 13. und 14. Babystunde haben wir das sogenannte Spiegelspiel gespielt. Es fiel Annette leicht, ihrem Baby ihre Körperteile zu zeigen und zu benennen. Allerdings hatte sie in der darauffolgenden Stunde doch Mühe, davon überzeugt zu sein, dass die Bilder, die sie bekam, wirklich von ihrem Baby stammten und nicht das Produkt ihrer Fantasie waren. Zum Schluss teilte sie mir die sehr gute Neuigkeit mit, dass ihre Tante ihr angeboten hatte, zu ihr zu ziehen. Sie hatte ein großes Haus und sie würde ihrer Nichte ein Zimmer zur Verfügung stellen, wo sie mit ihrem Baby wohnen könnte, solange das nötig wäre. Sie wäre auch bereit, sich um das Baby kümmern, wenn Annette ihr Studium wiederaufnehmen würde.

Annette hatte tatsächlich beschlossen, ein „weiblicheres“ Studium zu beginnen und sich in eine Modedesignschule einzuschreiben. Ihr war bewusst, dass diese Entscheidung einen heftigen Streit mit ihrer Mutter auslösen würde, sie fühlte sich jedoch in der Zwischenzeit so gestärkt, dass sie sich in der Lage sah, sich ihr gegenüber für ihre Sache und letztendlich auch für das Wohlergehen ihres Babys einzusetzen.

In der 15. Babystunde erzählte mir Annette von ihrem Tagesablauf, ihren Plänen für die Zukunft und sie hörte sich sehr zufrieden an. Sie hatte ihrem Baby von der Ortsveränderung erzählt und ihm erklärt, wie gut das beiden tun würde. Ihr Körperempfinden hatte sich im Laufe der Schwangerschaft positiv verändert und sie genoss die Rücksichtnahme anderer Menschen in Bezug auf ihre Schwangerschaft.
In der 16. Babywoche sprachen wir sehr ausführlich über ihre Angst vor der Geburt. Ihre Tante würde sie begleiten, was sie als enorme Hilfe ansah. Wir gingen die verschiedenen Möglichkeiten der Entbindung durch: Natürliche Geburt versus Kaiserschnitt; Anästhesie, wenn ja welche? Annette gab zu, extrem schmerzempfindlich zu sein. Ich erklärte ihr, dass sich mit Hilfe der Geburtsvorbereitungsanleitungen von Raffai die Schmerzen reduzieren ließen. Sie spürte oft den Kopf des Kindes im oberen Bereich der Gebärmutter und bekam ein wenig Atemnot. Auch hier sagte ich ihr, sie solle das Baby bitten, sich ein wenig zu drehen, so dass der Kopf in eine andere Lage gebracht würde. Das geschah nicht sofort während der Sitzung, sondern später am Abend, als sie diese Übung allein machte.
In der 17. Babywoche bat ich Annette, sich vollkommen zu entspannen, wie immer in die Gebärmutter zu gehen und ihr Baby zu fragen, ob es ihm gut ginge und ob es irgendetwas bräuchte. Das Bild, das sie bekam, brachte sie zum Lachen, denn es war eine Kinderwiege mit einem Sternenhimmel aus Stoff. Das war wirklich sehr außergewöhnlich!
Danach hatten wir fünf Geburtsvorbereitungstermine, für die Raffai präzise Texte ausgearbeitet hatte. Ich las diese Texte vor, die bestimmte Anweisungen enthielten und Annette schickte diese Anweisungen mental an ihre Tochter weiter. Ich gab ihr als Hausaufgabe bis zur Geburt die Wiederholung dieser Texte mit auf den Weg. Das tägliche Einüben des gemeinsam zu bewältigenden Geburtsverlaufes erweist sich immer als äußerst hilfreich und stellt quasi die Generalprobe der Geburt dar.
Die Geburt fand fünf Tage vor dem errechneten Termin statt. Am späten Nachmittag kam es zum Blasensprung, Annette wurde von ihrer Tante zum Krankenhaus begleitet und kurz nach 23.00 Uhr war das Baby da. Annette hatte keine Anästhesie benötigt. Die Tante rief mich am nächsten Tag an und teilte mir mit, dass es Annette sehr gut ginge und dass sie mir ausrichten sollte, sie hätte ihre Tochter sofort angelächelt, obgleich diese natürlich noch die Augen geschlossen hätte, sie aber hätte gespürt, dass dieses Lächeln beim Baby angekommen sei!

Die Bindungsanalyse hat Annette geholfen, erwachsen zu werden, sich von der Mutter zu lösen, um sich voll und ganz ihrem Baby zuzuwenden. Sie hat an Selbstbewusstsein gewonnen, neuen Mut gefasst und sieht in ihrer Tochter keine Feindin mehr, sondern eine Verbündete, mit der sie gemeinsam ihren weiteren Lebensweg meistern wird.

Kapitel 2
Was bedeutet Bindung und warum ist sie überlebenswichtig für das Neugeborene? Was kann die Förderung der vorgeburtlichen Bindung bewirken?

von ***Christa Balkenhol***

Viele Menschen messen dem Begriff „Bindung“ oft eine negative Bedeutung bei und denken an die gleichzeitige Einschränkung der eigenen Freiheit oder sogar an irgendwelche Zwänge, denen man ausgesetzt ist. Auf der anderen Seite gibt es zahlreiche positive Synonyme und idiomatische Ausdrücke wie zum Beispiel „Verbundenheit“, „den Bund fürs Leben schließen“, was gleichzusetzen ist mit dem Gefühl von Zugehörigkeit zu jemandem. Der Begriff „Bindung“ kann aber auch Hingabe bedeuten, Engagement oder Verpflichtung. Man kann sich in ein Projekt einbinden lassen, in der Chemie und Physik spricht man von „Verbindungen“. Das verwandte Wort „Band“ kann das Liebesband bedeuten, das zwei Menschen verbindet, aber auch als Fessel oder Joch angesehen werden und im schlimmsten Fall steht es für Knechtschaft oder gar Sklaverei.

Für das Neugeborene hingegen stellt Bindung ein absolutes Primärbedürfnis dar. Ohne sie ist es nicht überlebensfähig, denn es kommt im Gegensatz zu einer Reihe anderer Säugetiere vollkommen hilflos auf die Welt. Es kann sich nicht fortbewegen, es verfügt über keine Sprache, es kann nur über Weinen oder Schreien kundtun, dass es Zuwendung braucht und diese Zuwendung nimmt nicht nur die Form von Nahrung an, sondern es geht hier um das emotionale, affektive Band zwischen der werdenden Mutter und ihrem vorgeburtlichen Baby.

Ludwig Janus beschreibt die Empfindlichkeit des Babys sehr anschaulich in einer seiner Schriften: „Deren Ursache ist die sogenannte „physiologische Frühgeburtlichkeit“, also die Tatsache, dass wir neun bis zwölf Monate zu früh geboren werden, um bei dem durch den aufrechten Gang eingeengten Geburtskanal und dem durch das Hirnwachstum größeren Kopfumfang eine Geburt zu ermöglichen. Dies hat die Folge, dass Menschen so hilflos und abhängig geboren werden, dass sie entscheidend mehr auf eine emotionale Koregulation durch die Eltern und die Familie und später durch die Gesellschaft angewiesen sind.“

Der englische Kinderpsychiater und Psychoanalytiker John Bowlby begründete in den 1950er Jahren die sogenannte Bindungstheorie, die besagt, dass „der Säugling das angeborene Bedürfnis hat, die Nähe, die Zuwendung und den Schutz einer vertrauten Person zu suchen“. Die Entwicklung des Bindungsverhaltens beginnt – nach Bowlby – gleich nach der Geburt und dient dazu, „bei Bedarf die Nähe zur Bindung oder Bezugsperson herzustellen. Der Säugling sichert sich mit seinem angeborenen Verhaltensrepertoire im ersten Lebensjahr die Nähe seiner Bezugsperson, zu der er ein

interaktives Bindungssystem aufbaut".
Die Wissenschaftler, Forscher und Therapeuten, die sich mit der vorgeburtlichen Entwicklung des Menschen befassen, haben herausgefunden, dass bereits während des intrauterinen Lebens des ungeborenen Kindes Bindung entsteht, die nicht nur in hohem Maße wünschenswert ist, sondern unbedingt gefördert werden sollte.
Schon als Embryo gut gebunden zu werden, bildet die Grundlage für eine seelisch und körperlich stabile Gesundheit im Erwachsenenalter, denn wer als Baby vor und nach der Geburt Schutz, Geborgenheit, das Gefühl von Sicherheit und ganz allgemein Fürsorge und Zuneigung erfahren hat, wird später als Erwachsener zu stabilen, harmonischen und friedfertigen Beziehungen befähigt sein. Bindung als Überlebensstrategie für das Neugeborene funktioniert über Versorgung, Liebe, Empathie und Kontakt.
Viele Forschungen aus den Bereichen Humanbiologie, Psychologie, Genetik, Neurologie und Medizin belegen, dass Bindung sogar bereits ab dem Moment der Zeugung entsteht und sich während der gesamten Schwangerschaft fortentwickelt. Einer der führenden Neurobiologen, Gerald Hüther, erläutert die Bedeutung der vorgeburtlichen Erfahrungen und Erlebnisse folgendermaßen: „Während seiner ersten neun Monate lernt ein Kind vermutlich weitaus mehr als im Verlauf seines gesamten späteren Lebens und was es bereits vor seiner Geburt an Bindungserfahrungen gelernt hat, ist offenbar ganz entscheidend für sein späteres Leben."
Erlebt das Kind vor und nach seiner Geburt Bindungssicherheit, ist es in der Lage, schon früh ein Selbstbewusstsein zu entwickeln, das begleitet wird von der Erkenntnis des Selbstwertes. Beides hat folgende positive Auswirkungen:

- Die Kinder werden zur Selbstregulierung ihrer Affekte und Emotionen befähigt. Sie sind in der Lage, in Stresssituationen ihre negativen Gefühle unter Kontrolle zu halten. Die Entwicklung der Fähigkeit zur Affektregulierung benötigt wiederkehrende, sichere, tragfähige Bindungserfahrung, die sich über hinreichend gute Fürsorge verwirklichen lässt.
- Sie sind fähig, umfassende Psycho-Sozialkompetenzen zu erwerben, was Einfühlungsfähig keit, also Empathie, miteinschließt.
- Ihr entwickeltes Selbstvertrauen gibt ihnen genügend Sicherheit, die Welt um sich herum zu erforschen.
- Und letztendlich entwickelt das ungeborene Kind und später der Säugling eine stärkere Widerstandskraft gegenüber Stress und anderen Erkrankungen.

Sicher gebundene Kinder haben wegen der Feinfühligkeit, mit der ihnen ihre Bezugspersonen begegnen, große Zuversicht in deren Verfügbarkeit. Die Feinfühligkeit der Eltern bedeutet, dass die kindlichen Signale sofort wahrgenommen, richtig und angemessen verstanden werden und

dass die Eltern auf diese Signale sofort und angemessen reagieren. Sicher gebundene Kinder weisen später ein angemessenes Sozialverhalten im Kindergarten und in der Schule auf. Sie sind zu längerer Aufmerksamkeit fähig und zeigen sich offener und aufgeschlossener für neue Erfahrungen. Eine stabile Bindung ist auch ein wichtiger Schutzfaktor vor psychischen Störungen. In einem späteren Kapitel wird die pränatale Bindungsentwicklung aus Sicht der Gehirnforschung beschrieben.
Wenn sich beispielsweise die Bindungsperson entfernt, wurde bei unsicher gebundenen Kindern festgestellt, dass ihr Cortisolspiegel im Speichel höher ansteigt, als der bei sicher gebundenen Kindern, was auf Stress schließen lässt. Das beweist auch der beschleunigte Herzschlag. Unsicher gebundene Kinder machen auch häufig die Erfahrung, dass sie zurückgewiesen und ihre Bedürfnisse weder wahrgenommen noch erfüllt werden. Im Erwachsenenalter führt diese Erfahrung oft zu einer Beziehungsvermeidung.
Thomas Verny, die führende Koryphäe auf dem Gebiet der Pränatalpsychologie beschreibt mit den folgenden Worten sehr eindrucksvoll die Wirkung von vorgeburtlicher Bindung: „Ein sicher gebundener Mensch hat zutiefst Selbstvertrauen. Er weiß, dass alles gut gehen wird. Er weiß es mit der wundervollen Sicherheit eines Menschen, der von der ersten Stufe des Bewusstseins an gesagt bekam, dass er gewünscht ist und geliebt wird. Solche Eigenschaften wie Optimismus, Vertrauen, Freundlichkeit und Extravertiertheit sprudeln dann ganz natürlich aus diesem Gefühl hervor."

Was kann die Förderung der vorgeburtlichen Bindung im Rahmen der Bindungsanalyse bewirken?

Bei der Bindungsanalyse geht es in erster Linie darum, festzustellen, wie die Bindungsfähigkeit der werdenden Mutter und natürlich auch die des werdenden Vaters beschaffen ist. Es gehört zu den wichtigsten Aufgaben der BindungsanalytikerInnen, diese Fähigkeit zu stärken, eventuell vorhandene Defizite aufzuspüren, nach ihren Ursachen zu suchen und die Schwangere dazu anzuleiten, mentalen und emotionalen Kontakt zu ihrem Baby aufzunehmen.
Wenn die Bindungsfähigkeit der Schwangeren gestört ist, wird es ihr sehr schwer fallen, diesen Kontakt herzustellen. Hier gilt es Blockaden aufzulösen. Dabei ist es sehr hilfreich, in die eigene Schwangerschaft und Geburt zurückzugehen und das Beziehungsverhältnis zu den eigenen Eltern kritisch zu hinterfragen und zu untersuchen. Hierbei geht es in keinem Fall um eine Elternschelte, denn alle Eltern haben immer nur das Beste getan, wozu sie imstande waren.
Bindungsstörungen werden allerdings von Generation zu Generation weitergegeben und die Bindungsanalyse kann dabei helfen, einen derartigen Teufelskreis zu unterbrechen. Wenn also eine Schwangere von einer lieblosen Mutter erzählt, dann muss sie lernen, sich selber zu bemuttern, das heißt, sich selber eine gute Mutter zu sein. Wenn sie das schafft, wird sie auch besser in der Lage sein, eine positive Bindung zu ihrem ungeborenen Kind aufzunehmen. Liegen Blockaden vor, so kann

mit einer einfachen Übung Abhilfe geschaffen werden: Die Schwangere wird gebeten, mental in ihre Gebärmutter zu gehen, sich entweder vorzustellen, dass sie sich neben ihr Baby legt, es anlächelt und es streichelt oder es sogar hochnimmt und es auf ihre Brust legt. Sie kann sich vorstellen, es sanft über den ganzen Körper zu streicheln, vielleicht sogar leicht zu massieren und ihm mit Worten zu verstehen geben, dass es gewollt ist und geliebt wird.

3. Fallgeschichte: Suche nach Bindung

von ***Maria Reiter-Horngacher***

Beginn der Zusammenarbeit

Christina kam in der 13. Woche ihrer dritten Schwangerschaft zu mir mit dem Wunsch, eine Bindungsanalyse zu machen. Sie war bereits bei der zweiten Schwangerschaft in meiner Praxis gewesen und kannte die Methode gut. Ihr Ziel war es, die Bindung zu ihrem dritten Baby aufzubauen und sich gemeinsam mit mir auf die Geburt vorzubereiten. Für sie war in den Bindungsanalysestunden ein offener und ehrlicher Kontakt sehr wichtig.

Das Erstinterview

Wir starteten mit dem Sammeln aller Daten der Mutter und des Kindes und sie beschrieb mir ihren Tagesablauf.

Christinas erstes Kind ist eine Tochter und war zu Beginn der beschriebenen Bindungsanalyse vier Jahre alt. Diese erste Schwangerschaft verlief bis zur 36. Woche unkompliziert, dann musste sie vier Wochen vor dem errechneten Geburtstermin aufgrund eines positiven Streptokokken Befundes liegen. Die Geburt fand in einem Krankenhaus statt und startete mit einem Blasensprung. Die Presswehen waren am Ende zu schwach, so dass das Baby nur mit Druck von außen – mit dem sogenannten „Kristeller Griff" – geboren werden konnte. Die Geburt dauerte acht Stunden.

Die Anfangszeit mit ihrer ersten Tochter beschrieb sie als schwierig, weil das Baby viel weinte und ihre Vorstellungen von einem gemütlichen Start als Kleinfamilie nicht erfüllt wurden.

Ihr zweites Kind, eine Tochter, war zum Zeitpunkt unseres Erstinterviews zwei Jahre alt. Der Wunsch nach einer innigen Bindung, der Respekt vor der Geburt und der Zeit danach motivierte sie, sich in der zweiten Schwangerschaft mit der Bindungsanalyse von mir begleiten zu lassen. Am Anfang war die Methode neu für sie, aber mit der Zeit kamen innere Bilder von der Mutter zum Baby und der Kontakt zwischen den beiden wurde sehr harmonisch.

Die Geburt ihrer zweiten Tochter fand in einem Entbindungsheim statt. Es ging alles sehr schnell. Bereits bei der Autofahrt spürte sie die Presswehen, sie kamen aber noch rechtzeitig bei der Hebamme an. Dort konnte sie das Baby auf die Welt bringen. Christina beschrieb die Geburt, die vier Stunden gedauert hatte, als ein tiefes, emotionales Erlebnis und sie konnte die ganze Zeit mit dem Baby in Verbindung bleiben. Sie beschrieb es mir so: „Liebe floss zum Baby und Vertrauen zu mir und meiner Kraft."

Ihre zweite Tochter war sehr zufrieden, weinte wenig und die Mutter konnte die Anfangszeit genießen. Christina hatte während der zweiten Schwangerschaft gelernt, dass es sehr hilfreich war, ihre eigenen Gefühle wahrzunehmen und ihnen einen Raum in ihrem Herzen zu geben. Dadurch entstand für das Baby die Möglichkeit, seine eigene Individualität zu entdecken.

Christinas Wunsch für ihre dritte Schwangerschaft war wiederum eine einfühlsame Begleitung ihrer neun Monate und ein bewusster Bindungsaufbau zum Kind.

Als Anregung beschreibe ich den schwangeren Frauen immer, dass das Baby auf einer Reise INS Leben und die werdende Mama auf einer Reise IM Leben ist. Und mit der Frage: „Wo bist du gerade auf deiner Reise im Leben?" analysierten wir ihren Alltag.

Der Anfang

Das Baby war geplant und erwünscht. Ihr Ehemann unterstützte sie zuhause umfangreich. Sie beschrieb ihn als sehr einfühlsam; er befürwortete, dass sie die Bindungsanalyse machte.

Ihr Alltag war mit zwei kleinen Kindern ausgefüllt und die Schwangerschaft lief „nebenbei". Christina beschrieb eine Übelkeit, die ihr viel Kraft abverlangte. Am Abend, wenn die zwei Kinder schliefen und es ruhiger war, fand sie Zeit, sich mit der dritten Schwangerschaft auseinanderzusetzen. Da kamen immer wieder Zweifel und Ängste an die Oberfläche. Christina hatte sich bereits in der zweiten Schwangerschaft die Frage gestellt, ob sie zwei Kindern gerecht werden könne. Die damit in Verbindung stehenden Gefühle wurden für sie wieder spürbar. Die Sorgen, ob es möglich ist, drei Kinder gleichwertig zu begleiten, waren von Anfang an da.

Es kamen Erinnerungen aus ihrer eigenen Geschichte hoch, da sie selber auch das dritte Kind in ihrer Herkunftsfamilie ist. Sie hat einen acht Jahre älteren Bruder, den sie als dominant bezeichnet. Ihre Schwester ist drei Jahre älter, für sie war diese die „Wilde in der Familie". Sie selber beschrieb sich als die „Ruhigste" von allen. Das vierte Kind ist wieder ein Bruder – drei Jahre jünger als sie. Er hatte als Kind Probleme mit den Bronchien, weshalb ihre Mutter oft mit ihm beschäftigt war.

Sie beschreibt ihre Mama als sozial und stets bemüht, aber mit ihren vier Kindern auch sehr gefordert. Der Vater war beruflich viel unterwegs und hatte dadurch weniger Kontakt zu seinen Kindern. Sie erlebt eine angenehme Bindung zu ihren Eltern.

Die Bindungssuche

Aufgrund der eingeschränkten Zeit mit zwei kleinen Kindern war es für Christina schwierig, den inneren Kontakt zum Baby zu finden. In den Bindungsanalysestunden lud ich sie ein, offen zu sein für die Gefühle, die von ihr zum Baby und von ihrem Baby zu ihr flossen. In der 13. Woche kam es zu einer Blutung. Der Gynäkologe befürchtete eine Plazentablutung, welche zum Glück nicht eintrat. In der 17. Woche hatte sie wiederum eine Blutung. Es gab den Verdacht einer Nebenplazenta, der sich ebenfalls nicht bewahrheitete. Nach einer Woche Bettruhe ging es ihr wieder besser und es kam zu keiner weiteren Komplikation. Die werdende Mutter stellte sich die Frage: „Auf was reagiert mein Körper, was könnte der innere Grund für diese Blutungen sein?"

Christina war bei unseren Gesprächen manchmal sehr hin- und hergerissen. Ihr tiefer Wunsch war es, allen nach deren Vorstellung gerecht zu werden und das war im Alltag kaum durchführbar. Dieser innere Konflikt nahm zu Beginn viel Raum ein und könnte ein möglicher Grund für die Verspannungen in der Gebärmutter gewesen sein. Ihr fiel es in dieser Zeit sehr schwer, eine Verbindung zu ihrem Kind aufzubauen. Irgendwann entwickelten wir gemeinsam die Idee, einen anderen Weg zu finden. Deshalb begann sie am Abend ihrem Baby zu schreiben. Dies fiel ihr leichter, durch das Schreiben öffnete sich bildlich gesprochen die Tür zu ihrem Baby.

Der Geschlechtswunsch

Ein weiteres Thema in den darauffolgenden Wochen war die Frage, ob es ein Junge oder ein Mädchen werden würde. Sie wollte das Geschlecht des Kindes nicht wissen, fühlte aber innerlich den Wunsch nach einem Jungen.

Da sie nicht wollte, dass ein Mädchen ihren unbewussten Bubenwunsch spürt, kam sie zu der Einsicht, sich das Geheimnis doch vom Gynäkologen verraten zu lassen.

Der Ultraschall zeigte ein Mädchen und mit dieser Tatsache wurde es für Christina leichter. Sie konnte sich von ihrer Vorstellung, einen Sohn zu haben, verabschieden und mit einer Offenheit ihrer dritten Tochter begegnen. Sie war froh über diese Klarheit, somit stand der Wunsch nicht mehr zwischen ihr und ihrem Baby.

Der weitere Verlauf

Es ist oft so, dass bei der dritten Schwangerschaft viel Fokus auf die beiden bereits geborenen Geschwisterkinder fällt. In der Zeit um Weihnachten wurden beide Mädchen krank. Sie hatten grippale Infekte, die Nächte waren kurz und die Tage turbulent. In dieser anstrengenden Situation entwickelten sich bei Christina Gedanken, ob ihr Mann abends immer von der Arbeit nach Hause kommen würde. Sie hatte Sorgen, dass sie ihn durch einen Unfall verlieren könnte.

Diese Gefühle der Angst erlebte sie intensiv, doch sie konnte immer wieder zu ihrem Vertrauen finden.

Als Mutter von drei Kindern wurde ihr die Abhängigkeit von ihrem Mann bewusst. Gemeinsam arbeiteten wir daran, dass ihre Ängste nichts mit dem Baby zu tun hatten und dies konnte sie ihrer dritten Tochter auch vermitteln.
Mittlerweile hatte sich die Kontaktaufnahme verbessert. Das Baby war in den Bindungsanalysestunden sehr offen, es floss Liebe und Innigkeit zwischen den beiden hin und her. Christina konnte ihr Baby mit ihrem Herzen wahrnehmen und spürte sich sehr verbunden mit ihrer Tochter. In den Reisen zu ihrem Kind erlebte sie manchmal eine harmonische Tiefe. Da gab es keinen Raum und keine Zeit mehr, es war eine tiefe Verbundenheit und Vertrauen da.

Die Zeit läuft

Ich erlebe es oft, dass bei Müttern gefühlsmäßig die dritte Schwangerschaft noch viel schneller vergeht, als die beiden ersten. Wir starteten mit dem Spiegelspiel, einer bewussten Körperwahrnehmungsübung. Dies war ein weiterer Meilenstein zum Baby hin. Über die innere Berührung kam eine tiefere Präsenz hinzu. Auch das Baby kommunizierte über die Bewegung mit der Mama. Und so fanden sie auch im dynamischen Alltag immer wieder gemeinsame Minuten füreinander. Christina beschrieb es so: „Aufgrund meiner Alltagsdynamik bin ich nicht immer beim Baby, aber das Baby ist immer bei mir."
Im Verlauf der Schwangerschaft zeigte sich ein wiederkehrendes Gefühl der Unsicherheit und die Frage, wie es wohl mit drei Kindern werden würde. Dadurch, dass sie diesen Emotionen Raum geben konnte, wurde es leichter. Sie konnte annehmen, dass auch Sorgen und Ängste Begleiter in der Schwangerschaft sein dürfen. Der Wunsch war weg, dass sich alle Ängste auflösen müssen. Er ging in eine Akzeptanz über, eine Annahme all ihrer Gefühle, egal ob positiv oder negativ.
In der 31. Woche wurde die Alltagsdynamik anstrengender. Die zwei kleinen Kinder spürten, dass bald jemand dazukommen würde. Sie forderten die Grenzen ihrer Eltern massiv heraus. Da zeigte sich bei der Mutter ein schlechtes Gewissens, weil sie mit den Töchtern strenger werden musste. Christina beschrieb mir zwei Aspekte: Es ging um das Akzeptieren, dass ihre Mädchen mehr Grenzen einforderten und dann um das Durchziehen der strengeren Regeln. Es dauerte ein paar Wochen, bis die Mutter „strenger" werden konnte.

Die Geburtsvorbereitungsstunden

In den Abschlussstunden ging Christina in Meilenschritten der Geburt entgegen und erlebte ihr inneres und äußeres Wachstum bewusst. Sie spürte die Veränderungen in ihrem Körper und beschrieb die Bewegungen des Kindes als sehr dynamisch. Sie erzählte dem Baby die Schwangerschaft aus ihrer Wahrnehmung und ließ sich diese auch aus der Sicht des Babys beschreiben. Dadurch wurde Christina klar, wie viel sie dazugelernt hatte.

Es kamen Erinnerungen an die Schwangerschaften mit den beiden Töchter hoch, von den Sehnsüchten, Erwartungen und den vielen Erfahrungen, die sie erlebt hatte. In den letzten Wochen kam eine Herausforderung dazu. Ihr Ehemann hatte sich innerlich zurückgezogen, weil er mehr Zeit für sich brauchte. Es war nicht immer leicht, ihm diesen Rückzug zuzugestehen, ihm den Raum dafür zu geben. In unseren Gesprächen entwickelte sie aber ein Verständnis für die Müdigkeit ihres Mannes. Im Dialog mit dem Kind war das die Zeit, in der sich die Bindung zu ihrem Baby intensivierte: „Jetzt halten wir zwei zusammen, ganz unabhängig davon, was im Außen passiert." Das Baby ließ sich auf diese Herzensebene ein, dadurch entwickelte sich bei der Mutter ein tiefes Gefühl der Verbindung. Christina spürte eine Innigkeit und in ihrer Vorstellung nahm sie ihren Mann an die Hand. Sie wollte diese Zeit mit ihm gemeinsam gut überstehen.
In den letzten Sitzungen wollte Christina ein inneres Geflecht von Gefühlen aufbauen, mit dem sie sich auf die Geburt vorbereitete. Geplant war wieder das Entbindungsheim im Beisein der Hebamme, die sie schon kannte. Christina besprach die Geburt mit all den nachfolgenden Veränderungen innerlich mit ihrem Kind. Sie gab dem Baby ein Gefühl des Vertrauens, da sie schon eine gute Erfahrung im Gebären hatte. Und das Baby schickte ihr das Gefühl der Intuition, dass es wisse, wann und wie was zu tun sei.
Es war der innere Dialog, der beide stark machte.
Das innere Gefühlsgeflecht wurde immer dichter. Christina fand Zugang zu ihrem Selbstvertrauen, das tief in ihr verankert war. Es wurde ihr klar, dass eine Geburt für sie mit einer Hingabe und einer Demut verbunden ist. Auch Geduld war ein Thema für sie, aber ihr war klar, dass die Geburt im richtigen Moment beginnen und auch ihre Dauer annehmbar sein würde. Mit dieser inneren Meditation reiste sie zum Baby und Mutter und Kind konnten dies intensiv erleben.

Die Geburt

Der errechnete Geburtstermin war der 14. April. Christina hatte ihren beiden Töchtern immer gesagt: „Wenn die Narzissen blühen, dann kommt das Baby." Und so war es: Fünf Tage vor dem Termin erblühte die letzte Narzisse im Garten und die Geburt begann mit einem leichten Ziehen im Unterbauch und einem Blasensprung.
Sie fuhren sofort zur Hebamme und dort dauerte die Geburt eine Stunde. Christina konnte während den Wehen gut mit ihrem Baby in Verbindung bleiben und es einladen, herauszukommen. Die schnelle Geburt war für beide sehr anstrengend. Die ersten Tage verbrachten sie gemeinsam mit der Hebamme im Entbindungsheim und konnten so die Zeit nutzen, die rasche Geburt zu verarbeiten und den neuen Start bewusst zu erleben.

Das Baby ist da

Das Baby wirkte ausgeglichen, es fühlte sich sichtlich wohl als drittes Kind mit ihren beiden Schwestern. Der Vater berichtete auch stolz von der Entbindung seiner Frau und seinem Glück mit seinen vier Frauen.

Die Bindungsanalyse aus der Sicht von Christina

„Für mich war die Bindungsanalyse ein im Trubel des Alltages bewusstes Zeitnehmen, für mich und das Baby, jedoch unter Anleitung. Diese half mir, eine andere Sicht auf die alltäglichen Themen zu bekommen, um mich dem Moment der Bindung voll hingeben zu können.

In der Bindungsanalyse half mir Maria, Unbewusstes bewusst zu machen, indem sie mit viel Einfühlungsvermögen, Menschenkenntnis und Erfahrung Beschreibungen finden konnte, für die ich keine hatte. Dadurch konnte ich meine Gefühle in klare Worte fassen, damit ich an ihnen arbeiten konnte.

Für mich ist es heute klar, dass mich all diese Sitzungen meinem Baby näher gebracht haben, auch wenn es in den Momenten nicht immer offensichtlich war. Jetzt weiß ich, dass durch die Aufarbeitung vieler Themen, der Bindung zwischen meinem Baby und mir nichts mehr im Wege stand. Als Team in die Geburt zu gehen, ist viel einfacher, als wenn zwei Einzelkämpfer antreten. Daher bin ich mir sicher, dass diese Geburtsvorbereitung der Grund dafür war, dass meine beiden letzten Geburten so harmonisch und im Einklang verliefen.

Mein Baby und ich waren uns einig, gemeinsam auf diese letzte, große, anstrengende und schmerzhafte Reise zu gehen, wobei wir vorher schon viele kleine Reisen hatten, in denen wir uns einander Vertrauen und Erfahrung schenkten. Wir wussten daher, wir können es. Bei der Geburt durfte ich den Kopf abschalten und konnte mich frei machen.

Durch die Bindungsanalyse habe ich gelernt, Themen, die einem oft bewusst oder unbewusst im Wege stehen, loszulassen. Dadurch konnte ich mich bei der Geburt meinen Gefühlen hingeben, dem Gefühl zu meinem Baby, zu mir, zu uns“.

Kapitel 3

Selbstregulierungsstörungen beim Neugeborenen
Wie kann die Bindungsanalyse möglichen Selbstregulierungsstörungen entgegenwirken?

von ***Christa Balkenhol***

Die häufigsten Ausdrucksformen frühkindlicher Selbstregulationsstörungen betreffen exzessives Schreien, Probleme mit der Wach-/Schlafregulation, Bewegungsunruhe, Probleme der emotionalen Verhaltensregulation wie Trotzattacken oder Aggressionen. Es gilt inzwischen als erwiesen, dass die Selbstregulationsstörungen bei Säuglingen und Kleinkindern in kausalem Zusammenhang mit der elterlichen Bindungsfähigkeit und -qualität stehen.

Gemäß den diagnostischen und therapeutischen Leitlinien der „Deutschen Gesellschaft für Kinder- und Jugendpsychiatrie und Psychotherapie" werden Regulationsstörungen folgendermaßen definiert: „Unter Regulationsstörung wird eine für das Alter bzw. den Entwicklungsstand des Säuglings bzw. Kleinkindes außergewöhnliche Schwierigkeit verstanden, sein Verhalten in einem, häufig aber in mehreren Interaktions- und regulativen Kontexten (Selbstberuhigung, Schreien, Schlafen, Füttern, Zwiegespräch und Spiel, kurze Trennung, Grenzsetzung u.a.) angemessen zu regulieren. Regulationsstörungen äußern sich in Alters- und Entwicklungsphasen typischen kindlichen Symptomen und bestehen typischerweise aus einer Kombination von gestörter Regulation des kindlichen Verhaltens, assoziierten elterlichen physischen und psychischen Belastungen, sowie belasteten oder gestörten Interaktionen zwischen dem Säugling bzw. Kleinkind und seinen primären Bezugspersonen."

Man versteht unter Selbstregulierung die Fähigkeit, die eigenen Impulse und Bedürfnisse mit den von außen kommenden Anforderungen in Einklang zu bringen. Die Selbstregulierungskompetenz ist ein elementarer Faktor bei der Entwicklung der seelischen Gesundheit. Wenn das Baby beispielsweise langanhaltend und durchdringend schreit, gerät dadurch sein körperliches Erregungssystem, also das autonome Nervensystem, aus dem Gleichgewicht, und eine große Menge von Adrenalin wird freigesetzt.

In den ersten Lebensjahren muss das Kind zahlreiche Entwicklungsaufgaben bewältigen, die körperliche und emotionale Selbstregulierungsfähigkeiten erfordern. Diese Fähigkeit ist zu Beginn sehr eingeschränkt, doch mithilfe der Unterstützung durch seine Bezugspersonen wird das Kind in die Lage versetzt, diese Fähigkeiten zu entwickeln.

Eine sichere Bindung beeinflusst die Hirnentwicklung des Säuglings und des Kleinkindes positiv. Die Art der Beziehung der Eltern zu ihrem Kind und wie sie sich gestaltet, bewirkt bestimmte

Vernetzungen zwischen den Gehirnzellen des kindlichen Großhirns. Je nach den emotionalen Reaktionen der Eltern werden im Gehirn des Kindes Verbindungen geknüpft, die es später im Leben dazu befähigen werden, mit Stress positiv umzugehen, stabile Beziehungen einzugehen, aber auch Wut, Frust und Ärger zu handhaben und vor allen Dingen Empathie anderen Menschen gegenüber zu empfinden und zu zeigen.

Außerdem werden die Gehirnzellen durch biochemische Stoffe und Hormone aktiviert. Zu ihnen gehört beispielsweise Oxytocin, das die Mutter-Kind Bindung unterstützt und das dann ausgeschüttet wird, wenn ein Kind von seiner Bezugsperson in den Arm genommen und getröstet wird. Geht die Bezugsperson auf den emotionalen Schmerz des Kindes ein, wird die Entwicklung effizienter Stressregulationssysteme in seinem Hirn gefördert. Werden Kinder in derartigen Situationen alleingelassen, werden sie im späteren Leben mit Angst reagieren, wenn sie körperliche Erregungszustände fühlen.

Die elterlichen Bindungsmodelle haben sich auf der Grundlage der eigenen kindlichen Bindungserfahrungen strukturiert. Hierbei ist entscheidend, wie diese Erfahrungen rückblickend wahrgenommen werden und welche Bedeutung die Eltern ihnen für das aktuelle Leben beimessen. Geschieht das nicht, können die eigenen frühkindlichen Erfahrungen zum Beispiel der Mutter die Kommunikation mit dem Baby beeinträchtigen.

Wenn eine Frau Mutter wird, geschieht es oft, dass ihre bindungsrelevanten Kindheitserlebnisse, also ihre frühkindlichen Beziehungserfahrungen – teils bewusst teils unbewusst – wieder zu Tage treten. Gibt es bestimmte Risikofaktoren, wie zum Beispiel eine problematische Partnerbeziehung, fehlende soziale Unterstützung, belastete oder traumatische Kindheitserfahrungen und psychische Störungen der Eltern, kann die emotionale Verfügbarkeit der Eltern für das Baby gehemmt werden.

Insgesamt gesehen, gibt es in diesem Zusammenhang prä-, peri- und postnatale Risikofaktoren. Zu den pränatalen Risikofaktoren gehören beispielsweise vorausgegangene Fehlgeburten, Unfruchtbarkeitsbehandlung, pränataler Stress, Ängste, Depressionen oder ausgeprägte Partnerschaftskonflikte. Perinatale Risikofaktoren betreffen z.B. traumatisierende Geburtsverläufe. Postnatale Risikofaktoren können bestimmte neurologische Auffälligkeiten des Kindes, wiederkehrende Infekte, psychische Störungen, aber auch traumatisierende frühe Beziehungserfahrungen der Mutter, Partnerschaftskonflikte oder soziale Isolation sein.

Kommen mehrere dieser Risikofaktoren zusammen, sind Ausmaß, Dauer und Beharrlichkeit der frühkindlichen Regulationsstörungen umso stärker. Diese Störungen lassen sich in drei Symptomkategorien aufteilen: 1. Verhaltensauffälligkeit des Säuglings in einem oder mehreren Entwicklungsbereichen. 2. Ein Überlastungssyndrom der Mutter oder beider Eltern und 3. eine gestörte Interaktion zwischen Kleinkind und Eltern. Die Schwere einer Regulationsstörung wird

nach Dauer, Anzahl der betroffenen Bereiche, dem Ausmaß bestimmter Entwicklungsrückstände und dem Belastungsgrad der Eltern-Kind-Beziehung bestimmt.
Bei den erwachsenen Bezugspersonen werden hinsichtlich ihrer Bindungsbeschaffenheit folgende Unterschiede getroffen: Es gibt autonome oder sichere, abweisende, verstrickte oder ungelöste, desorganisierte Erwachsene. Eltern der ersten Kategorie sprechen offen über ihre Bindung zu den eigenen Eltern und sind in der Lage, sowohl positive als auch negative Eigenschaften der Eltern zu erinnern. Erwachsene, die zur zweiten Kategorie gehören, geben an, sich nicht daran erinnern zu können, wie die Bindung zu ihren Eltern beschaffen war. Allerdings werten sie ihre Bindungserfahrungen oft ab. Verstrickte Erwachsene sind immer noch sehr auf die eigenen Eltern fokussiert, denn sie scheinen sich aus oft verwirrenden und aggressionsgeladenen Bindungserfahrungen noch nicht herausgelöst zu haben. Möglicherweise liegen hier unverarbeitete traumatische Trennungs- und Verlusterfahrungen in der eigenen Kindheit oder auch Missbrauch vor.
An dieser Stelle ist es angebracht, kurz auf die verschiedenen Bindungsmuster einzugehen. Unterschieden werden vier Hauptmuster: Die sichere Bindung, die unsicher- vermeidende Bindung, die unsicher-ambivalente Bindung und die desorganisierte Bindung, wobei letztere einen hohen Risikofaktor für die kindliche Entwicklung darstellt.
Die sichere Bindung zeichnet sich aus durch ein feinfühliges, mütterliches Eingehen auf die Bedürfnisse des Säuglings oder Kleinkindes, wobei Feinfühligkeit eine aufmerksame Wahrnehmung der Bedürfnisse des Kindes, die richtige Deutung der Äußerungen des Kindes und die sofortige und angemessene Reaktion auf die kindlichen Signale ist. Mütter, die feinfühlig auf das Verhalten ihres Kindes reagieren, sind kooperativer, weniger übergriffig, verlässlich und vertrauenswürdig. Die sichere Bindung ist die optimale Bedingung, damit der Säugling oder das Kleinkind seine jeweiligen Entwicklungsaufgaben effizient bewältigen kann.
Bei dem unsicher-vermeidenden Bindungsmodell fallen die unsicher gebundenen Kinder durch vermehrtes Weinen und Klagen auf, können selbst kurze Trennungen von der Mutter nicht ertragen. Sie haben ihre Mutter in bindungsrelevanten Situationen regelmäßig als zurückweisend und emotional ausdrucksarm erlebt und aufgrund dessen haben diese Kinder gelernt, dass sie Bindung vermeiden und ihre Bindungsbedürfnisse unterdrücken müssen.
Die unsicher-ambivalente Bindung ist geprägt durch Unbeständigkeit im Verhaltensrepertoire der Bezugspersonen. Einerseits haben die Kinder die Erfahrung gemacht, dass sie liebevoll umsorgt werden und positive Reaktionen auf ihre Signale erhalten, andererseits aber auch, dass sie in kritischen Zeiten auf sich alleine gestellt waren. Das Verhalten der Mütter in dieser Kategorie wird als ignorierend oder einmischend bezeichnet. Die Kinder, die diese Erfahrungen gemacht haben, verhalten sich ebenso unbeständig. Auf der einen Seite suchen sie intensiv die Nähe der Bezugsperson, auf der anderen Seite haben sie eine niedrige Frustrationsschwelle und sind schwer zu beruhigen. Sie

fühlen sich sehr verunsichert aufgrund der fehlenden Verlässlichkeit und der Unvorhersehbarkeit der mütterlichen Reaktionen.

Bei der letzten Kategorie der desorganisierten Bindung ist das Verhalten der Kinder extrem auffällig. Sie zeigen stereotype Bewegungen, erstarren oder verlangsamen ihre Bewegungen oder ihren Ausdruck und zeigen sogar Angst vor ihren Bezugspersonen. Die Bindungspersonen mit diesen Merkmalen sind wahrscheinlich durch negative Bindungserfahrungen belastet, dazu gehören auch Missbrauchserfahrungen. In Fällen von mütterlicher Depression, Kindesvernachlässigung oder Misshandlung wurden häufiger desorganisierte Bindungsmuster gefunden.

Fazit: Kinder sicherer Eltern sind zumeist sicher an diese gebunden und Kinder von unsicheren Eltern zeigen eher ein unsicheres Bindungsmuster.

Auf der kindlichen Seite gibt es ebenfalls bestimmte Bindungsmuster. Der britische Psychiater und Psychoanalytiker John Bowlby hat die Entwicklung des Bindungsverhaltens in vier Phasen eingeteilt. Die erste Phase reicht von der Geburt bis etwa zur zwölften Lebenswoche. In dieser Zeit signalisiert der Säugling durch Weinen, eine bestimmte Gesichtsmimik und seine vorsprachlichen Kommunikationsfähigkeiten sein Bedürfnis nach Nähe. In der zweiten Phase, die von der zwölften Lebenswoche bis hin zum sechsten Monat reicht, setzt der Säugling seine Orientierung an der ihm vertrauten Bezugsperson fort und sein Bindungsverhalten wird ausgeprägter.

Vom sechsten Monat bis etwa zum zweiten bzw. dritten Lebensjahr ist die Bindung in der dritten Phase begleitet von Versuchen der eigenständigen Fortbewegung, wobei aber die abwesende Bezugsperson sehr vermisst wird. Und auf fremde Personen reagiert das Kind in dieser Zeit mit Furcht, Rückzug und Vorsicht. In der vierten Phase, die nach dem dritten Lebensjahr beginnt, ist die Bindung zielorientierter, da das Kind inzwischen Verhalten, Absichten und Gefühle der Bezugsperson besser durchschaut. Die Bindung wird allgemein flexibler.

Zusammenfassend lässt sich sagen, dass die frühkindlichen Fähigkeiten zur intrapersonalen Regulation noch sehr begrenzt sind, deshalb ist der Säugling bei der Selbstregulation auf die Unterstützung seiner Bezugspersonen angewiesen. Fehlt diese Unterstützung, kommt es zu einer Verschlimmerung der kindlichen Selbstregulationsprobleme.

Was kann die Bindungsanalyse beitragen, damit es nach der Geburt des Babys nicht zu Selbstregulationsstörungen kommt?

Wie wir vielfach erläutert haben, geht es bei der Bindungsanalyse um eine Art Überprüfung der Bindungsfähigkeit der Schwangeren und der Thematisierung ihrer eigenen kindlichen Bindungserfahrungen. Ich habe einmal eine Schwangere gefragt, wie sie den Begriff „Mütterlichkeit“ definieren würde. Sie gab mir zur Antwort, sie verfüge über einen sehr teuren, automatischen

Kochtopf, der es ihr gestatten würde, ihr Kind gut zu ernähren. Auf meine zweite Frage, wie sie die Beziehung zu ihrer Mutter charakterisieren würde, gab sie zur Antwort: „Meine Mutter kommt mich bald besuchen." Meine dritte Frage betraf ihre Beziehung zum Vater. Und auch hier war die Antwort bezeichnend: „Mein Vater ist schwer alkoholkrank und wird wohl nicht mehr lange leben".
Diese Schwangere hat nach einigen wenigen Babystunden die Bindungsanalyse abgebrochen, weil sie keinerlei Kontakt zu ihrem Baby bekommen konnte, was von ihr mit dem Argument verschleiert wurde, dass alles in Ordnung sei, es ihrem Baby gut ginge und sie keine Bindungsanalyse brauche. Ich habe leider nie erfahren, inwieweit ihr Baby die zu erwartenden Selbstregulierungsstörungen manifestiert hat.
Die Bindungsanalyse bietet eine einmalige Chance, sich mit den eigenen frühkindlichen Bindungsmustern und -erlebnissen auseinanderzusetzen. Waren sie traumatisch, ist eine Aufarbeitung umso wichtiger. Natürlich kann es schmerzhaft sein, in die eigene Vergangenheit zurückzugehen, aber letztendlich dient diese Regression dazu, uralte Verletzungen aufzuspüren, sie mit den Ressourcen eines Erwachsenen erneut zu durchleben und sie auf diese Weise zu heilen. Das vornehmliche Ziel besteht allerdings darin, ein bestimmtes negatives Bindungsmuster nicht an das eigene Baby weiterzugeben.
Ist man beispielsweise von der eigenen Mutter nicht ausreichend bemuttert worden, wird die begleitende Bindungsanalytikerin anregen, dass sich die Schwangere im „Sich-Selber-Bemuttern" übt. Mehrheitlich bestätigen Bindungsanalyse-Kolleginnen, dass diejenigen Mütter, die sie erfolgreich mit der Bindungsanalyse begleitet hatten, berichten, dass ihre Kinder fast keine Selbstregulierungsstörungen aufweisen. Sollten doch welche auftreten, wissen diese Mütter sehr viel besser damit umzugehen.

4. Fallgeschichte: Muss es denn ein Junge sein…

von ***Veronika Sowa***

Anamnese

Anna, 30 Jahre alt, Physiotherapeutin, kam in der 17. SSW zu mir zur Bindungsanalyse. Sie erwartete: …„dass die Verbindung klappt, dass das Kind reagiert." Es war ihre erste Schwangerschaft, es gab keine Komplikationen in der Familie oder vorangegangene Aborte. Sie sagte, dass das Baby nicht geplant gewesen sei, sie habe sich aber dennoch gefreut. Ihr Partner allerdings nicht, er habe eine Abtreibung verlangt und weil sie sich weigerte, hatte er sich von ihr getrennt. Sie habe ein Problem mit Magersucht und Bulimie. Erwähnenswert ist noch, dass sich ihre Eltern während ihrer Präpubertät getrennt hatten.

Wir vereinbarten wöchentliche Treffen. Parallel dazu machte Anna eine Psychotherapie.

In der ersten Babystunde berichtete Anna, dass sie heute ihre Arbeit wiederaufgenommen habe, zuvor war sie wegen Scharlach von der Arbeit befreit gewesen. Anna klagte über Übelkeit und Kopfschmerzen. Ich fragte sie, wo sie saßen, wohin sie ausstrahlten und sagte ihr, sie möge in Gedanken dorthin gehen. Sie fühlte sich zuerst besser, dann aber kehrten die Kopfschmerzen wellenartig zurück. Hinzu kamen Halsschmerzen mit Schluckbeschwerden.

Zu der zweiten Babystunde kam Anna leicht erkältet und als ich ihr nach der Einstimmung sagte, sie möge in ihre Gebärmutter gehen, fragte sie, wo genau die Gebärmutter liege. Nach 20 Minuten erzählte sie, dass es schwierig war, in ihre Gebärmutter zu gehen. Doch dann habe es funktioniert und sie habe ihr Baby dort rechts oben gesehen. Sie hatte seinen Kopf, seine Ohren, seinen Rücken gestreichelt. Das Baby bewegte sich diagonal nach links unten und Anna hatte das Gefühl, als würde es ihr ausweichen.

Sie fragte das Baby, bekam aber keine Antwort. Dann machte sie dem Baby ein Angebot: „Geh in die Mitte, wenn du gestreichelt werden möchtest, dann komme ich dir entgegen.“ Das war recht schwierig. Plötzlich wurde Anna traurig, sie hatte sich bei ihrem Kind dafür entschuldigt, dass sie vorher keinen Kontakt zu ihm gesucht hatte. Nun hatte sie den Eindruck, dass es jetzt vielleicht überfordert sei. Sie fuhr fort, dass sie im Moment selber sehr beschäftigt sei mit ihrer Bulimie und Depression. Zum Schluss reichte sie dem Baby ihre Hand zum Hineinkuscheln und versicherte ihm, dass sie für es sorgen werde.

Bei der nächsten Babystunde wirkte Anna sehr erschöpft. Ihre Erkältung hatte sich verschlimmert, ihr Bauch war hart und außerdem gab sie zu, dass sie schon lange ein Antidepressivum nahm. Sie sagte, dass sie ihr Kind spüre und sie habe sogar die Herztöne per SMS an den Kindsvater gesendet, aber keine Reaktion erhalten. Sie habe ihm dann mitgeteilt, dass sie ihn als Vater für ihr Kind nicht haben wolle, er sei zu unreif. Er würde dann vom Jugendamt hören.

Ich sagte ihr, sie solle dem Kind mitteilen, dass das Verhalten des Vaters seine eigenen Probleme zeige. Anna berichtete, dass sie mit der rechten Hand in ihre Gebärmutter gehen konnte und ihr Kind eingeladen habe, sich in ihre Hand zu legen. Dann hatte sie ihm von ihrem Stress auf der Arbeit erzählt, von seinem Papa und dessen Problemen. Sie hatte ihn außerdem auf den morgigen Ultraschalltermin vorbereitet. Danach hatte sich das Baby wieder in ihre Hand gekuschelt.

Zu der folgenden Babystunde kam Anna mit der Neuigkeit, dass sie einen Jungen erwarte. Das passte ihr eigentlich gar nicht, denn sie meinte, zu einem Mädchen könne sie eine bessere Bindung aufnehmen. Sie schilderte dann, dass sie ihrem Baby gesagt habe, sie hätte ein Problem damit, dass er ein Junge sei, aber das seien ihre Ängste. Sie fragte das Baby, warum es immer so stark ganz oben liege, das würde ihr auf den Magen drücken und wäre für sie unangenehm.

In der darauffolgenden Babystunde erzählte Anna, dass sie das Antidepressivum abgesetzt hätte. Sie

hätte zwar arbeitsmäßig viel zu tun, aber es ginge ihr schon viel besser. In der Psychotherapie wurde ihre Vaterproblematik besprochen. Danach habe der Kontakt zum Baby sehr gut funktioniert.
In der sechsten Babystunde berichtete sie von den Vorwürfen, die ihr Vater ihr machte. Er warf ihr vor, sie sei verantwortungslos, weil sie eine Hausgeburt plane. Sie selber machte sich auch viele Vorwürfe, weil das Baby zu viele negative Energie abbekommen würde. Außerdem sei sie immer noch erkältet, habe Stress mit der Arbeit und fürchtete, ihrem Baby nicht gerecht zu werden.
Nach der Einstimmung gelang es ihr, in die Gebärmutter zu gehen, hatte aber keinen Körperkontakt zum Baby bekommen, sondern führte nur Gespräche. Sie hatte das Baby gefragt, ob es sich wohl fühle und ihn gebeten, ihr ein Zeichen zu geben. Sie hatte aber keine Reaktion bekommen. Dann sagte sie ihm, sie wüsste, dass er ein Junge sei und versichert ihm, dass sie sich auf ihn freut. Sie habe nur Angst, der Rolle der Mutter eines Jungen nicht gerecht zu werden. Auch verspürte sie ein wenig Wehmut, dass er kein Mädchen sei. Da bewegte sich das Kind ein wenig und Anna sagte: „Spürst du, dass ich dich trotzdem gern habe? Wenn ja, gib mir ein Zeichen!“ Aber das tat das Baby nicht.
In der nächsten Babystunde berichtete sie, dass sie das Kind sehr spüre, dass sie sich oft hinsetze, ihren Bauch streichelt und mit ihm durch die Bauchdecke hindurch spiele. Emotional gehe es ihr jetzt besser und sie habe in der Therapie erfahren, dass sie ihre negativen Erfahrungen und Wahrnehmungen in Bezug auf Männer auf ihren Sohn projizieren würde. Nach der Einstimmung hat sie ihrem Baby einige Fragen gestellt, aber wieder keine Reaktion erhalten. Ich fragte sie, welches Gefühl das bei ihr verursachen würde, aber sie ging nicht darauf ein, sondern meinte nur, alles sei in Ordnung. Sie habe nur den Eindruck das Baby hätte keine Lust zu antworten.
Bei der nächsten Sitzung erzählte sie viel von ihren Beziehungsproblemen mit Männern. Sie schilderte, dass sie die Männer, die eine Beziehung zu ihr wollten, nach kurzer Zeit verlassen hatte, weil es ihr zu eng wurde. Das passierte aber auch anders herum. Sie wurde von den Männern, die sie anziehend fand, aus demselben Grund verlassen. Ihre Beziehung zu Männern war also sehr ambivalent.
Ich sagte ihr, dass ihr Ja-Sagen zu ihrem Sohn bereits ein erster wichtiger Schritt sei, ihre Männerprobleme anzugehen. Im weiteren Verlauf haben wir über weibliche Potenziale gesprochen. Anschließend war es aber für sie wieder schwer gewesen, gedanklich in ihre Gebärmutter zu gelangen und es kam kein Kontakt zum Baby zustande.
Während der nächsten Babystunde gelang es ihr, in die Gebärmutter zu gehen, aber sie sah nur ein schwarzes Loch. Anna wurde traurig, weil sie ihr Baby weder sah noch spürte. Nach der Sitzung hatte ich mir Gedanken gemacht und überlegt, dass Anna wahrscheinlich in der Gebärmutter ihrer Mutter war. Ich rief sie an und teilte ihr meine Gedanken mit und sie sagte mir, dass sich das Kind vor und nach dieser tiefen Analyse bewegt hätte. Das schwarze Loch hätte einen tiefen, nicht sichtbaren Grund.
In der nächsten Babystunde gelang es ihr, ganz in die Gebärmutter zu gehen, aber anfangs hatte

sie das Kind nicht gefunden. Sie hatte aber dennoch ihrer Gebärmutter gedankt, dass sie ihr Kind trägt und nährt. Dennoch machte sie sich Sorgen, dass ihr Kind vielleicht eine Behinderung hätte. Wir haben dann über ihre Ängste etwas ausführlicher gesprochen. Einmal habe sie den Gedanken gehabt, ihr Baby werde wie sein Vater sein, und darüber war sie nicht erfreut. Ich bat sie, dem Kind zu erklären, dass das keine Schuldzuweisung und auch nichts Negatives sei, denn das Kind habe –wie wir alle – mütterliche und väterliche Anteile.

In der 13. Babystunde erzählte sie von ihrer Angst vor der Geburt und dass sie starke Kopfschmerzen am Schädeldach habe, die bis in die Ohren strahlten. Wir haben dann nach der Einstimmung das Spiegelspiel gespielt und sie hat mir danach erzählt, dass ihr Kind ihren Finger genommen und gehalten habe und danach wären die Kopfschmerzen gekommen. Ich sagte ihr, dass sie vielleicht ihrer eigenen intrauterinen Zeit oder eigenen Geburtserlebnissen begegnet sei.

In der nächsten Sitzung sagte Anna, dass sie mit ihrem Kind über ihre Wut auf seinen Vater gesprochen hat. Ich bestätigte, dass das richtig gewesen sei und sagte ihr, sie könne ihrem Sohn auch ihre Bedenken mitteilen, dass sie sich das Leben als alleinerziehende Mutter als recht schwierig vorstellte. Ich empfahl auch, dass sie ihre Ängste in der Psychotherapie noch einmal ansprechen möge.

In der darauffolgenden Babystunde berichtete sie über die vielen Zweifel, die sie hatte. Manchmal dachte sie, sie hätte doch besser abtreiben sollen, sie sei egoistisch, warum hatte sie nicht verhütet? Sie sei jetzt bereits im Mutterschutz und habe daher mehr Zeit, über alles nachzudenken. Sie erzählte, dass sie viel weine. Wir mussten bereits jetzt mit der Abschiedsphase beginnen, da ein Umzug geplant war. Während sie ihrem Sohn das vermittelte, was ich ihr sagte, gelang es ihr in die Gebärmutter zu gehen, aber ihr Kind konnte sie dort nicht sehen. Sie berichtete, dass sie immer noch große Trauer verspüre und oft weine, dennoch fühlte sie sich mutiger und ihre Zuversicht sei gewachsen, dass es richtig gewesen war, sich für das Kind zu entscheiden.

In der nächsten Sitzung übermittelte sie ihrem Kind den zweiten Abschiedstext und sie sagte, weil das Baby schon so groß sei und den gesamten Uterus ausfülle, fiele es ihr schwer, ihn zu sehen oder Kontakt zu ihm herzustellen. Sie sehe es nur von hinten, seine Beine und seinen Rücken. Ich sagte ihr, dass das Baby wahrscheinlich spüre, dass sie noch eine Aufgabe zu erledigen habe und sich deswegen vielleicht wegdrehte.

Bei der nächsten Sitzung sagte Anna, dass sie ihr Baby in der Gebärmutter nicht finden konnte. Ich wies sie an, sie möge in ihren Körper hineingehen. Sie berichtete, dass ihr Bauch in Höhe der Blase „brenne". Ich sagte ihr, sie möge versuchen in diese Angespanntheit hineinzugehen und Anna sagte, dass sie wahrscheinlich ihr Baby im Grunde gar nicht loslassen wolle. Sie spürte plötzlich starke Verlustängste.

Bei der Sitzung in der 34. SSW spürte Anna, dass ihr Kind gegen die Bauchwand trat. Der Uterus

sei hell, aber dort, wo das Kind war, sei es dunkel. Ich sagte ihr, sie möge ihr Baby bitten, näher zu kommen, aber das funktionierte nicht.
Anna weist offensichtlich eine sehr frühe Beziehungsstörung auf und daher war es wichtig, die Beziehung zu ihren Eltern zu klären. Die Eltern trennten sich, als sie neun Jahre alt war, nach jahrelangen fürchterlichen, meist nachts angezettelten Streitereien. Die Mutter hatte einige lesbische Beziehungen, auch wieder mit Trennungen. Anna lebte mal beim Vater, mal bei der Mutter. Hier ließen sich die sehr frühen und problematischen Bindungsstörungen bei den Eltern, besonders der Mutter erkennen.
Die nächste Sitzung wurde telefonisch geführt und Anna berichtete, dass sie Kontakt zu ihrem Baby gehabt hatte, ihr Baby habe nach ihrer Hand gegriffen, sein Kopf aber sei im Dunkeln gelegen. Plötzlich sei aus dieser Dunkelheit so etwas wie ein Piranha mit weit aufgerissenem Maul auf sie zu gekommen. Sie fand das sehr beklemmend. Bisher war ihr Leben in der Gebärmutter in rosiges Licht getaucht. Wir überlegten zusammen, dass das Bild vom Piranha ihre Angst vor einer dauerhaften Beziehung spiegelte.
In der darauffolgenden Sitzung berichtete Anna, dass das Kind eine Sternguckerposition eingenommen habe, die Plazenta sei vorn und sie empfände jetzt diffuse Ängste, dass ihr Kind nicht gesund sei. Ich sagte ihr, wenn wieder das Bild des Kindskopf in der Dunkelheit erscheine, möge sie das Kind bitten, sich zu zeigen und sich zu ihr zu drehen. Für den Rest der Sitzung befassten wir uns sehr mit ihrem inneren Kind.
In der 38. SSW berichtete Anna, dass sie auf mentaler Ebene Zugang zum Baby bekommen hatte und ihm gesagt hatte, seine Lage sei noch nicht optimal für die Geburt. Sie berichtete ihrem Baby, dass sie sich eine Hausgeburt wünsche und fragte sich plötzlich, ob er vielleicht vor der Geburt Angst hätte. Sie hatte versucht, ihn zu beruhigen. Drei Tage später berichtete Anna, dass sich das Kind gedreht habe. Bei einer weiteren Sitzung berichtete Anna, dass sie in der Therapie das Thema „loslassen“ erneut besprochen hätte. Als die von ihr gewählte Hebamme ihr sagte: „Nichts verändert das Leben so sehr wie das erste Kind“, sei sie regelrecht in Panik geraten und habe das Gefühl gehabt, jegliche Kontrolle über ihr Leben verloren zu haben.
Eine Woche später meinte Anna, sie hätte den Eindruck, ihr Kind sei noch nicht bereit für die Geburt. Ich sagte ihr, sie solle den Druck herausnehmen, denn das Kind würde selber entscheiden, wann der richtige Zeitpunkt für die Geburt gekommen sei. Sie möge ihm sagen, wenn er noch mehr Zeit brauche, sei das vollkommen in Ordnung. Sie versicherte ihrem Kind, dass sie die Geburt gemeinsam schaffen werden.
Eine Woche später schlug ich vor, dass sie von ihrem Herzen einen sonnigen Strahl zu ihrem Kind aussenden solle, der wie ein goldenes Band aussieht, und dass sie ihrem Kind Gefühle von Liebe und Zuversicht schicken möge. Anna versicherte, dass sie kein Problem mehr mit dem Loslassen hatte.

Am selben Tag, um 19:44 Uhr, wurde ihr Sohn geboren, ein kerngesundes Kind. Sie teilte mir über WhatsApp mit, dass sie doch in ein Krankenhaus gehen musste, weil die HT-Werte des Babys nicht in Ordnung waren. Die Entbindung sei aber ganz normal verlaufen.

Die erste Nacht sei ein wenig schwierig gewesen, ihr Baby habe nicht viel geschlafen und bitterlich geweint, wenn beispielsweise das Stillen nicht sofort geklappt hatte. Einige Tage später erhielt ich von Anna eine weitere WhatsApp Nachricht, in der sie mir mitteilte, dass ihr Vater sie mit seiner Frau besucht hatte und ihm sei aufgefallen, wie entspannt das Baby sei. Es würde schon richtig wach umherschauen und mit den Augen den Sprecher richtig fokussieren. Es lasse sich auch ruhig von anderen auf den Arm nehmen und weine nur bei Hunger, Bauchschmerzen nach dem Stillen oder wenn er abgelegt würde.

Dieser Bericht ist eine Zusammenfassung der gesamten bindungsfördernden Arbeit mit Anna. Wichtig ist zu erwähnen, dass sie keine Wochenenddepression hatte und dass sich ihr Kind gut entwickelt.

Anna hat ihren Sohn nach vielen Schwierigkeiten annehmen können. Hilfreich war hierbei, dass die Bindungsanalyse von einer Psychotherapie begleitet wurde.

Kapitel 4
Wie wirkt sich mütterlicher Stress auf das ungeborene Kind aus? Wie nützlich kann die Bindungsanalyse für Frauen sein, die in Stresssituationen leben?

von ***Gerda Kosnar-Dauz*** und ***Christa Balkenhol***

Stress ist eines der Themen unserer heutigen Zeit, das Mediziner, Gesundheitsberater und Therapeuten der unterschiedlichsten Fachrichtungen am meisten beschäftigt und ganze Regale in Buchläden füllt. Es gibt unzählige Ratgeber, die uns den Weg weisen, wie Stress am besten zu bewältigen ist. Unter anderem findet man dort die Empfehlung, die Einstellung dazu zu ändern, wenn man eine stressige Situation nicht ändern kann. Natürlich gibt es Situationen, in denen es nicht unbedingt weiterhilft, einfach nur seine Einstellung zu ändern. Wenn also am Ende des Monats nicht mehr genügend Geld da ist, oder wenn man ernsthaft erkrankt, mag das sehr schwierig sein.

Ein ungeborenes Baby, das wochen- und monatelang mütterlichem Stress ausgesetzt ist, kann gewiss nicht einfach zwischendurch aus der Gebärmutter aussteigen, um der Überschüttung mit Stresshormonen zu entkommen und seine Möglichkeiten, einstellungsmäßig etwas zu ändern, sind mehr als begrenzt.

Gefühle und Stimmungen der Mutter stehen mit Hormonen und sogenannten Neurotransmittern in Verbindung. Sie gelangen durch den Blutkreislauf und über die Plazenta in das Gehirn des ungeborenen Babys, dessen Entwicklung durch die Dauereinwirkung von Stresshormonen wie Adrenalin und Cortisol beeinträchtigt werden kann.

Werfen wir zuerst einen kurzen Blick auf die sogenannten Stresshormone. Das sind bestimmte chemische Botenstoffe, die für Anpassungsreaktionen des Organismus in besonderen Belastungssituationen sorgen. Ursprünglich beruhte die Funktion der Stresshormone darauf, Energiereserven des Körpers freizusetzen, um ihn entweder auf Flucht oder Kampf vorzubereiten.

Grob unterscheidet man Katecholamine und Glukokortikoide. Während Katecholamine bei kurzzeitigem Stress überwiegen, kommt es bei Langzeitstress zur Ausschüttung von Glukokortikoiden.

Unter Katecholaminen versteht man körpereigene und synthetische Stoffe, die die sympathischen Alpha- und Betarezeptoren des Herzkreislaufsystems anregen. Zu ihnen gehören die körpereigenen Hormone Adrenalin, Noradrenalin und Dopamin. Bei Erwachsenen erhöht Adrenalin den Blutdruck, beschleunigt den Puls, erweitert die Bronchien, steigert die Atmung, setzt Fette und Zucker frei, reduziert die Darmdurchblutung und verlangsamt die Darmbewegungen. Adrenalin wirkt sich auch auf das Hirn aus. Es kann ein starkes Erregungsempfinden hervorrufen, das sich auch in Form von

Angst äußern kann. Typische Anzeichen eines Adrenalinschubs sind Herzrasen, Schweißausbrüche, Zittern. Panikattacken und Angstzustände im Erwachsenenalter haben oft ihren Ursprung in den Stresserfahrungen, die in der Pränatalzeit gemacht worden sind.

Noradrenalin entsteht im Nebennierenmark. Ebenso wie das Adrenalin, mit dem es verwandt ist, wirkt Noradrenalin anregend auf das Herzkreislaufsystem. Von besonderer Bedeutung ist Noradrenalin als Neurotransmitter im zentralen und im sympathischen Nervensystem. Die Ausschüttung des Hormons erfolgt durch sympathische Nervenfasern im peripheren Nervensystem. Dort kommt es zu einer weitgehend identischen Wirkung wie bei Adrenalin.

Bei akutem Stress ist Noradrenalin maßgeblich für die Steuerung der Reaktionen verantwortlich, die für die Anpassung des Organismus an körperliche und geistige Belastungen verantwortlich sind. Bei dauerhafter Stresseinwirkung ist der Adrenalinwert langfristig erhöht, was genauso wie das gesteigerte Noradrenalin/Adrenalinverhältnis nicht über längere Zeit aufrechterhalten werden kann. Das bedeutet, dass bei weitgehender Erschöpfung des Körpers unter Stresseinwirkung der Noradrenalin-Spiegel auf einen sehr niedrigen Wert fällt, was Symptome eines Burn-Out Syndroms hervorruft. Die Folgen eines Überschusses an Noradrenalin können erheblich sein, da dieser Neurotransmitter im Organismus große Bedeutung hat. Gewebe, das durch den Sympathikus, der Teil des vegetativen Nervensystems ist, beeinflusst wird, verfügt über Empfangsstellen, die sogenannten Rezeptoren, für den Botenstoff Noradrenalin. Dieses Stresshormon bewirkt ein Zusammenziehen der Blutgefäße, was den Blutdruck erhöht, es beeinflusst die Motorik, steuert den Appetit, hemmt aber langfristig genauso wie Cortisol die Aktivität von Immunzellen.

Dopamin ist ebenfalls ein Neurotransmitter und es bildet die Vorstufe für Noradrenalin und Adrenalin. Es wird in bestimmten Abschnitten des sympathischen Nervensystems produziert und wird später zuerst in Noradrenalin und anschließend im Nebennierenmark und im Zentralnervensystem zu Adrenalin umgewandelt. Seine Funktion besteht darin, Befehle vom Nervensystem an die Muskulatur weiterzuleiten, die Durchblutung zu fördern und ein anderes Hormon, Prolaktin, zu hemmen.

Die zweite Stresshormonkategorie bilden die Glukokortikoide, die in der Nebennierenrinde gebildet werden. Zu den wichtigsten Vertretern gehört Cortisol, dessen Werte in andauernden Stresssituationen ansteigen. Die physiologischen Wirkungen der Glukokortikoide sind umfangreich. Sie unterdrücken das Immunsystem, beeinflussen das Herz-Kreislaufsystem, den Wasser- und Elektrolythaushalt, Stoffwechsel, Abbau von Eiweiß, das Nervensystem, die Produktion von Zucker und die Erhöhung des Blutzuckerspiegels.

Stressreaktionen bilden immer ein Zusammenspiel von Nervensystem, Hormonsystem und Immunabwehr. Cortisol und Noradrenalin steuern interaktiv die Reaktionskette der Stresshormone und der neuronalen Botenstoffe (Neurotransmitter), um den Körper bei psychischen und physischen Belastungen zu aktivieren und die Körperfunktionen anzupassen. Nehmen die Belastungen jedoch

überhand, gerät die Reaktionskette aus dem Gleichgewicht und die Auswirkungen eines Überschusses sind für den Organismus in vielfacher Hinsicht folgenreich.
Die Folgen eines länger anhaltenden und belastenden Stresszustandes sind außer Magen-Darm Problemen, Verdauungsbeschwerden, Verspannungen der Muskeln und Bluthochdruck (die Wirkung von Cortisol auf das Blutdruckregulierungssystem der Niere versetzt das Herz in ständige Erregung). Menschen mit hohem Cortisolspiegel haben eine geschwächte Immunabwehr. Außerdem hemmen die Stresshormone die Produktion des Glückshormons Serotonin und des Antriebshormons Dopamin, die ebenfalls wichtige Neurotransmitter sind.
In den vergangenen Jahrzehnten wurde in zahlreichen Untersuchungen nachgewiesen, dass ein erhöhter Stresshormonspiegel bei schwangeren Frauen nachhaltige Auswirkungen auf das Baby haben kann. Die Erfahrungen von vielleicht sogar lebensbedrohlichen Stresssituationen prägen sich auf tieferen Bewusstseinsebenen des Babys ein. Schwere Ängste oder Panikattacken gehen deshalb oft auf traumatische Ereignisse vor der Geburt zurück.
Wir wissen heute, dass Gehirn, Geschlechtsorgane und Herz im dritten Schwangerschaftsmonat in ein wichtiges Entwicklungsstadium eintreten, wo auch relevante Hormone zu wirken beginnen. Ein Übermaß an Stresshormonen während der Schwangerschaft kann also die Ursache für verschiedene spätere Erkrankungen sein. Wenn unter Stress stehende Mütter Stresshormone an ihre Kinder weitergeben, besteht bei diesen ein erhöhtes Risiko an Allergien, Asthma, Störungen des Immunsystems, Bluthochdruck und vieles mehr zu erkranken.
Arthur Janov schildert in seinem Buch „Vorgeburtliches Bewusstsein - das geheime Drehbuch, das unser Leben bestimmt" die Auswirkungen von mütterlichem Stress auf das Gehirn des vorgeburtlichen Kindes folgendermaßen: „Der Hirnstamm spielt für das vorgeburtliche Gedächtnis eine Schlüsselrolle. Er entwickelt sich während der Schwangerschaft, trägt die Spuren elementarster Schmerzerlebnisse und verarbeitet lebensbedrohliche Situationen, die vor der Geburt stattfanden. Wenn die Mutter zum Beispiel während der Schwangerschaft einen schweren Unfall hatte, wird davon zweifelsfrei der Hirnstamm des Fötus in Mitleidenschaft gezogen, eventuell auch seine Herzfunktion, sein Stoffwechsel und sein Nervensystem." Aber es können auch andere Erlebnsisse in der Umwelt sein, die nicht spurlos vorüber gehen. Nochmals Janov: „Bei den Kindern z.B., die den Angriff auf das World Trade Center in New York am 11. September 2001 im letzten Schwangerschaftsdrittel erlebt haben, wurde ein höherer Cortisolspiegel im Speichel festgestellt."
Früheste Prägungen durch Stresserfahrung können einen lebenslang erhöhten Cortisolspiegel verursachen, was später wiederum zu Bluthochdruck, Nervosität, Hypoglykämie und diversen Herzerkrankungen führen kann.

Was bedeutet Prägung und wie verläuft sie?

Prägung oder auch Programmierung beschreibt den Prozess, durch den die Umwelt mit genetischen und anderen Faktoren interagiert und eine individuelle Konstitution schafft. Dabei stützt man sich auf die Grundannahme, dass biologische Systeme, die sich gerade entwicklungsbedingt rapide verändern, besonders anfällig, verletzlich aber auch empfänglich sind für organisierende, d.h. die Entwicklung günstig beeinflussende und desorganisierende, d.h. die Entwicklung ungünstig beeinflussende Einwirkungen.

Das Kind ist in seiner gesamten pränatalen Zeit ein sich rapide veränderndes System. Je jünger das ungeborene Kind, desto stärker und dauerhafter wirksam sind Einflüsse von außen. Der pränatale Raum wird dem Kind von der Mutter zur Verfügung gestellt. Ihr Körper, ihr Gesundheitszustand, ihre Ernährung, ihre Gedanken, ihre Gefühle, ihre Emotionen, all das wird von dem Raum geprägt, in dem sie sich befindet. Zu diesem Raum gehören: Umwelt, Partner- und Familenbeziehung, Arbeitsplatz, im Grunde die gesamte Gesellschaft. Diese Prägungen gibt sie an ihr ungeborenes Kind weiter und fügt neue hinzu.

Mittlerweile liefern Medizin, Biologie, und die modernen Neurowissenschaften, wie Gehirnforschung oder Psycho-Neuro-Immunologie fundierte Erkenntnisse darüber, *wie* diese Prägungen zustande kommen.

Gehirnentwicklung

Inzwischen sind anatomische Veränderungen am kindlichen Gehirn unter suboptimalen Entwicklungsbedingungen umfassend dokumentiert worden. Beschrieben werden bei erhöhten mütterlichen Cortisolwerten in der Schwangerschaft durch Stress, Depression oder übermäßige Ängstlichkeit beispielsweise:

- Geringeres Wachstum des Hippocampus in den ersten sechs Lebensmonaten
- Veränderte Amygdala-Konnektivität bei der Geburt und im Alter von sechs Monaten. Die Größe der Amygdala korreliert mit affektiven Symptomen des Kindes im Rahmen der sozio-emotionalen Entwicklung.
- Reduzierte regionsspezifische kortikale Dicke („graue Substanz“) bei sechs- bis neunjährigen Kindern. Die Dicke der grauen Substanz korreliert mit kognitiven Symptomen des Kindes.

Darüber hinaus weiß man, dass bereits präkonzeptioneller Stress, also Stress noch vor der Empfängnis des Kindes – und zwar unabhängig davon wann und wie lange davor – die Stressphysiologie der Mutter während der Schwangerschaft verändert. Werden diese Erlebnisse nicht verarbeitet und integriert, haben sie Auswirkungen auf die emotionale und körperliche Gesundheit des ungeborenen Kindes, die bis in die anatomische Gehirnentwicklung nachvollzogen werden können. Beim Neugeborenen beispielsweise lässt sich anhand verschiedener Parameter erkennen, ob es unter Stress gestanden hat. Es weist eine erhöhte Pulsfrequenz auf, ist auffallend aktiv und wirkt insgesamt diffus und unkoordiniert in seinen Bewegungen.

Amerikanische Wissenschaftler führten vor einigen Jahren eine Untersuchung mit 156 Föten durch, um die Auswirkung der Stressbelastung von Müttern zu messen. Den schwangeren Frauen wurden Blutproben entnommen, um eventuell vorhandene Stresshormone zu messen. Dazu sollten sie Fragen beantworten, die sich auf ihre emotionale Verfassung bezogen. Dann wurden die ungeborenen Babys vorsichtig durch die Vagina hindurch stimuliert und ihre Herzfrequenz wurde gemessen.

Bei den Babys der schwangeren Frauen, die die höchsten Werte an Stresshormonen aufwiesen, am meisten unter Angst litten und sich am wenigsten unterstützt fühlten, war die Herzfrequenz bedeutend und anhaltend höher. Frauen mit erwünschten Schwangerschaften, positivem Selbstwertgefühl und ausreichender sozialer Unterstützung hatten die ruhigsten Babys mit einer sich rasch wieder normalisierenden Herzfrequenz.

Längerfristige Untersuchungen an der University of California ergaben, dass stressbelastete Lebensumstände den gemessenen Wert der Stresshormone im Blut erhöhten und extreme Stressbelastungen die Physiologie des Gehirns beeinflussen und verändern. Zu den messbaren Veränderungen gehört nicht nur die Wachstumshemmung von Neuronen und Synapsen im Bereich des Hippocampus, sondern auch deren Zerstörung. Bei Föten, die besonders dafür empfänglich sind, löst pränataler Stress eine tatsächliche Umverschaltung des Gehirns aus und bereitet die Grundlage für stressempfindliche Reaktionen, angefangen bei erhöhter Reizbarkeit bis hin zu Verhaltensstörungen.

Die Auswirkungen von Stress stehen in eindeutigem Zusammenhang mit Hormonschwankungen und der Struktur des Hirns. Unzählige Messungen von Reaktionen auf Stress zeigen ein Ungleichgewicht im autonomen Nervensystem, sowie Störungen in der Hormonproduktion des Hypothalamus, der Hirnanhangdrüse (Hypophyse) und der Nebenniere, der sogenannten Hypothalamus-Hypophyse-Nebennierenachse. Eine dauerhaft aktive HPA-Achse führt über Cortisol zu einer Hemmung des Immunsystems und ein erhöhter Cortisol-Spiegel hemmt zahlreiche Gene, die für die Produktion von Immunbotenstoffen wie Interleukine und Tumornekrosefaktor zuständig sind.

Die Folgen (beim Erwachsenen) sind: Verzögerte Wundheilung, Infektionsanfälligkeit, Ausbruch von Herpeserkrankungen, verminderte Fieberreaktion. Ungünstiger Verlauf von bereits bestehenden Erkrankungen, wie Multiple Sklerose, rheumatoide Arthritis, Psoriasis, Herzkrankheiten, Diabetes, Asthma, Tumorerkrankungen. Schädigung von Nervenzellen – vor allem im Hippocampus, vorzeitige Alterung des Gehirns, und Gedächtnisverlust.

Welches sind die wichtigsten Stressoren?

In einer groß angelegten Studie haben Wissenschaftler aus den unterschiedlichsten Fachbereichen die folgenden Stresskategorien herausgearbeitet:

- Veränderung der Lebensumstände, dazu gehören Berufswechsel, Ehescheidung, Umzug.
- Alltagssorgen, wie Geldprobleme, Burn-Out-Symptomatik oder kranke Familienmitglieder, wenn sie eine permanente Belastung darstellen. Armut, beengte Wohnverhältnisse, belastende Partnerbeziehungen, Gewalttätigkeit in der Familie, ungünstige Bedingungen am Arbeitsplatz, Umweltbelastungen.
- Dauerhafter Stress durch nicht verarbeitete Erlebnisse wie beispielsweise Kindheitstrauma, sexuelle Gewalterfahrungen, Verlust einer geliebten Person, vorangegangene Fehl- oder Totgeburten, Abtreibungen, Flucht.
- Chronischer Stress, hervorgerufen durch eine permanente Überforderung im Alltag;
- Stress, der sich in körperlichen Symptomen, wie zum Beispiel Rückenschmerzen, Depressionen oder Schlaflosigkeit äußert, und zu einer Dauerbelastung wird.
- Schwangerschaftsbedingte Ängste aufgrund vorangegangener Fehlgeburten, Tendenz zu Fehlgeburten bei den eigenen Müttern und Großmüttern, Probleme in der Partnerschaft, andere familiäre Probleme.

Die psychischen Auswirkungen von Kriegssituationen und die unter unsäglichen Lebensbedingungen erlebte Flucht aus einer solchen Situation auf ungeborene Babys lassen befürchten, dass diese Art der Traumatisierung noch wesentlich schlimmere Folgen hat als die hier genannten.

Prä- und Perinatalpsychologen wie Jenö Raffai, Ludwig Janus, Thomas Verny, David Chamberlain, William Emerson und Karlton Terry berichten auch, dass ein traumatisches, nicht ausreichend aufgearbeitetes Verlusterlebnis der Mutter während der Schwangerschaft, wie der Verlust eines nahen Angehörigen, Tod im Kindbett, Tod durch Kriegseinwirkung oder sogar Mord oft noch Generationen später im Familiensystem wirksam sind und einzelne Familienmitglieder von diesem Ereignis so absorbiert sind, dass sie Krankheiten oder Verhaltensstörungen entwickeln oder das Gefühl haben, ihr eigenes Leben nicht wirklich leben zu können.

Für die Pioniere der Pränatalen Psychologie ist die pränatale Zeit, also von der Zeugung bis zur Geburt, prägend für das ganze spätere Erwachsenenleben.

Wie nützlich kann die Bindungsanalyse für Frauen sein, die in Stresssituationen leben?

Im Rahmen der Bindungsanalyse und der sogenannten Integration von prä- und perinatalen Erfahrungen in Form einer Babytherapie ist diese Zeit für Säuglinge, Kinder und Erwachsene therapeutisch zugänglich. Die Erkenntnisse dazu sind empirisch erworben, stammen also aus der direkten Arbeit mit Klienten.

Die Bindungsanalyse bietet in solchen Fällen eine große Hilfestellung, indem die werdenden Mütter in dem geschützten Raum der Bindungsanalyse trotz widriger Umstände innere Ruhe, Gelassenheit und Sicherheit finden, authentischen Kontakt mit ihrem ungeborenen Kind aufnehmen und eine sichere Bindung zu ihm entwickeln können.

Hat die Mutter ein positives Lebensgefühl und ist entspannt, wird das wachsende Gehirn mit „Wohlfühl"-Endorphinen, vor allem Oxytocin angefüllt, was das Grundgefühl von Wohlbefinden schafft. Das Hormon Oxytocin ist wichtig, um starke emotionale Beziehungen zu anderen herstellen zu können. Menschen mit niedrigem Oxytocin-Spiegel binden sich emotional weniger stark, engagieren sich seltener sozial, sind weniger fürsorglich. Ein Mangel dieses Hormons bei Kindern besagt, dass sie nicht ausreichend und sicher gebunden sind.

Innerhalb der Bindungsanalyse ist es an erster Stelle wichtig, Ursachen und Gründe für die jeweilige Stresssituation aufzudecken, zu thematisieren und zu be- und verarbeiten. Gemeinsam mit der Bindungsanalytikerin wird nach Lösungen gesucht, die eine Änderung der belastenden Situation herbeiführen können. Manchmal kann es schon genügen, die Schwangere darin zu bestärken zu lernen, wie sie Hilfe und Unterstützung vom Partner oder anderen Familienmitgliedern einfordern kann.

In diesem Zusammenhang gibt es in der Bindungsanalyse eine klassische Übung, bei der die Mutter ihrem Baby die wichtige Information übermittelt, dass die Stresssituation, in der sich die Mutter im Moment befindet, nichts mit ihrem Baby zu tun hat. Das bewirkt, dass sich das Baby vom Stress der Mutter distanzieren kann, da es ja bereits ein denkendes, fühlendes, interaktives Wesen ist und man sicher sein kann, dass diese Aussage, diese Botschaft bei dem Baby ankommt.

5. Fallgeschichte: Wie kann ich geben, was ich selbst nie bekommen habe?

von ***Gerda Kosnar-Dauz***

Tanja, ehemalige Leistungssportlerin, über viele Jahre hinweg an Anorexie (Magersucht) erkrankt, haderte mit den Veränderungen ihres Körpers durch die Schwangerschaft. Zu spüren, dass sie ihrem

Baby geben kann, was sie selber nie bekommen hat, ist unendlich heilsam.

Fakten

Tanja war zum Zeitpunkt der Bindungsanalyse 36 Jahre alt und lebte in einer stabilen Lebensgemeinschaft. Sie ist eine ehemalige Leistungssportlerin, zurzeit war sie verletzungsbedingt im Krankenstand. Sie nahm seit Jahren Psychopharmaka. Ihre Psychiaterin war gegen die Bindungsanalyse, sie befürchtete eine Destabilisierung von Tanjas psychischem Zustand. Als sie zu mir kam, war sie mit ihrem ersten Kind schwanger. Sie kam wegen ihrer Übelkeit und weil sie die Veränderungen ihres Körpers kaum ertragen konnte.

Die aktuelle Geschichte

Tanja kam bereits in der 15. SSW zum ersten Mal zu mir. Sie war eine kleine, viel zu schlanke Frau mit langen blonden Haaren. Ihr puppenhaft geschminktes Gesicht schien nur aus Augen zu bestehen. Eigentlich wollte sie zur homöopathischen Behandlung ihrer nach wie vor bestehenden Übelkeit zu mir kommen. Auf der Homepage hatte sie jedoch über die Bindungsanalyse gelesen und wollte nun lieber das machen. Beides war laut ihrer Aussage mit ihrem Budget nicht möglich.

Ich stellte trotzdem Fragen zu ihrer Übelkeit. Dies ist einerseits Bestandteil der Anamnese, andererseits bedeutete es für mich nicht viel Aufwand, quasi nebenbei auch noch eine homöopathische Arznei zu finden.

Tanja berichtete, dass sie schon seit Jahren einen Kinderwunsch habe. Aufgrund ihrer chronischen Anorexie hatte sie jedoch einen ausgesprochen unregelmäßigen Zyklus. Wenn sie während der Wettbewerbssaison voll im Training stand, blieb ihre Menstruation manchmal über viele Monate aus. Sie lebte seit Jahren in einer stabilen und liebevollen Partnerschaft, in der Sexualität nicht besonders wichtig war. Oft gab es über Monate hinweg keinen Sex.

Umso erstaunter war sie, als sie schließlich herausfand, schwanger zu sein. Eine Freundin hatte an einem gemeinsamen Nachmittag scherzhaft gemeint, ob sie nicht schwanger sein könnte. Ihr Lebensgefährte, Clemens, hatte daraufhin sofort einen Schwangerschaftstest gekauft, der zur Überraschung aller positiv ausfiel. Sowohl sie als auch der werdende Kindesvater hatten sich sehr gefreut. Jetzt bekam sie aber langsam kalte Füße. Die Übelkeit machte ihr sehr zu schaffen, das Einzige was half, ist Essen.

Was für mich als Ärztin ein gutes Zeichen ist, war für sie kaum erträglich. Sie hat bis zur 15. SSW bereits sechs Kilo zugenommen, womit sie nach wie vor untergewichtig war, aber deutlich jenseits ihres gewohnten Gewichtes. Ansonsten ist die Schwangerschaft bisher problemlos verlaufen, die Gynäkologin war zufrieden. Auch ihre Psychiaterin hat in Bezug auf ihre gewohnten Medikamente Entwarnung gegeben, sie konnte sie in der Schwangerschaft weiter nehmen.

Seit der 13. SSW spürte sie bereits Kindesbewegungen. Sie liebte es, andererseits gruselte es sie dabei manchmal. Was ihr dabei denn unheimlich wäre, fragte ich sie. „Die Kontrolle. Es ist wunderbar, dass da dieses Baby ist, aber es ist gruselig, so gar keine Kontrolle darüber zu haben. Sonst habe ich über jeden einzelnen Muskel in meinem Körper Kontrolle, aber jetzt entgleitet mir alles. Mir ist übel, ich muss essen, der Bauch wächst. Das ist alles gruselig."

Die Vorgeschichte

Tanja ist ein Einzelkind. Ihre Mutter war Alkoholikerin und Tanja kam, nachdem sie wochenlang von der Mutter unbemerkt die Schule geschwänzt hatte, mit 10 Jahren in ein Kinderheim. Der Vater ist unbekannt. Ihre Mutter erzählte ihr, dass mehrere Männer in Frage kämrn. Auf ihrer Geburtsurkunde steht der Name eines Mannes, den sie nie gesehen hat. Als sie mit 18 Jahren nachzuforschen begann, war dieser Mann bereits verstorben.

Schon als Kleinkind begann Tanja zu turnen. Sie hatte das Glück, in einem Verein zu sein, der auch eine Leistungssparte anbietet. Eine Trainerin erkannte sehr bald sowohl ihr Talent als auch die Tatsache, dass der Sport ihrem Leben Richtung und Halt geben könnte. Sie förderte das Mädchen, bezahlte Trainingslager während der Schulferien aus ihrer eigenen Tasche.

Als Tanja mit zehn Jahren ins Heim kam, konnte ihre ehemalige Trainerin ein Vorturnen in einem Verein in Wien organisieren, wo Tanja sofort aufgenommen wurde und von da an mit den österreichischen Kaderturnerinnen trainierte. Als sie 14 Jahre alt war, nahm sich ihre Mutter mit einer Überdosis Tabletten das Leben. Tanja stürzte in eine tiefe Krise. Nach einem Selbstmordversuch war sie monatelang stationär auf der Kinderpsychiatrie aufgenommen. Von den Psychopharmaka, die ihr damals verschrieben wurden, kam sie mehr als 20 Jahre lang bis zu ihrer Schwangerschaft nicht mehr weg. Einzig die Motivation wieder turnen zu können, brachte sie dazu, die Psychiatrie schließlich wieder zu verlassen. Die Hoffnung ihrer ersten Trainerin, dass der Sport ihr Halt geben könnte, bewahrheitete sich schon ein zweites Mal.

Als Tanja 16 Jahre alt ist, wurde sie während eines Trainingslagers im Ausland von einem der Trainer vergewaltigt. „Der hat mich ruiniert. Geturnt hab ich danach noch besser. Aber Sex hatte ich praktisch nie wieder." Wie sie das meine, fragte ich sie. „Genauso. Ich hab in meinem ganzen Leben noch keine 20 Mal Sex gehabt, ich hab mitgezählt."

Ich fragte mich im stillen, welches Menschlein hier unterwegs war, das sich so punktgenau die vielleicht einzige Möglichkeit einer Zeugung innerhalb von Jahren ausgesucht hatte.

Die Bindungsanalyse

Trotz des frühen Beginns in der 15. SSW kamen wir insgesamt nur auf zwölf Babystunden. Tanja kam zum Teil nur jede zweite Woche, weil sie immer wieder bei ihren Schwiegereltern war, die ein Haus außerhalb von Wien auf dem Land haben. Die Atmosphäre dort tat ihr gut. Die Schwiegermutter verstand zwar nicht, warum sie sich gar so wegen ihres Gewichtes aufregte, zwang sie aber nicht zum Essen. Dafür kochte sie umso besser. Ich bestärkte sie darin, sich dort einen guten Platz zu machen, sie würde auch nach der Geburt ihres Kindes viel dort sein, denn ihr Freund ist beruflich immer wieder über mehrere Wochen im Ausland und alle waren sich einig, dass sie mit dem Baby nicht allein in Wien sein sollte.

Ihre Psychiaterin fürchtete um ihre Stabilität und hatte ihr während der Schwangerschaft wieder eine zusätzliche Psychotherapie empfohlen. „Ich mag nicht mehr. Ich war durchgehend in Therapie, seit ich zehn Jahre alt bin. Es ist schon alles zerredet."

Diese Aussage nahm ich mir zu Herzen. Wir teilten die Stunden klar auf in Vorgespräch und Babyzeit. In der Babyzeit versuchten wir mit so wenig Worten wie möglich auszukommen. Im Gespräch war die Gewichtszunahme jedes Mal ein negativ konnotiertes Thema. Eindrucksvoll schilderte sie nach einer der ersten Stunden ihre Ambivalenz: „Wie kann sich dieser Bauch, wenn ich ihn sehe, außen für mich so schrecklich und innen, wenn ich ihn spüre, so wundervoll anfühlen?"

Ich fragte noch einmal nach ihrer eigenen Schwangerschaft, nach der Zeit, als sie ein Baby im Bauch ihrer Mutter war. Und tatsächlich fiel ihr jetzt noch etwas ein, das sie in der Anamnese noch nicht erzählt hatte:

„Meine Mutter war eine bildhübsche Frau. Die konnte jeden Mann haben. Ich weiß nicht, was passiert ist, aber irgendwann hat sie zu trinken begonnen. Sicher schon, bevor sie mit mir schwanger war. Und dann hat sie mir die Schuld daran gegeben." Ich verstand nicht, wie kann die Mutter der Klientin Schuld an etwas geben, das noch vor ihrer Zeugung passiert war? „Ich war einfach an allem schuld. Ich war schuld, dass sie dick und hässlich geworden ist. Ich war schuld, dass die Geburt so schwer für sie war. Ich war hässlich. ‚Du bist so schirch (hässlich), wenn ich das gewusst hätte, hätte ich abgetrieben', hat sie einmal zu mir gesagt."

Jetzt verstand ich ein Stück weit mehr, warum die Veränderungen ihres Körpers sie so belasteten.

Ich beschloss innerlich, die Stunden bis auf weiteres dreizuteilen: Vorgespräch mit psychotherapeutisch ressourcenorientiertem Charakter, Selbsterfahrung, Babyzeit. Wir versuchten die gerade verbalisierten Gefühle für sie aufzudröseln:

„Gehen Sie noch einmal dahin, wo Ihre Mutter sagt, Sie hätten ihr Leben ruiniert. Geben Sie sich Ihren Empfindungen hin, sie enthalten die wahre Geschichte im Leib Ihrer Mutter." „Ich fühle mich schuldig, schmutzig, klein, hässlich." Sie weinte.

„Jetzt behandeln Sie sich selber genauso, wie Ihre Mutter Sie in der Schwangerschaft (und danach) behandelt hat. *Sie* selber sind nicht klein, hässlich und schmutzig. Klein, hässlich und schmutzig ist die Erinnerung Ihres Körpers, der in den negativen Gefühlen Ihrer Mutter gebadet wurde. *Sie* selber, Ihre Seele, ist unverwundet, aber ganz weit weg. Ich vermute, dass Sie noch nie mit jemanden so einen richtig innigen Herzenskontakt gehabt haben, nicht einmal mit Clemens." Tanjas Körpersprache bestätigte diese Vermutung. „Mir ist so übel!" Endlich waren wir hier an der Verbindungsstelle zwischen ihrer nach wie vor bestehenden Übelkeit und ihrer eigenen Geschichte.

Nun konnten wir ein Ziel für die Bindungsanalyse formulieren: Ein Herzenskontakt mit sich selber, mit dem Baby, - und in weiterer Folge auch mit anderen Menschen.

In der nächsten Stunde versuchten wir diese Gefühle für das Baby aufzudröseln. „Meine Mama hat sich hässlich gefühlt, als ich in ihrem Bauch war. Jetzt, wo du in meinem Bauch bist, erinnere ich mich an diese Gefühle. Mein Körper hat gelernt, sich in der Schwangerschaft hässlich zu fühlen. Wenn ich mich sehe, finde ich mich immer noch hässlich. Aber wenn ich dich in mir spüre, dann fühle ich mich wundervoll. Du bist wundervoll. Das sollst du wissen. Die hässlichen Gefühle sind *meine* Erinnerung an die Zeit, als *ich* so klein war wie du jetzt."

Dort würden wir in den folgenden Stunden immer wieder andocken. Immer wieder schlichen sich diese alten prägenden Erinnerungen ein: „Wenn ich das Baby sehe, möchte ich es umarmen und beschützen. Es ist ein Wunder, so faszinierend und schön. Obwohl, vielleicht ist es ja gar nicht schön, so kleine Babys sehen ja oft wäh (umgangssprachlich für „abstoßend, hässlich") aus." Wie viele kleine Babys sie denn schon gesehen habe, fragte ich sie. „Keines", fiel ihr nach längerem Nachdenken ein. „Hm, dann hat da gerade eben wohl wieder einmal Ihre Mutter aus Ihnen gesprochen."

Ab der sechsten Babystunde etablierte sich ein interessantes Muster: Wenn sie gerade wieder mit sich und ihrem Gewicht haderte, ließ die Gebärmutter sie nicht bis zum Baby durch. Das Baby hatte offensichtlich gelernt, dass es sich diesen Gefühlen nicht schutzlos aussetzen musste. Die Mutter lernte, diesen Feedbackmechanismus für sich zu nutzen und sozusagen ihr Gewissen zu erforschen, immer wenn sie auf diese Barriere stieß.

Doch das, was wir in der Bindungsanalyse Mutterrepräsentant nennen, lässt sich nicht so leicht auflösen. Immer wieder fand Tanjas Psyche Mittel und Wege, um diesen Repräsentanten am Leben zu erhalten. Mittlerweile war sie in der 31. SSW und wog mit einem Plus von 14 Kilos bei einer Körpergröße von 1,65 Meter knappe 54 Kilogramm. „Es ist unerträglich, mir ist übel, übel, übel. Ich fühle mich wie in einem Fettklotz eingemauert, alles ist von Fett überzogen, ich werde so wie meine Mutter, das ist wie ein Todesurteil, das Baby soll endlich kommen."

Ich wandte einen Trick aus dem Coaching an: Immer, wenn dieser Mutterrepräsentant aktiv wurde, musste sie laut bis drei zählen, tief durchatmen, die Augen aufmachen und einen Schritt zurück gehen. Nicht nur innerlich, sondern tatsächlich. Durch das Ausführen dieser recht komplexen Anweisung wurde die Assoziation mit den Altgefühlen unterbrochen. Mit dem (inneren) Abstand, den sie dadurch gewann, konnte sie erkennen, dass diese Gefühle eigentlich nicht ihre eigenen waren, sondern eben die ihrer Mutter. „So ein Schaß, den ich mir da eingetreten hab", meinte sie irgendwann durchaus selbstironisch.

In den folgenden Wochen kam es zu einer zunehmenden Stabilisierung. Die erhöhten Leberwerte und Wassereinlagerungen sowie der verkürzte trichterförmige Muttermund, die die Gynäkologin eine beginnende Gestose (Schwangerschaftsvergiftung) und Frühgeburtsneigung hatten befürchten lassen, normalisierten sich wieder.

Sechs Wochen vor der Geburt beschloss sie gegen den Rat ihrer Psychiaterin, ihre Medikamente über drei Wochen hinweg auszuschleichen und schließlich ganz abzusetzen. Ich war darüber nicht sehr erfreut, wir vereinbarten mit ihrem Freund, dass dieser sich jederzeit bei mir melden dürfe und sollte, sobald er Anzeichen bemerkte, dass sie wieder in eine manische, depressive oder gar schizoide Episode geriet.

In den Abschluss-Stunden verwendeten wir viel Zeit auf die Geburtsvorbereitung und die Zeit danach. Meine größte Sorge war, wie sie mit der Nähe zum Baby und dessen Bedürfnissen würde umgehen können.

Sieben Tage vor dem errechneten Geburtstermin brachte Tanja in einer knapp sechsstündigen Geburt ohne Medikamente oder sonstige Interventionen einen gesunden Knaben zur Welt. Sie stillte das Baby voll und ging zwei Tage nach der Geburt nach Hause, wo sie von ihrer Hebamme nachbetreut wurde. Nicolas hatte bereits am fünften Lebenstag sein Geburtsgewicht wieder erreicht.

Sechs Wochen nach der Geburt kam Tanja zum ersten Follow up.

Strahlend und voller Stolz präsentierte sie mir ihren Sohn. Noch immer ein bisschen verwundert über sich selber, erzählt sie von der Geburt. „Es war wie einer meiner Turnwettbewerbe. Immer Höchstleistung für kurze Zeit, und dann wieder Pause. Zum Glück bin ich Turnerin und nicht Marathonläuferin. Und dann war er plötzlich da. Es war unglaublich, er war einfach nur perfekt. Gefühlt habe ich ihn seitdem nicht mehr aus der Hand gegeben."

Sechs Monate danach das zweite Follow up.

Nicolas ist ein fröhlicher kleiner Bursche. Bis vor kurzem war er voll gestillt, vor ein paar Tagen hat er beim Frühstück unbedingt ein Stück Brotrinde haben wollen, seitdem durfte er beim Essen der Eltern mitkosten. Apropos Essen: Tanja ist nach wie vor eine ausgesprochen schlanke und offensichtlich sportliche Frau, von ihrer ehemaligen Anorexie ist jedoch nichts mehr zu sehen. Stolz erzählte sie mir, dass sie ihre Medikamente seit dem selbständigen Absetzen nicht mehr gebraucht hatte. In wenigen Wochen würden sie für ein Jahr ins Ausland übersiedeln, ihr Mann habe ein gutes Angebot bekommen und sie freuten sich beide auf dieses Abenteuer.

Die Nachgeschichte

Ziemlich genau ein Jahr später kontaktierte mich Tanja wieder.

Sie waren vor kurzem wieder nach Wien zurückgekommen und sie würde gerne recht bald einen Termin bei mir vereinbaren. Wenige Tage später kam sie in die Praxis und lachte sich schief, als ich sie – was wirklich selten vorkommt – sprachlos anstarrte. Sie war in der 34. Woche schwanger.
Sie und ihr Mann – sie sind mittlerweile verheiratet – hatten beschlossen nach Nicolas' Geburt einfach nicht zu verhüten und siehe da, schon wenige Monate nach Beginn ihres Auslandsaufenthaltes war sie wieder schwanger. Sie hätte gerne wieder eine Bindungsanalyse gemacht, hatte aber dort vor Ort niemanden gefunden. Nun waren sie wieder in Wien und sie wollte die letzten Wochen zumindest für zwei oder drei Babystunden und wieder geburtsvorbereitende Abschluss-Stunden nutzen. Genau das machten wir.
Fünf Tage vor dem errechneten Termin brachte Tanja in einer unkomplizierten Geburt, abermals ohne Medikamente oder sonstige Interventionen, ein gesundes Mädchen zur Welt und ging noch am selben Tag ambulant nach Hause.

Das Abschluss-Statement

Sowohl im medizinischen als – und vor allem – auch im psychiatrischen Sinne würde man Tanjas Fallgeschichte als multimorbid bezeichnen (mehrere Krankheitsbilder zur gleichen Zeit). Ihre Entwicklung zeigt, dass die Befürchtung ihrer Psychiaterin – dass sich Tanjas psychischer Zustand durch die Bindungsanalyse destabilisieren könnte – unbegründet war. Im Gegenteil, ihre Geschichte zeigt, dass auch und gerade Frauen mit solchen Vorgeschichten, und natürlich deren Kinder, von einer – in diesem Fall recht straff und direktiv geführten – Bindungsanalyse profitieren. Mehr noch, Tanja hat ganz offensichtlich eine tiefgreifende Heilung erfahren. Ihre Ess-Störung ist seit der Geburt ihres Sohnes bis zum heutigen Zeitpunkt (mit Drucklegung des Buches sind das vier Jahre) kein Thema mehr. Ebenso lange nimmt und braucht sie keine Psychopharmaka mehr. Und sie hatte den Mut, sich recht bewusst für ein zweites Kind zu entscheiden. Immer wieder hat sie Zeiten, in denen sie traurig ist. Traurig darüber, dass sie all das, was ihre Kinder jetzt bekommen, selber nicht bekommen hat. Den vernichtenden Selbsthass hat sie gemeinsam mit ihrer puppenhaften Maske abstreifen können.

Kapitel 5
Was bedeutet es für ein Baby, per Kaiserschnitt auf die Welt gebracht zu werden?

von ***Christa Balkenhol***

Das ist Geburt: Die Folter eines Unschuldigen.
Wer könnte glauben, dass eine solche Katastrophe spurlos vorübergeht?
Ihre Spuren sind überall – in der Haut, in den Knochen, im Magen, im Rücken.
In unserer ganzen menschlichen Torheit.
In unserem Wahnsinn, unserer Folter, unseren Gefängnissen.
In Legenden, Epen, Mythen, in der Heiligen Schrift.

Dr. Frédérick Leboyer, *1975*

Obgleich die eigentliche Triebfeder für Leboyers leidenschaftliches Engagement für eine Geburt ohne Gewalt die für ihn sehr traumatisierenden Einzelheiten der eigenen Geburt waren, an die sich Leboyer nach eigenen Aussagen schmerzlich erinnerte, ist heute unbestritten, dass innerhalb von nur 2 Jahrzehnten der Anteil der natürlichen Geburten beständig gesunken ist und und sich der Anteil der Kaiserschnittgeburten weltweit nahezu verdoppelt hat. Welche langfristigen Auswirkungen das auf die körperliche und psychische Entwicklung der betroffenen Babys hat, ist in seinem ganzen Umfang heute noch nicht absehbar. Aber erste Ergebnisse liegen bereits vor.

Eine schwedische Forschergruppe am Karolinska-Institut in Stockholm hat herausgefunden, dass sich das Erbgut von Kindern nach einem geplanten freiwilligen Kaiserschnitt unmittelbar nach der Geburt ganz entscheidend von dem von auf natürlichem Weg geborenen Kindern unterscheidet. Das bedeutet, dass bei diesen Kaiserschnitt-Geborenen zunächst einmal viele Gene abgestellt sind, die bei der vaginalen Geburt aktiv sind. Ihre DNA ist viel stärker methyliert. Die DNA-Methylierung ist einer der zahlreichen Mechanismen, die u.a. bei den Zellentwicklungsprozessen des Embryos eine Rolle spielen.

Möglicherweise ist damit ein erhöhtes Risiko für das Auftreten bestimmter Krankheiten wie zum Beispiel Asthma oder Typ 1-Diabetes und für ein schwächeres Immunsystem verbunden. Da eine Kaiserschnittgeburt für Mutter und Kind grundsätzlich einen tiefgreifenden körperlichen und psychischen Eingriff bedeutet, und viele Mütter und Kinder durch Kaiserschnittgeburten traumatisiert werden, ist anzunehmen, dass diese Veränderungen der Geburtskultur die spätere körperliche und psychische Gesundheit der Kaiserschnitt-Geborenen und ihrer Mütter nachhaltig beeinflussen.

Hebammen, die Schwangere mit der Bindungsanalyse betreuen, berichten, dass Mütter, die selber als Kaiserschnitt auf die Welt gekommen sind, wesentlich größere Probleme haben, ein Kind auf

natürlichem Weg zur Welt zu bringen als Mütter, die selbst eine natürliche Geburt erlebt haben.
Prof. Dr. Sven Hildebrandt, Facharzt für Frauenheilkunde und Geburtshilfe und ehemaliger Präsident der ISPPM, schreibt in dem Buch „Kaiserschnitt, zwischen Traum und Trauma, Wunsch und Wirklichkeit“: „Die Geburt ist eine unserer prägenden Lebenserfahrungen, die sich nachhaltig auf unsere körperliche und seelische Gesundheit auswirkt. Wir wollen diesen so wichtigen Lebensmoment für das Kind, aber auch für seine Mutter so sicher und zugleich so sanft wie möglich gestalten.“

Seiner Forderung nach sollte der Kaiserschnitt „ausschließlich als unmittelbares Rettungsinstrument und somit nur in unausweichlichen Fällen zur Anwendung kommen.“ Er gehört zu den Verfechtern der These, dass „der Tendenz einer stetig steigenden Kaiserschnittrate entgegengewirkt werden müsse, weil eine insgesamt gesunde und nachhaltig heile Geburt nur auf natürlichem Wege erfolgen könne“. Wenn man sich die Auswirkungen eines Kaiserschnitts auf das Baby genauer anschaut, kann man Hildebrand nur zustimmen.

Wir gehen in dem vorliegenden Artikel weder auf die medizinischen Indikationen, die einen Kaiserschnitt unabdingbar notwendig machen, noch auf die Auswirkungen des Kaiserschnitts auf die Mutter ein, weil wir in erster Linie einen Zusammenhang herstellen wollen zwischen den Auswirkungen auf das zu gebärende Baby und die Rolle, die die Bindungsanalyse übernehmen kann. Erstens bei der Vermeidung eines Kaiserschnitts, zweitens bei der Vorbereitung darauf, wenn er unumgänglich ist, oder drittens bei der Nacharbeitung eines solchen Eingriffs, wenn er ungeplant in einer Notfallsituation durchgeführt werden musste.

Kommt es beispielsweise zu einer plötzlichen Plazentaablösung, gerät das Baby in eine akute Bedrohungslage und wird den sofort veranlassten Kaiserschnitt als Befreiung empfinden. Danach ist es wichtig, die während der Schwangerschaft geschaffene Bindung sofort wieder aufzunehmen und zu intensivieren.

Stellen Sie sich jetzt bitte einmal bildhaft vor, Sie schlafen friedlich in einem ruhigen, warmen, abgedunkelten Raum. Sie fühlen sich rundherum wohl, geschützt und sicher. Plötzlich sehen Sie einen spitzen Gegenstand, der in ihre heile Welt eindringt und sie aufreißt. Sie sehen fremde Gesichter, die Sie noch nie zuvor gesehen haben. Die unbekannten Menschen bringen grelles Licht hinein in Ihren geschützten Raum, lassen kalte Luft herein, machen Ihnen unverständliche Geräusche, reißen Ihnen die Decke weg, packen Sie an den Füßen, heben Sie hoch und geben Ihnen vielleicht noch einen Klaps auf den Po. Wie würden Sie sich fühlen? Spüren Sie einmal in sich hinein.

Für das Baby ist eine Kaiserschnittgeburt eine abrupte Trennung ohne Vorwarnung und Vorbereitung, ein Herausgerissen werden aus einer vertrauten, geschützten Umgebung. Anders als bei einer natürlichen Spontangeburt, die sich in aller Ruhe und über Stunden entwickeln kann, geschieht der Kaiserschnitt abrupt und in kürzester Zeit. Das Baby hat keine Möglichkeit, sich auf dieses plötzliche

Ereignis vorzubereiten, außer es wird durch die Mutter mental und emotional auf die sich plötzlich ändernde Situation und den Kontaktbruch eingestimmt.

William Emerson, Pränatalpsychologe und Begründer der Prä-, Peri- und Postnatalen Traumatherapie für Babys, Kinder, Jugendliche und Erwachsene, spricht von einem „Riss" in der Beziehung, der sich durch den Schnitt in die Gebärmutter vollzieht. In seinem Artikel „Das verletzliche Ungeborene", der in dem Buch „Auf die Welt gekommen, die neuen Babytherapien", veröffentlicht wurde, führt er weiter aus, dass prä- und perinatale Traumata die Qualität der Bindungsfähigkeit sehr stark beeinträchtigen können. Hierfür nennt er zwei Gründe:

1. Körper und Geist wehren sich gegen Traumatisierung und Schock durch ein natürliches körperliches Dämpfen. Diese Selbst-Anästhetisierung ist Folge hormonaler Veränderungen während des Trauma-Prozesses. Sind Körper und Geist gedämpft und vom Stress erschöpft, vermindert sich Quantität und Qualität der Bindungsfähigkeit.
2. Eltern und andere Pflegepersonen erkennen Traumatisierungen oft nicht oder wollen sie nicht erkennen, was den Bindungsprozess zusätzlich stört. Nach einem Trauma gibt es eine kritische Periode, in der der Betroffene Verständnis, Anerkennung und Mitgefühl braucht, damit der Schock verschwinden und heilen kann. Dies ist bei Babys sehr selten, den kaum jemand glaubt, dass sie Traumata überhaupt erleben können. Durch seine eigenen klinischen Forschungen konnte Emerson feststellen, dass nicht anerkannte Traumata Misstrauen in Babys erzeugen und dadurch den Bindungsprozess behindern. Im Gegensatz dazu besticht die Bindungsfähigkeit nicht traumatisierter Babys durch ihre Tiefe, Intensität und Dauer.

Emerson schildert weiter, dass jeder Mensch seine Erlebnisse während Schwangerschaft und Geburt neuronal speichert und sie über Körpersprache, Handlung und Denkmuster ausdrückt. Das Baby wird, wenn es bei einem Kaiserschnitt aus dem Schlaf gerissen wird, in einem energetischen Schockzustand geboren. Und hier spielen laut Emerson die neurologischen Prozesse für die Prägungen, die im Gehirn stattfinden, eine entscheidende Rolle.

Prof. Hildebrandt nennt als unmittelbare Operationsrisiken einer Kaiserschnittgeburt für das Kind: (physische) Verletzungen, Atemprobleme, Anpassungsstörungen, Stillprobleme, Bindungsstörungen, Störung der Darmflora, und als mögliche Spätfolgen, fortgesetzte Bindungsprobleme, Allergien, Asthma und Typ 1-Diabetes.

Michel Odent, französischer Gynäkologe und Geburtshelfer, der über viele Jahrzehnte als Geburtshelfer und Forscher tätig gewesen ist, beschreibt in seinem Buch: „Es ist nicht egal, wie wir geboren werden - Risiko Kaiserschnitt", das Ergebnis finnischer Forschungen, „die nachgewiesen haben, dass durch Kaiserschnitt Entbundene ein fast dreieinhalb Mal so hohes Risiko tragen, an Asthma zu erkranken oder generell Atmungsprobleme zu bekommen, wie die auf vaginalem Weg Geborenen.

Normalerweise ist das Baby an der Auslösung der Geburt beteiligt, was durch eine in das Fruchtwasser abgesonderte Substanz geschieht, die signalisiert, dass seine Lungen reif sind. Dann scheint es, dass die durch Mutter und Kind während der Geburt ausgeschütteten Hormone die Reifung der Lungen abschließen. Deshalb kann man daraus schließen, dass Babys, vor allem jene, die vor dem Einsetzen der Wehen durch einen geplanten Kaiserschnitt zur Welt kommen, nicht nur unmittelbar nach der Geburt, sondern auch im späteren Leben häufiger mit Atemproblemen zu tun haben".

Des Weiteren nennt Odent im Zusammenhang mit den Auswirkungen des Kaiserschnitts einen anderen Forschungsbereich, den bakteriologischen Ansatz, bei dem Zusammenhänge zwischen Kaiserschnitt und Autoimmunerkrankungen erforscht werden. Er führt aus: „Es gibt inzwischen viele Studien, die neben den bereits erwähnten Prädispositionen zu Asthma und Diabetes einen Zusammenhang sehen zwischen allergischen Erkrankungen, Adipositas und Nahrungsmittelunverträglichkeiten. Die individuelle, physiologische Keimbesiedlung des gesunden Neugeborenen erfolgt idealerweise durch die Keime seiner Mutter, indem es bei der vaginalen Geburt mit allen relevanten Haut-, Schleimhaut- und Darmkeimen in Kontakt kommt. Geschieht das nicht, wird das sterile Neugeborene mit Krankenhauskeimen besiedelt, wodurch es nachhaltig geschwächt werden könnte".

Ein weiteres Risiko der Kaiserschnittgeburt sieht Odent in dem Eingriff in das natürliche Oxytocin-System. Oxytocin ist inzwischen als Bindungshormon bekannt. Der Oxytocin-Spiegel steigt bei Mutter und Kind im Verlauf der Schwangerschaft stetig an, erhöht sich jedoch massiv erst mit dem Beginn der Austreibungsphase. Kaiserschnitte werden in der Regel vor dem natürlichen Wehenbeginn durchgeführt. Zu diesem Zeitpunkt ist die Oxytocin-Ausschüttung noch nicht hoch, was bedeutet, dass die natürliche Funktion dieses Hormons gestört wird und stattdessen Stresshormone ausgeschüttet werden können.

Ilka-Maria Thurmann, Dipl. Pädagogin und Heilpraktikerin mit Schwerpunkt Pränatalpsychologie, beschreibt in ihrem Buch „Kaiserschnitt heilsam verarbeiten" die von ihr entwickelte „Prä- und perinatal basierte Spieltherapie". Sehr eindrucksvoll schildert sie das Beispiel „eines Jungen, Tim, der kurz vor der Einschulung stand. Er wirkte völlig dezentriert und schien ohne inneren Ruhepunkt und vollkommen ohne Kontakt zu sich und anderen zu sein. Er raste anfangs, so wie im Kindergarten auch, wie von Sinnen durch den Raum, bekam aber dennoch alles mit. Nur Bücher konnten ihn, zumindest kurzfristig, beruhigen. Im Spiel inszenierte er den traumatischen Moment seiner Geburt völlig unbewusst und so plötzlich und direkt, dass einer dieser „heiligen Momente" entstand: Er hatte Autos in einer Höhle, die nicht hinausfahren wollten, er gab mir eine kleine Katze die, wie sich später herausstellte, ihn repräsentierte. Plötzlich aus dem Nichts holt er eine Schlange, die die Katze unvermittelt viele Male beißt. Dabei schreit er laut und immer wieder: „Du bist vergiftet, du bist tot, du bist vergiftet, du bist tot." Was die Mutter ihm nie erzählt hatte und was er nicht wissen konnte, war, dass es wegen einer akuten lebensbedrohlichen Schwangerschaftsvergiftung zum Not-

Kaiserschnitt kam.
Da das Wissen um den möglichen traumatischen Charakter von Schwangerschaft und Geburt in der breiten Öffentlichkeit so gut wie überhaupt nicht vorhanden ist, kann man sich zu Recht die Frage stellen: Welche Kindergärtnerin, welcher Lehrer vermutet angesichts bestimmter Verhaltensauffälligkeiten eines Kindes ein Trauma aus Schwangerschaft oder Geburt? Das Wissen über mögliche psychische Verletzungen aus dieser Zeit und vor allem über das Geburtserlebnis sollte in die Ausbildung von Kindererziehern und Pädagogen eingebunden werden. Dabei kann man sich so leicht vorstellen, dass ein Baby beispielsweise bei einem akuten Sauerstoffmangel mit großer Wahrscheinlichkeit eine Nah-Tod-Erfahrung macht und dieses Trauma immer wieder re-inszeniert, entweder im Spiel oder im Umgang mit anderen Kindern.
Denken Sie nur an den Jungen aus der dritten Fallgeschichte. Er kam zwar nicht per Kaiserschnitt auf die Welt, aber die harten und massiven Einwirkungen auf den Bauch der Gebärenden mithilfe des Kristeller-Handgriffs der Hebamme haben mit dazu geführt, dass er im Kindergarten die anderen Kinder oft boxte oder wegschubste. Das brachte ihm das mit Vorurteilen behaftete Etikett „verhaltensauffällig, aggressiv“ ein.
Forscher sehen in einer traumatischen Geburt sogar die Ursache für die ADHS-Symptomatik (Aufmerksamkeits-Defizit-Hyperaktivitäts-Störung) und Ilka-Maria Thurmann stellt überzeugend dar, dass „Ein- und Durchschlafprobleme nach der Geburt ihre Wurzeln in der Geburtseinleitung durch Wehenmittel, Medikamente wie PDA (Periduralanästhesie), sowie einen Geburtsabschluss durch Saugglocke, Zange oder Kaiserschnitt haben. Ein geringes Selbstwertgefühl, Rückzug statt Kontaktsuche, Ohnmachtsgefühle, aber auch verstärktes Kontrollbedürfnis sind mögliche psychologische Auswirkungen eines Kaiserschnitts.“ Hinzu können Ängste – vor allem Verlustängste, die deutlich gehäuft aufzutreten scheinen – sowie Wahrnehmungsstörungen, Defizite in der motorischen Entwicklung oder Probleme bei der Hand-Augen-Koordinierung kommen.
Kaiserschnitt Kindern fehlt die körperliche Erfahrung des Durchquerens des Geburtskanals, inklusive der Ausbildung einiger Reflexsysteme sowie das Erfolgserlebnis nach einer großen Anstrengung aus eigener Kraft ein Ziel zu erreichen. Weitere Verhaltensauffälligkeiten können sich in Schreiattacken im Babyalter äußern, in der Langsamkeit ihrer Bewegungen und Handlungen. Auf der anderen Seite können die Babys aber auch eine hohe Risikobereitschaft an den Tag legen. Außerdem kann massives Widerstands- oder Vermeidungsverhalten auftreten, sowie unverhältnismäßig starke Reaktionen auf plötzliche Veränderungen.
Erfolgt ein Kaiserschnitt auf Wunsch der Mutter ohne wirkliche medizinische Indikation oder Notlage, und das Baby hat in diesem Fall noch keinen Impuls für die Geburt gesetzt, fühlt es sich demzufolge zeitlich überhaupt noch nicht bereit und oft wie überrumpelt. Kinder, die auf diese Weise auf die Welt gebracht werden, können später große Schreckhaftigkeit zeigen, eine übermäßige Zurückhaltung,

wenn es darum geht, Dinge anzupacken und ihr Selbstvertrauen ist weniger gefestigt.
Es gibt inzwischen zahlreiche therapeutische Methoden, um ein Trauma aus Schwangerschaft und Geburt, zum Beispiel einen Kaiserschnitt, zu verarbeiten: Gesprächstherapie, Hypnosetherapie, Regressionstherapie, Familienaufstellungen, unterstützt durch Homöopathie und Naturheilkunde. Besser jedoch ist das Auffangen der Auswirkungen eines Geburtstraumas unmittelbar nach der erfolgten Geburt. Das macht die Arbeit von Baby- und Kindertherapeuten, die sich auf die Pränatalzeit und besonders auf traumatische Geburtsauswirkungen spezialisiert haben, wie Rien Verdult, William Emerson, Matthew Appleton, Ray Castellino und Thomas Harms – um nur einige zu nennen – so sehr hilfreich und wertvoll.
Fazit: Alle im pränatalpsychologischen Bereich tätigen Therapeuten, Forscher oder Wissenschaftler wie Ludwig Janus, David Chamberlain, Michel Odent, Thomas Verny, William Emerson, sind sich in diesen Punkten einig:
1. Ein Kaiserschnitt ohne mentale und emotionale Vorbereitung des zu gebärenden Babys führt zu einem möglicherweise dramatischen Geburtstrauma.
2. Eine abrupt initiierte Kaiserschnittgeburt bewirkt eine Störung der bereits in der Schwangerschaft zustande gekommenen Bindung, die erkannt und aufgelöst werden sollte. Auch hier bietet die Bindungsanalyse als Präventivmethode die Möglichkeit, das zu gebärende Kind, durch den inneren Dialog mit der Mutter, auf eine Sectio vorzubereiten. Auf diese Weise wird dem Baby der Schock erspart, den es erleidet, wenn sein gemütliches, sicheres Zuhause plötzlich aufgeschnitten wird.
Im Rahmen der Bindungsanalyse werden die Geburtsvorbereitungen von beiden, Mutter und Kind gemeinsam, vorgenommen. Das Baby kann also in diesem Fall optimal auf einen Kaiserschnitt vorbereitet werden. Die Mutter erklärt dem Baby die Gründe, warum es nicht auf natürlichem Weg zur Welt kommen kann. Indem die Mutter dem Baby konkrete Bilder schickt, wie der Kaiserschnitt ablaufen wird, versichert sie dem Baby, dass niemand es erschrecken und niemand ihm wehtun wird.
Die werdende Mutter beschreibt, wie der Arzt das Baby aus der Gebärmutter holt. Es wird mit dem Kopf nach unten hängen, weil das der sichere Weg ist, es herauszuheben. Die Mutter erklärt ihrem Baby, dass es vollkommen in Ordnung ist, wenn sich das Baby nicht aktiv an der Geburt beteiligen muss. Nachdem es aus der Gebärmutter herausgeholt worden ist, wird es untersucht und dann werden sie beide, Mutter und Baby, wieder vereint sein.
Wenn eine Schwangere während der neun Monate mit der Bindungsanalyse begleitet wurde und dadurch eine sichere und gut fundierte Bindung zum Baby entstanden ist, wird das Baby das Vertrauen in diese Bindung durch den Kaiserschnitt nicht verlieren, und da es darauf vorbereitet wird, wird es auch nicht in einen Stockzustand fallen. Die vor der Geburt geknüpfte Bindung wird so sicher nach der Geburt unproblematisch fortgesetzt werden.

6. Fallgeschichte: Was für Kinder!
Welche Wirkung hat Bindungsanalyse auf die Kinder?

von ***Elisabeth Kurth***

Von Bindungsanalyse hörte ich zum ersten Mal auf einer Tagung für Schreibaby-Experten. Ein mir bis dahin unbekannter Mann – es war Jenö Raffai – sprach mit leiser Stimme über ein Thema, das mich faszinierte. Bindung schon im Mutterleib anbahnen? Mit dem vorgeburtlichen Baby wirklich kommunizieren? Die Geburt mit ihm besprechen? Kaum noch Kaiserschnitte und Frühgeburten? Kann das sein? Es sollte fast keine Wochenbettdepressionen danach geben? Auch nicht bei Frauen mit vorangegangenen Depressionen? Keine Schreibabys, alle friedlich schlafend? Kaum noch Stillprobleme? So ein Wundermittel interessierte mich sofort, und ich war durchaus skeptisch. Das war viel zu schön, um wahr zu sein.

Ich bin Stillberaterin und Schreibaby-Therapeutin und habe in den 20 Jahren, die ich in meiner Praxis arbeite, viele, viele Familien gesehen. Oft dachte ich: Jetzt, wo das Baby da ist, müssen wir uns mit diesen (uralten) Problemen befassen. Liegen Mutter und Kind schon fast im Brunnen – wie viel gescheiter wäre es doch gewesen, ich hätte die Familien schon in der Schwangerschaft sehen können. So viele Schwierigkeiten beim Stillbeginn oder Bindungsaufbau mit dem Kind wären auf einfachere Weise lösbar gewesen oder vielleicht gar nicht erst entstanden.

Werdende Eltern wollen für ihr Kind meist alles richtig machen. Sie wissen aber oft nicht, dass falsche Vorstellungen vom Leben mit dem Kind oder eigene, noch nicht vollständig verarbeitete Belastungen aus der Vergangenheit auf ziemlich unpraktische Weise eine intuitive, zufriedenstellende Elternschaft stören können. Profundes Wissen über entspannte Elternschaft zu vermitteln und solche Themen, die die Eltern bewusst oder unbewusst belastet haben oder noch belasten, schon in der Schwangerschaft anzusprechen und zu versuchen, ihnen die Störkraft zu nehmen: Diese Idee fand ich faszinierend.

So sprach ich Jenö Raffai gleich nach dem Vortrag an und hatte das Glück, in seinen nächsten Ausbildungskurs mit einsteigen zu können. Es war wirklich spannend und einiges ganz neu für mich. Nach den Grundlagenseminaren durften wir uns eigene Klienten suchen, denn Bindungsanalyse lernt man am besten, indem man sie (unter Supervision) praktiziert.

Kaum waren die Daten der Ausbildungsgruppe auf der Bindungsanalyse-Website erschienen, meldete sich Carmen bei mir. Sie war bereits in der 32. Schwangerschaftswoche! Bindungsanalyse sollte ja ungefähr in der 20. Woche beginnen. Es war also klar, dass wir keine komplette Bindungsanalyse machen können. Aber wenigstens probieren wollte sie es unbedingt. Ich auch.

Wir ließen uns trotzdem Zeit für die Anamnese und mich berührte tief, was sie erzählte. Beim ersten Kind – jetzt war es fast drei Jahre alt – ging es ihr in der Schwangerschaft gar nicht gut. Sie hatte viel zu viel und sehr stressige Arbeit und musste wegen Vorwehen fast neun Wochen liegen, zwei davon

sogar im Krankenhaus. Auch sonst war ihr Leben nicht leicht.
Ihr Partner, der Vater ihrer beiden Kinder, unterstützte sie sehr liebevoll, aber mit den beiderseitigen Eltern gab es eine Menge Probleme. Diese fanden es nämlich nicht richtig, wie Carmen und Victor mit der Tochter umgehen – sie verwöhnten sie, sie ließen sie bei sich schlafen, sie trugen sie viel zu viel, sie zogen sie nicht richtig an, sie schlugen sie nicht, wenn sie „ungezogen“ war, sie bekam kein richtiges Essen und wurde viel zu lange gestillt .....
Die Großeltern wollten eine Menge Macht über die junge Familie ausüben, und es blieb Carmen und Victor nur übrig, auf Distanz zu gehen und die Kontakte zu minimieren. Das bedeutete aber auch, dass dann kaum noch Unterstützung von den Großeltern in Anspruch genommen werden konnte. Das war sehr hart, aber besser, als sich fortwährend furchtbar übereinander zu ärgern.
Tatsächlich hatte Carmen ihre Große länger als zwei Jahre gestillt und noch immer ein schlechtes Gewissen, weil sie „eigenmächtig“ abgestillt hatte, um wieder schwanger zu werden. Sie verstand ganz schnell, dass dieses schlechte Gewissen für ihre Tochter „ein doppelter Rucksack“ war. Der erste war ein leichter – sie bekam keine Muttermilch mehr. Das ist für ein zweijähriges Kind durchaus zumutbar.
Der zweite, der schwerere, war jedoch die traurige und schuldbeladene Mutter. Mit Schuldgefühlen bitte sogleich aufhören! Carmen konnte stolz auf ihre Entscheidung für ein zweites Kind sein und ihrer Großen die andere Nahrung vergnügt zumuten. Und den Trosteffekt, den das Stillen ja auch hat, durch Kuscheln und Streicheln ersetzen. Nachdem wir das besprochen hatten, traute sich Carmen auch, die Traurigkeit zu spüren, die mit dem vielen Loslassen - Müssen verbunden war, und ließ die Tränen fließen.
Aus Sicht der prä- und perinatalen Körpertherapie, die ich auch ausübe, ist das achtsame Wahrnehmen und Zulassen von Gefühlen der Königsweg zur Verarbeitung von alten, oft auch in der vorsprachlichen Zeit erlebten Verletzungen. Ich unterstütze das, indem ich darum bitte, ganz genau zu spüren, wie sich der Körper anfühlt, wenn starke Gefühle auftreten. Carmen berichtete über Schwere im Brustbein und Schwierigkeiten, durchzuatmen.
Ich leitete sie an, diese Körperwahrnehmung auszuhalten und in Ruhe zu beobachten und ab und zu dem Kloß im Hals eine Stimme zu geben. Das heißt laut seufzen oder stöhnen, und noch besser wäre richtig lautes Weinen. Das trauen sich viele Schwangere am Anfang noch nicht. Das schwere Gefühl im Brustkorb verlor sich nach wenigen Minuten, sie konnte wieder durchatmen und fühlte ihr Baby im Bauch aktiv werden. Noch gelang es mir nicht, sie dazu zu bringen, ihrem Bauch-Kind zu sagen, was sie gerade traurig gemacht hatte, und dass es nicht daran schuld war.
In der nächsten Stunde sprachen wir wieder über ihre Herkunftsfamilie. Jetzt zeigte sich, dass auch sie Tendenzen hatte, das Leben von anderen zu bewerten und zu erwarten, dass sie nach ihren Maßstäben lebten. Ihre Schwester hatte auch ein Kind, und sie behandelte es mit den gleichen

Methoden, die Carmen als Kind schmerzlich erlebt hatte und die Carmens Eltern noch immer für richtig hielten – und Carmen fand das schrecklich. Ich auch. Aber steht es uns zu, andere ungefragt zu belehren? Wir dürfen freundliche Hinweise geben und etwas anderes vorleben, aber letztendlich entscheiden dann immer die Eltern selbst, ob sie das annehmen oder nicht.
Carmen jedoch konnte die (aus ihrer Sicht falschen) Verhaltensweisen schwer aushalten und musste deshalb auch auf den Kontakt mit ihrer Schwester verzichten. So wenig Rückhalt und so viel Einsamkeit! Zum Glück gab es einen großen Freundeskreis, in dem sie und ihr Mann sich sehr wohl fühlten und der vieles wieder wettmachte. Und Urgroßeltern, die viel toleranter als die Großeltern waren und mit denen die Kontakte Freude machten.
In der einzigen wirklichen Babystunde, die uns nach der Anamnese blieb, ging Carmen sofort sehr tief nach innen. Ihre große Traurigkeit, die noch immer da war, versperrte ihr den Weg zum Kind. Wieder erlebte sie das schwere Gefühl im Brustkorb, wieder war das Atmen eine Qual. Ich dachte darüber nach, ob bei Carmens Geburt das gleiche zu spüren war, und anschließend statt des beruhigenden Körperkontaktes mit ihrer Mutter ein einsames Kinderbett auf der Wochenstation auf sie wartete. Dann kommt meist für das Baby noch schlimme Angst dazu.
Jetzt jedenfalls half ich ihr, die Körperreaktionen genau und angstfrei zu erforschen, damit sie sich wandeln könnten. Auch die Trauer wollte wieder gewürdigt werden. Nun begann etwas Neues – sie spürte einen Strudel, der sie nach unten zog und ihr Angst machte. Obwohl es ein schlimmes Gefühl war, wollte sie es aushalten. Ich bat sie nach einer Weile, auch die angenehmen Körpergefühle zu suchen und zu spüren. Ja, es war Wärme im Oberkörper und Bauch da, und nun meldete sich auch das Baby, es klopfte sanft an die Bauchwand. Ich sagte: „Frage dein Baby, ob es Kontakt zu Dir will."
Nach kurzer Zeit liefen dicke Tränen aus Carmens Augen – Freudentränen! – denn das Kind vermittelte ihr sofort eine klare Botschaft: „Mama, mir geht's wirklich richtig gut!" Carmen wird sich an diesen Moment wohl ihr Leben lang erinnern - so tief war die Freude. Und die Erfahrung, dass sie sich mit ihrer Tochter (sie erwartete wieder ein Mädchen) auf so eine wesentliche Art verständigen kann, hatte sie jetzt auch.
Doch noch einmal kamen die schweren Gefühle zurück, wieder erlebte sie Druck und Verzweiflung. Diesmal dauerte es nur wenige Minuten, und ich massierte ihr zum Stundenende kräftig den Rücken, damit sie wieder in ihre Kraft finden konnte.
Carmen versuchte nun auch zu Hause wieder zu ihrem Baby zu kommen, und das erwies sich als ziemlich schwer. Warum ging es in der Bindungsanalyse-Stunde so relativ leicht? Es könnte daran liegen, dass hier eine ganz ruhige, sehr entspannte Atmosphäre herrscht und ich als Begleiterin einen geschützten, mit Wertschätzung gefüllten Raum für die Mutter bereitstelle. So wie sie ihrem Baby mit ihrem Körper einen behüteten Raum bot.
In der 35. Woche sagte Carmen den Termin bei mir ab, denn sie lag mit vorzeitigen Wehen und drei

Zentimeter Muttermunds-Öffnung im Krankenhaus. Der viele Stress, der gerade in ihrem Leben tobte, forderte seinen Tribut. War es wieder so wie beim ersten Kind? Wieder die große Angst um eine Frühgeburt. Wir telefonierten also und Carmen brauchte schon meinen Hinweis nicht mehr, mit dem Baby direkt zu sprechen. Die Wehen verloren sich. Sie genoss die Ruhe im Krankenhaus und konnte die Kleine überzeugen, noch drei Wochen in ihrem Bauch zu bleiben. An dem Tag, an dem sie ihr mitteilte, dass sie jetzt kommen darf, machte sie sich auch auf den Weg.
Die Geburt erlebten die Eltern als schön! Keine Medikamente, keine Geburtsverletzung, rundum entspannte Helfer, die Eltern selbst in großer Ruhe. Bella schrie kurz, gleich nachdem ihr Kopf geboren war, glitt dann sanft ganz heraus und schaute ihre Mutter lange mit wunderschönen Augen an.
Nach vier Wochen sah ich die ganze Familie zur Nachbesprechung. Was für schöne Kinder! Wie entspannt war Bella! Mit welch wachen Augen schaute sie mich an! War sie sowieso so ein Kind, oder hatten die wenigen Stunden Bindungsanalyse dazu beigetragen? Das werden wir nie wissen. Aber Carmen fühlte sich kraftvoll und sicher und strahlte eine schöne Ruhe aus. Das wirkt immer auf die Kinder zurück.
Zwei Jahre später fragte ich wieder nach Bella. Ja, sie war viel aufgeschlossener als ihre Schwester im gleichen Alter, sie war mutig und traute sich eine Menge zu. Motorisch und sprachlich war sie ihren Alterskameraden weit voraus. Trotzdem kuschelte Bella sehr gern und liebte es, gestreichelt zu werden. Sie ging gern ins Bett, konnte sogar schon allein weiterschlafen, wenn ihre Mutter nach dem Stillen wieder aufstehen wollte. Das zeugt von viel innerer Ruhe und Sicherheit und gab Carmen mehr Freiraum. Die große Schwester konnte das erst im Alter von drei Jahren. Bella hat nur sehr selten Wutausbrüche, und diese lassen sich leicht besänftigen.

Und mich packte es, für die nächsten Bindungsanalysen wissen zu wollen. Wie wirkt es auf die Kinder? Sind sie anders? Denn auch andere Mütter berichteten, dass das zweite Kind (mit Bindungsanalyse) so viel einfacher sei als das erste, mit dem es meist schwierig war. Nun sind ja Kinder in der Regel verschieden, aber aus meiner beruflichen Erfahrung können auch zweite Kinder total anstrengend sein und das erste ganz pflegeleicht. Die Kinder nach Bindungsanalyse waren aber bisher ALLE ganz besonders entspannt.
So erinnere ich mich an Lisa und ihre Eltern Ella und Robert. Lisa wurde zu früh Anfang der 33. Woche mit Kaiserschnitt entbunden. Ja, auch unter Bindungsanalyse gibt es Frühgeburten und Kaiserschnitte, aber Lisa hatte trotz Blasensprung in der 29. Woche noch reichlich zwei Wochen im Bauch ausgehalten, obwohl die Ärzte damals gesagt hatten: „Übermorgen spätestens wird sie geholt."
Nicht mit mir, dachte sich ihre Mutter Ella und verlangte Antibiose (das ist bei offener Fruchtblase nötig, um eine Infektion zu verhindern). Ein mutiger Arzt überzeugte die anderen, und Lisas Mutter

benutzte die in der Bindungsanalyse erlernten Fähigkeiten, sich selbst zu entspannen und mit Lisa zu reden. Sie bat sie, ganz in Ruhe noch so lange wie möglich in der Gebärmutter zu bleiben.
Ella hatte schon in der 18. Woche mit der Bindungsanalyse begonnen. Ich will sie selbst zu Wort kommen lassen:
„Wir sind als Bindungsanalyse-Teilnehmer sicher nicht das typische „positive“ Beispiel für eine reibungslose Schwangerschaft und Geburt. Beides ist nicht so gelaufen, wie ich es mir gewünscht und erhofft habe, aber ich bin sehr froh, dass ich die Bindungsanalyse gemacht habe und in meiner großen Verzweiflung darauf zurückgreifen konnte.
Aber ich will von Anfang an berichten: Ich bin 26 Jahre alt und lebe mit meinem Partner seit sechs Jahren zusammen. Wir haben zwei Wunschkinder: Kuno ist heute vier Jahre und Lisa fast zwei Jahre alt.
Die Bindungsanalyse haben wir eher durch Zufall gefunden. Im Wartezimmer der Stillberaterin, die auch Bindungsanalytikerin ist, fanden wir den Flyer. Das weckte sofort unser Interesse, obwohl wir uns nichts darunter vorstellen konnten. Für uns klang das Ganze sehr spannend, da ich in der ersten Schwangerschaft mit meinem Sohn sehr unsicher war.
Die erste Schwangerschaft kam für uns sehr überraschend. Aufgrund verschiedener Diagnosen und Voroperationen war aus medizinischer Sicht eine Schwangerschaft eigentlich ausgeschlossen gewesen. Umso größer war unsere Freude! Aber wegen der Ängste der Ärzte, dass meine Gebärmutter das Kind nicht richtig versorgen kann und die Schwangerschaft nicht bis zum Ende halten würde, waren wir damals sehr verunsichert und ängstlich. Es ging aber alles gut: Kuno wurde in der 37. Woche mit von selbst eintretenden Wehen ohne Komplikationen per geplantem Kaiserschnitt auf die Welt geholt.
Nach dieser Erfahrung erwachte in mir der Wunsch, ein zweites Kind auf normalem Weg zu entbinden. Ich wollte wirklich unbedingt eine natürliche Geburt. So entschieden mein Partner und ich, uns ganz mutig auf das Abenteuer Bindungsanalyse einzulassen, um die neue Schwangerschaft auf besondere Art zu erleben und alles zu versuchen, um eine schöne Geburt zu haben. Und es war spannend zu erfahren, dass auch schon vor der Geburt ein Dialog mit dem Kind möglich sein soll!
Die meisten Termine haben wir gemeinsam erlebt. Es war eigentlich nicht geplant, bei so vielen Terminen gemeinsam zu erscheinen, es hat sich dann einfach so ergeben. Mein Partner hat es als sehr entspannend und als eine besonders enge Zeit mit Lisa erlebt und ist sehr gerne mitgekommen. Die Bindungsanalyse hat mir Vertrauen in mich und meinen Körper geschenkt, denn das musste ich erst lernen. Außerdem erfüllte mich Dankbarkeit meiner Gebärmutter gegenüber, dass sie auch das zweite Kind mit allem versorgt, was es zum Leben braucht.
Es hat schon eine Weile gedauert bis ich das Gefühl hatte, wirklich Kontakt zu Lisa aufzunehmen. Es war unglaublich faszinierend wahrzunehmen, dass in mir ein eigenständiges Wesen bereits existiert und dass bereits ein ICH und DU für mich und Lisa fühlbar waren. Ich mochte die respektvolle Herangehensweise

und das Fragen, ob man in die Gebärmutter kommen darf. Ich hatte immer ein großes Gefühl der Wertschätzung. Das tat mir auch noch lange nach jeder Sitzung gut.
Wegen meiner Vorgeschichte besprachen wir in zwei Sitzungen, wie eine Wunschgeburt aussehen könnte. Eigentlich war es mein Wunsch, auf natürliche Art zu entbinden, jedoch sprachen alle medizinischen Gegebenheiten dagegen. So stimmten wir schweren Herzens einem zweiten Kaiserschnitt zu. Nachdem wir das Thema in einer Bindungsanalyse-Sitzung nicht nur besprochen, sondern auch im Körper gefühlt und betrauert hatten, konnte ich mit der Entscheidung ein wenig meinen Frieden finden.
Und dann kam alles ganz anders als gedacht. Nachdem wir an einem Mittwoch aus einer sehr wohltuend verlaufenen Bindungsanalyse-Stunde kamen, überrumpelte mich einen Tag später plötzlich die Erkenntnis, dass ich Fruchtwasser verlor. Ich war zu diesem Zeitpunkt Ende der 29. Schwangerschaftswoche! Großes Entsetzen! Ich wusste innerhalb von Sekunden, dass das überhaupt nicht sein darf, aber Lisa signalisierte mir, dass es ihr gut ging. Deswegen blieb ich ruhig und nahm mir ein Taxi zum Krankenhaus.
Dort sagte mir die Ärztin: „Das Fruchtwasser spritzt mir ja richtig entgegen!", und ich erschrak furchtbar. Sie sagte auch, dass das Kind sehr wahrscheinlich in den nächsten 48 Stunden geboren werden wird. In der 30. Woche! Ich bekam die Lungenreifungsspritze und wurde ohne weitere Erklärungen auf die Station gefahren. Ich durfte ab diesem Moment nur noch liegen. Ich war mit der Situation, in den nächsten Stunden zu entbinden, vollkommen überfordert und weinte. Es passte für mich nicht zusammen, es fühlte sich so falsch an!
Die Krankenhausabläufe und Gespräche mit dem Kinderarzt, dass wir bald ein Kind auf der Intensivstation haben werden, überforderten mich und machten mich hilflos. Ich funktionierte und hatte gleichzeitig Angst. In diesen ersten Tagen nach dem Schock lief alles an mir vorbei. Ich versuchte immer wieder, mit Lisa in Kontakt zu kommen, schaffte es aber nicht. Mir war nach Weinen, Schreien und Wut raus lassen, aber überhaupt nicht nach Entbindung zumute.
Aber brav und ziemlich still lag ich im Bett. Ich durfte nicht aufstehen und hatte eine Untersuchung nach der anderen. Viele Antibiotika und Schmerzmittel musste ich schlucken und hatte auch deswegen Angst, es könne dem Baby schaden. Für meinen Verstand fühlte es sich überhaupt nicht gut an. Aber mein Körpergefühl sagte die ganze Zeit etwas Anderes. Ich stellte mein Gefühle, meinen Körper und das, was ich während der Bindungsanalyse empfunden hatte, komplett in Frage. Ich war vollkommen verunsichert.
Dann fiel mir wieder ein, dass wir zu Anfang der Bindungsanalyse vereinbart hatten, dass es auch telefonische Stunden geben kann. Ich rief Elisabeth an. Auch sie war erschrocken, fasste sich aber bald und half mir, wieder in mein gutes und ruhiges Körpergefühl zu kommen. Das ging sogar übers Telefon, und wir hatten in dieser Zeit viele Gespräche. Ich konnte sie jederzeit anrufen. Sie bestärkte mich darin, dass alles was ich fühlte, richtig sei, und ermutigte mich, meine Gefühle raus zu lassen, zu weinen und

nichts zu unterdrücken.
Als ich mir endlich das laute Weinen erlaubte, fühlte ich sofort die Erleichterung. Meiner Zimmernachbarin ging es ähnlich, sie hatte am Tag zuvor ein winziges Baby geboren. Es lag auf der Intensivstation, sie hatte große Angst und jetzt traute sie sich auch zu weinen. Wir weinten beide. Gleich kam eine Schwester und wollte uns Beruhigungstabletten anbieten, aber das lehnten wir ab. Ich fühlte mich viel besser als die drei Tage davor. Und oh Wunder: Danach konnte ich wieder Kontakt zu Lisa aufnehmen! Ich sprach mit ihr und ermutigte sie, noch zwei Wochen durchzuhalten. Länger war es wegen des Infektionsrisikos nicht möglich.
Ich sagte ihr, dass ich traurig bin und erklärte ihr, dass es anders geschehen wird, als wir uns das gewünscht hatten. Elisabeth schickte mir per email die Abschlusstexte der Bindungsanalyse mit dem letzten Teil, der auch auf den Kaiserschnitt vorbereitet. Ich erklärte Lisa, dass ihre Zeit in meinem Bauch zu Ende geht, obwohl ich es mir anders gewünscht hätte, und sie mit Messerschnitten geholt wird, fremde Hände sie herausziehen und alles ganz hell sein wird. Sie dann auch gleich von mir getrennt sein wird, dass aber dann der Papa und die Kinderärzte auf sie warten.
Als ich ihr das so erklärte, wurde ich wieder ganz traurig und weinte sehr. Es war so ganz anders, als ich mir das vorgestellt und gewünscht hatte. Und Freude und Stolz mischten sich später auch in meine Trauer, denn wir hatten – den Unkenrufen der Ärztin zum Trotz – statt nur zwei Tage bald schon zwei Wochen ausgehalten! Und wir hatten uns beide, mein Kind und ich, auch mit Hilfe der Bindungsanalyse-Arbeit in dieser Zeit gut vorbereitet auf das, was kommen würde.
Ich versuchte, so viel wie möglich von dem zu tun, was ich für richtig hielt. In der Bindungsanalyse soll man dem Baby erklären, wie die Welt aussehen wird, in die es kommt. Also habe ich durchgesetzt, dass ich mit meinem Bett – aufstehen durfte ich ja nicht – auf die Baby-Intensivstation gefahren wurde. Ich sah mir alles an – die Inkubatoren mit den verkabelten winzigen Kindern, zeigte ihr es innerlich und sagte ihr, dass ich das alles so nicht gewollt hatte und nach der Geburt so schnell wie möglich wieder mit ihr zusammen sein werde. Am Tag des Kaiserschnitts war ich überraschenderweise sehr entspannt und vorbereitet auf das, was kam. Ich atmete in den Bauch und war bei Lisa. War nur sehr traurig bei dem Gedanken, nicht bei ihr sein zu können, wenn sie geboren sein würde
Der Kaiserschnitt verlief problemlos. Im Anschluss wurde ich noch unerwartet zwei Stunden lang weiter operiert und durfte dann erst ins OP-Vorzimmer, wo Lisa wartete. Sie durfte auf meine Brust, aber vor lauter Schläuchen und Atemmaske sah und spürte ich kaum etwas von ihr. Nach zwei Minuten wurde sie mir weggenommen und auf die Intensivstation gefahren, auf Grund von Schichtwechsel. Ich habe mich leer und getrennt von ihr gefühlt und sehr, sehr verletzt. Ich hatte keine Glücksgefühle und konnte mit jeglichen Gratulationen zur Geburt nichts anfangen. Ich fühlte mich einsam und betrogen um mein Kind.
Voller Erwartung ließ ich mich drei Stunden später hoch auf die Kinderstation fahren. Ich durfte sie

leider nicht aus dem Brutkasten nehmen, wegen angeblicher instabiler Atmung. Das stellte sich später als gelogen heraus, die Station war lediglich personell unterbesetzt. Ich durfte die Hand zu ihr in den Inkubator legen. Nach wenigen Tagen wechselte Lisa in die normale Frühchen-Station und blieb insgesamt nur drei Wochen im Krankenhaus.
Die Schwestern begrüßten mich morgens mit, „Ihre Tochter ist hier nachts immer die lauteste und alles, was sie will, ist Körperkontakt." Auf der einen Seite freute ich mich, dass sie Nähe suchte und sich durchsetzen wollte, auf der anderen Seite brach es mir das Herz, zu hören, das meine Tochter nachts schrie und ich so weit weg von ihr war. Mein Mann und ich versuchten, so viel es ging zu känguruhen und auch noch zuhause meinem Sohn gerecht zu werden. In den Krankenhauswochen fühlte ich mich so weit weg von ihr und hatte nicht die emotionale Beziehung, auf die ich gehofft hatte.
Die Ärzte sagten mir nach der Geburt, dass die Fruchtblase höchstwahrscheinlich aufgrund von vorangegangenen Operations- Narben gerissen sei. Das war sehr entlastend für mich zu wissen, dass bis zu diesem Moment mein Gefühl stimmte, Lisa ginge es gut und meine Schwangerschaft war bis zum Einreißen der Fruchtblase intakt.
Als sie entlassen wurde, hatten wir alle zusammen noch einmal eine Bindungsanalysestunde, in der uns Elisabeth half, nachzufühlen, was passiert war. Ich konnte die große Enttäuschung ausweinen. Das haben wir noch öfter gemacht. Ich habe meine Trauer darüber, die letzten Wochen der Schwangerschaft verloren zu haben, keine Wunschgeburt und auch kein richtiges Wochenbett gehabt zu haben, zugelassen. Ich hätte Lisa und uns allen das gerne erspart. Mittlerweile aber bin ich froh, dass es ihr so gut geht, und sie sich so wunderbar entwickelt.
Und wir sind sehr froh, dass wir uns auf die Bindungsanalyse eingelassen haben. Ohne diese hätten wir die Zeit nicht so gut überstanden, und wir hätten heute wohl kaum eine so innige Beziehung miteinander. Ich bin überzeugt davon, dass mich Lisa während der Babystunden genau verstanden hat und wusste, was auf sie zukommt. Auch wird es ihr geholfen haben, die Zeit ohne mich so gut zu überstehen. Und so kraftvoll dagegen zu protestieren!"
Ich war sehr beeindruckt von der großen Kraft, die Ella und Robert entwickelt hatten, um diese schwere Zeit so großartig zu meistern. Und ich glaube ihr, dass auch die Bindungsanalyse ein Stück dazu beigetragen hat.
Und was ist aus Lisa geworden? Ein wunderbares Kind, kraftvoll und mutig, keinerlei Entwicklungsstörungen oder Anzeichen, dass sie ein Frühchen war. Sie schaut mich bei ihrem letzten Besuch – sie ist jetzt fast zwei Jahre alt – zunächst ernst und dann vergnügt und ganz frei an und spielt dann in Ruhe mit den Sachen, die es hier gibt. Ihre Augen leuchten, sie ist wunderbar geerdet, sie ist energisch und zeigt klar, was sie will und was nicht, und sie gibt ihrer Familie viel Kraft.
Noch immer ist es nämlich nicht leicht: Die Geschichten, die die Eltern in der Anamnese-Zeit über ihre Herkunftsfamilien erzählt haben, sind schwer und beeinträchtigen ab und zu noch immer die

Lebensqualität der jungen Familie. Ja, Ella und Robert sind schon weit auf dem Weg der Ablösung, aber auch hier passiert, was bei Carmen passiert ist: Die Abwertung durch die Großeltern und das Wissen darum, dass es ihnen nicht wirklich gut geht, tun weh und rauben den jungen Familien Kraft.
Lisa aber hat trotz des „verrückten" Starts alle Voraussetzungen für ein emotional reiches, von Lasten anderer Menschen unbeschwertes Leben. Es spricht alles dafür, dass sie schon wirklich gut differenzieren kann. Und das ist ja eines der Anliegen der Bindungsanalyse.

Gibt es noch mehr Kinder, die nach der Bindungsanalyse (vielleicht) anders sind?
Ich denke an Valentin.
Seine Mutter Petra kam in der 22. Schwangerschaftswoche auf Anraten der Hebamme zu mir, meine Kenntnisse als Still- und Laktationsberaterin suchend. Denn sie litt schon jetzt, wie auch beim ersten Kind, unter so großem Stress, dass ihr Körper nicht mehr richtig funktionierte. Das Raynaudsche Syndrom – ein Verkrampfen der kleinen Blutgefäße – ist schmerzhaft und kann das Stillen immens stören.
Ich war ziemlich sicher, dass Petra von der Bindungsanalyse profitieren könnte, erzählte ihr davon, und sie war bereit, sich darauf einzulassen. Die erste Stunde wird mir immer im Gedächtnis bleiben: Noch kaum jemals hat es jemand geschafft, so lange so unbequem in meiner weichen Kissenburg zu sitzen. Alle meine freundlichen Hinweise, es sich doch gemütlich zu machen, ignoriert sie ebenso freundlich, und ich staune, dass sie fast 40 Minuten lang so steif dasitzen kann. Zu meiner großen Freude versucht sie es dann doch noch, sich ganz vorsichtig in einem weichen Sitzsack niederzulassen. Und das war auch das letzte Mal mit Ungemütlichkeit! Petra genießt es bald – auch zu Hause! – dass sie es sich nach Herzenslust bequem machen darf. Wenn das ein altes Muster war, löste es sich fast von selbst auf.
Petras Wunsch für die Bindungsanalyse war, neben dem Verlieren des Raynaudschen Syndroms (was tatsächlich durch die Entspannungsübungen, die sie lernte, schnell wegging), sich mehr Zeit für dieses Kind zu nehmen und sich auf das Abenteuer einzulassen, mit ihm schon richtig zu kommunizieren. Dass das möglich ist, hatte sie bereits beim ersten Kind erlebt: Sie bat es, mit der Geburt bis nach dem großen Familienfest zu warten, an dem Petra unbedingt teilnehmen wollte. Prompt kam Charlotte einen Tag nach dem Fest zur Welt.
Aber mit Charlotte – sie war fast vier Jahre alt – hatte sie ab und zu große Probleme. Diese konnte wirklich schlimme Wut bekommen, wurde sehr laut und schlug um sich, haute sogar ihre Eltern, und Petra selbst bekam große Angst, weil auch sie dann innerlich so zornig wurde.
Ich hatte bei Jesper Juul gelernt, wie man mit solchen Schwierigkeiten umgehen kann, und so war klar, dass das auch Thema in den Bindungsanalyse-Stunden sein würde. In der Anamnese wurde

deutlich, woher das kam, und löste sich völlig auf. Zum Ersten half es der Mutter jedoch sehr, dass ich erklärte, dass das Um-Sich-Schlagen einer Dreijährigen nicht wirklich „Gewalt" bedeuten muss. Sondern es kann dafür stehen, dass sie kraftvoll und mutig bereit war, ihre Integrität auf diese kindliche Art zu verteidigen.

Demnächst würde Charlotte lernen, das mit Worten anstatt mit Fäusten zu tun. Diese einfache Erklärung nahm der Mutter eine Menge Angst und half ihr beim Entspannen. Überraschend für sie war dann, zu Hause zu erleben, dass sich auch die Wut-Ausbrüche der Tochter drastisch reduzierten und Petra von der Kleinen eigentlich gar nicht mehr geschlagen wurde.

In der Anamnese wurde sehr gründlich auch nach den Vorfahren der Eltern gefragt. Petra hatte eine Großmutter mütterlicherseits, die eine schreckliche Kindheit mit vielen Schlägen gehabt hatte. Sie hatte aber ihre Kinder (auch die Mutter von Petra) nie geschlagen. Wer aber als Kind geschlagen wurde, trägt diese Möglichkeit der „Konfliktlösung" immer in sich, hat immer wieder Impulse zu schlagen. Dies dann im Konfliktfall nicht zu tun, ist schwer und zeugt von großer innerer Kraft!

Petras Großmutter hatte diese Kraft und wir würdigten das. Petras Mutter aber hatte wahrscheinlich die inneren Kämpfe der Großmutter unbewusst wahrgenommen und Angst vor Gewaltausbrüchen entwickelt, obwohl sie von der Mutter nie Schläge bekam. Auch Petra hatte wohl diese Angst unbewusst übernommen. Denn sonst hätte sie sich nur über die Versuche der kleinen Tochter, Konflikte mit den Fäusten zu regeln, angstfrei gewundert.

Später lernte ich auch Charlotte direkt kennen, denn sie kam für zwei Stunden mit. Was die Mutter nie gedacht hätte (ich habe es aber schon oft erlebt), lag Charlotte beide Male die ganze Stunde entspannt kuschelnd neben ihrer Mutter. Sie hörte zu und nahm alles auf. Mein Eindruck war deutlich, dass sie genau wusste, worum es ging.

Petra kam in den Babystunden sehr leicht und tief zu ihrem Kind. Die erste Stunde war auch gleich eine der schönsten, und wir hatten beide zum Schluss Freudentränen in den Augen. Sie berichtete von einem sonnig-gelbem Luftballon in ihrem Bauch, der Beulen bekam und sich in eine weiche, sanfte Bohne verwandelte. Petra war erst hibbelig und neugierig und wurde dann immer ruhiger. Sie streichelte die „Bohne" und legte sich ruhig daneben; das Baby im Bauch wurde auch ganz ruhig.

Ich als stille Beobachterin fühlte einen tiefen Frieden und warme Freude in mir. Die zwanzig Minuten schienen uns beiden oft viel zu kurz! Mutter und Kind kommunizierten, je länger die Bindungsanalyse dauerte, immer klarer. So berichtete sie einmal, dass sie gern authentischer sein wollte und dem Kind gesagt hat: „Erschrick nicht, wenn ich mal laut werde!" Oder: „Mache dich bemerkbar!" und es sich sofort bewegte. Es sei interessiert und achte auf ihre Botschaften. Im Ganzen herrschte immer wieder das Gefühl vor, dass alles so in Ordnung war.

Einmal hatte Petra den Gedanken, beim Baby „zu Besuch" zu sein. Sie wollte Fragen stellen, aber die Antwort des Kindes: „Nerve jetzt nicht, es ist alles richtig so" erlaubte ihr, einfach nur die angenehme

Ruhe zu genießen. Für mich als stille Beobachterin war immer etwas Heiles, vielleicht sogar Heiliges, im Raum: Das ist ein wunderbares Gefühl, das ich auch bei allen anderen Müttern immer wieder erlebe.

Schon bald berichtete Petra, dass sie jetzt vorhatte, zu Hause zu entbinden – also eine Hausgeburt zu machen. Sie hatte bereits eine Hebamme dafür gefunden. Ihr Mann stand dazu, nur die Schwiegereltern sollten noch nichts davon wissen, denn die seien zu ängstlich. Ich dachte: Oha! Mutig! Und so spät noch eine Hebamme gefunden! Glück muss man haben. Und sie wirkt unendlich gelassen und ist sich ganz sicher.

Interessant waren dann auch die Stunden, in denen es um das Verabschieden von der Schwangerschaft und um die Geburt ging. Aus der Anamnese war bekannt, dass Petra bei ihrer Geburt die Nabelschnur um den Hals hatte. Besonders der Satz von der Nabelschnur (wir baten das Kind, den Hals nach der Nabelschnur abzutasten und sie dann von dort abzustreifen) hatte wohl deshalb so starke Wirkung. Sie fühlte ein schmerzhaftes Klammern, als hätte sie einen eisernen Strick um den Hals. War es ihr Gefühl – war es vom Kind?

Wahrscheinlich gehörte es zu ihrer Geburt, und ich bat sie, das dem Kind zu sagen. Sie spürte nach innen, sagte es, und das Kind hörte interessiert und gar nicht aufgeregt zu. Ok, dann war es also ihre Erinnerung an ihre eigene Geburt. Ihr Nacken war anschließend so steif, dass ich ihr eine Schmetterlingsmassage anbot, die sie dankbar annahm.

Auch die anderen Ansagen an das Kind kamen an. Als sie dem Bauch-Baby später wieder von der Geburt erzählte und was es da machen sollte, machte es viele große Bewegungen, auch Anstrengung war in seinem Gesichtchen zu sehen. Dann ein großer „Rungs“ nach unten, und Petra beeilte sich, nach innen mitzuteilen, dass die Geburt aber nicht hier und jetzt stattfinden sollte! Das Kind nahm es wahr und beruhigte sich.

Für mich war auch Petras Schlussfolgerung bemerkenswert: *„Ich muss mir zu Hause mehr Ruhe schaffen. Denn dieses Kind ist die ganze Zeit mit seiner Aufmerksamkeit bei mir!“*

Ja, nicht nur mehr Ruhe jetzt, sondern auch diese Ruhe für die Zeit des Wochenbettes einzuplanen war eine gute Idee, die ich sehr unterstützte. Petra lernte unglaublich schnell und vor allem ganz aus sich selbst heraus. Sie konnte all ihr intuitives Wissen nutzen.

Die Geburt geschah, sechs Tage nach dem errechneten Termin, auf erwartete Weise und zu Hause in der vertrauten Umgebung. Hebamme und Partner unterstützten sie liebevoll.

Die Geburt dauerte 4,5 Stunden, es waren keine besonderen Interventionen nötig, die Nabelschnur nicht um den Hals, wohl aber um den Bauch. Hatte das Baby sie herabgestreift? Die Mutter hatte auch keinerlei Geburtsverletzungen. Sie sagte selbst:

„Besser und schöner konnte es nicht ablaufen. Wir haben dem Baby immer gesagt, was wir machen, damit es nie erschrickt. Ich hatte viel weniger Schmerzen als beim ersten Kind, aber habe mich getraut,

richtig laut zu sein. Gesummt, gebrüllt, mich nicht zusammengenommen. Es gab eine kurze Zeit Probleme, und ich wusste, es kommt nicht um die Kurve. Und ich wusste auch, dass das MEIN Bild vom Schmerz ist. Deshalb konnte ich loslassen und mein Baby konnte wenige Minuten danach leicht geboren werden!

Ich war die ganze Zeit klar da, bin nicht überrollt gewesen wie bei meiner ersten Geburt. Das Kind schaute mir kurz in die Augen und krabbelte dann zur Brust, um in Ruhe zu trinken. Als hätte es nie etwas anderes gemacht. Ich war dabei vollkommen ohne Schmerz! Und beim ersten Kind hatte es so weh getan!

Mein Mann und die Hebamme haben wirklich gut zusammengearbeitet. Und bei einer Hausgeburt ist das „danach" so schön: Frühstück im Bett, kuscheln mit Mann, Baby und großem Kind, Ruhe und schlafen, wann man will."

Und wie war das Kind? Ich sah Valentin nach acht Wochen im Babymassagekurs: Valentin war ein sehr entspanntes Kind, in jeder Beziehung gut entwickelt, schlief gut, lächelte gern, meckerte nur, wenn ihm etwas nicht gefiel und wurde schmerzfrei voll gestillt. Die Eltern fühlten sich wohl, und die große Schwester zeigte keine Anzeichen von Eifersucht. Das ist aus meiner Erfahrung immer der Fall, wenn es der Familie gut geht. Hatten die 17 Stunden Bindungsanalyse dabei mitgeholfen?

Ein reichliches Jahr später fragte ich nach. Bereitwillig schrieb Petra:

Was ist zwei Jahre später von der Babyanalyse geblieben?

Die Erinnerung an eine Oase. Dazu hat sicher auch das idyllische Umfeld der Stillpraxis beigetragen. Wesentlich ist für mein Oasengefühl aber die „Liegeecke" mit den vielen Kissen. Zu Beginn hat mich das ja eher irritiert, eine Gymnastikmatte wäre mir lieber gewesen. Aber fast mehr als alle Worte haben die raschelnden, rieselnden Kissenberge vermittelt, dass es in den Sitzungen nicht entscheidend war, Spannung zu halten, sondern loszulassen. Und dass das Loslassen gestützt und beschützt wird. Während der Termine war mir das allerdings nicht so bewusst. Damals war für die Entspannung das laute Ausatmen/Seufzen wichtig. Das wirkt und funktioniert auch heute noch.

Wie ist die Beziehung zum Kind heute?

Einfach. Schön. Wenig anstrengend. Das mag auch daran liegen, dass es das zweite Kind ist. Und vielleicht ändert sich das auch noch. Allerdings gibt es Konstanten im Temperament, die weniger auffällig wären, wenn wir uns nicht schon so früh darüber „ausgetauscht" hätten.

War das, was ich in der Babyanalyse wahrgenommen habe, überhaupt das Kind?

Aber ja! Meine schönste Erinnerung an die Babyanalyse ist der Moment, als ich das erste Mal gespürt habe, dass ganz eindeutig das kleine Wesen in mir auf meinen „Besuch" mit einem Ausbruch von Freude reagiert. Es war dermaßen überwältigend, in mir eine „fremde" Gefühlsregung wahrzunehmen. Diese Freude bricht aus dem Kleinen immer wieder hervor, wenn er etwas Tolles erlebt. Lustige Situationen

führen schon seit den ersten Lebenswochen zu großem Vergnügen, inzwischen zu Lachsalven.
Im Bauch habe ich ihn auch als „bestimmt" wahrgenommen, er hat sich beispielsweise von mir abgewandt, wenn ihm nicht nach Aufmerksamkeit war. Diese Art von Unabhängigkeit oder Gradlinigkeit ist immer noch typisch für ihn.
Mein großes Kind gerät dagegen ständig in Zwickmühlen. Wenn irgendetwas zu viel wird, kann es sich nur schwer selbständig befreien. Es benötigt Unterstützung, um das schlechte Befinden einzuordnen und einen Ausweg zu finden.
Wie war die Geburt?
Schön und bestärkend. Mein Selbstbewusstsein wurde gefestigt, das Vertrauen in das Kind auch. Ich habe seine Aktivitäten unter der Geburt sehr genau wahrnehmen können. Und es hat auf mich reagiert. Kurzzeitig hatte ich an einem bestimmten Punkt stechende Schmerzen und habe eine Weile gebraucht, um mit der Hebamme die passende Unterstützung zu finden. So lange hat der Kleine abgewartet. Erst als das gelöst war, hat er sich kraftvoll abgestoßen und kam wenig später auf die Welt.
Abgesehen von dieser Hürde, war die Geburt wunderbarerweise gerade nicht schmerzvoll, sondern eine anstrengende, aber zu bewältigende Arbeit.

Und was ist aus Friedrich geworden, dem vierten Kind von Anna?
Anna kannte ich schon länger und erlebte manchmal mit Bedauern, wie sehr streng sie mit ihren beiden großen Kindern umging. Eine Art Strenge, die ich auch von meiner eigenen Mutter kannte, die ich selbst mit meinen älteren Kindern hatte, und die nicht immer wirklich ahnen lässt, welch große Liebe dahinter steckt. Anna war auch sehr streng mit sich selbst und hatte ausgesprochen hohe Erwartungen an sich. Sie wollte alles perfekt machen, Fehler waren nicht erlaubt. Auch Anna erzählt ihre Geschichte selbst:
Ich bin 36 Jahre alt, habe einen Hochschulabschluss, spreche fließend fünf Sprachen und bin seit 12 Jahren Leiterin in einem internationalen Unternehmen. Ich bin glücklich verheiratet und habe heute drei Kinder.
Meinen Bericht möchte ich mit einer kurzen Beschreibung der vorausgegangenen Schwangerschaften beginnen. Sie erklären vielleicht, warum die Bindungsanalyse für mich so wertvoll gewesen ist. Von der Bindungsanalyse habe ich erst während meiner vierten Schwangerschaft erfahren und deshalb habe ich diese fantastische Erfahrung nur mit meinem letzten Baby teilen können.
Ich bin gebürtige Lettin, lebe seit zehn Jahren in Deutschland und habe meine erste Schwangerschaft in Riga erlebt. Das war damals für mich eine sehr harmonische und glückliche Zeit. Mein kleiner Junge und ich, wir waren während der ganzen neun Monate gesund. Im Yoga-Kurs für Schwangere versuchte ich, mit dem Baby in meinem Bauch zu sprechen. Acht Wochen vor dem Geburtstermin kam ich nach Deutschland und zwei Wochen später wurde mein Sohn Max geboren, völlig unerwartet sechs Wochen

zu früh. Die Geburt verlief zwar ohne Komplikationen und dem Baby ging es gut, trotzdem entschieden die Ärzte, es auf eine Frühgeborenenstation ins Wärmebettchen zu bringen, was bedeutete, dass wir die erste Zeit getrennt waren.
Ich fragte mich lange, ob es an mir gelegen hatte, dass mein Baby zu früh auf die Welt gekommen war. Hatte ich ihm mit dem Umzug nach Deutschland zu viel zugemutet? Ich hatte diffuse Schuldgefühle und konnte mir nicht vorstellen, schnell wieder schwanger zu werden, was aber 15 Monate nach der Geburt von Max ungeplant passierte.
Ich war sicher, ein Mädchen zu erwarten. War ich darüber glücklich? Ich war gefühlsmäßig sehr gespalten, denn meine Beziehung zu meiner Mutter war früher recht angespannt gewesen. Ich glaube, ich habe meiner Mutter übelgenommen, dass sie mich für viele Jahre zu meiner Großmutter gegeben hatte, um meinen Vater ins Ausland zu begleiten. Ich komme mit meinem Vater und mit Männern insgesamt besser zurecht, als mit Frauen und wollte eigentlich nur Söhne haben.
Ich hatte das unangenehme Gefühl, dass sich dieses zweite Baby einfach so in mein Leben geschlichen hatte. Freude und Glücksgefühle kamen erst später, kurz vor der Geburt. Die ganze Schwangerschaft war auch deshalb angespannt, weil ich Angst hatte, dass dieses Baby auch zu früh kommen könnte. Ich litt unter starker Schwangerschaftsübelkeit, wie in jeder Schwangerschaft, und hatte Sorgen, das Mädchen könnte nicht gesund sein. Zum Glück trat nichts davon ein, meine Tochter kam leicht und gesund zur Welt, und meine Freude an ihr wuchs langsam.
Nun komme ich aber zum tragischsten Abschnitt meines Lebens, meiner dritten Schwangerschaft. Vorweg möchte ich erwähnen, dass ich generell kaum Unterstützung bekommen habe. Meine Eltern leben im Ausland, die meines Mannes sind verstorben. Wir sind oft umgezogen, mein Mann arbeitet viel und ist oft unterwegs, was bedeutet, dass ich in meiner Familie die meiste Verantwortung ganz allein trage.
Vielen Frauen heutzutage geht es ähnlich. Sie sind berufstätig, ganz- oder halbtags, kümmern sich zusätzlich und meist überwiegend um Haushalt und Kinder, weil die Partner beruflich ebenfalls sehr eingebunden sind. Oft bleiben die Frauen selber dabei auf der Strecke mit ihren Bedürfnissen, vor allem denen der Erholung und Entspannung. Sie machen selten Pausen, gönnen sich keine Auszeiten und ignorieren die Anzeichen eines Burnouts. Genauso erging es mir.
Ich wurde sieben Jahre später zum dritten Mal schwanger, verlor aber mein Baby in der sechzehnten Schwangerschaftswoche. Ich war unendlich traurig darüber. Ich hatte mich während dieser Schwangerschaft sehr müde gefühlt, war schwer krank, wollte das Antibiotikum nicht nehmen und musste es dann doch – es war eine furchtbare Zeit. In der sechzehnten Schwangerschaftswoche stellte dann der Frauenarzt fest, dass das Herz meines Babys aufgehört hatte zu schlagen.
Die „Stille Geburt" im Krankenhaus erlebte ich als Alptraum. Danach kam die einsame, leere Zeit zu Hause, mein Baby, es war ein Junge, fehlte mir so sehr, dass ich eine regelrechte Depression bekam.

Obwohl ich es eher gewünscht hatte, wurde ich erst anderthalb Jahre nach der Fehlgeburt wieder schwanger. Nein, dieses Baby sollte kein Ersatz für das verlorene sein – es war ein wirkliches und lang ersehntes Wunschkind. Inzwischen hatte ich eine Menge über mich dazu gelernt. Ich habe Kontakte zu psychotherapeutisch geschulten Menschen und kenne auch Elisabeth schon länger - und wollte dieses Mal mehr auf mein Baby und mich achtgeben.

Elisabeth erzählte mir von der Bindungsanalyse, die sie gerade gelernt hatte, und empfahl mir, zu ihrer Kollegin in Dresden zu gehen. Diese hatte aber gerade selbst ein Baby bekommen und nahm niemanden an. Ich konnte aber Elisabeth überreden, mit mir Bindungsanalyse zu machen, obwohl wir uns aus anderen Kontexten schon kannten.

Die erste Sitzung fand in der vierzehnten Schwangerschaftswoche statt. In der Anamnese wurden viele Fragen zu meiner Kindheit, zu den bisherigen Schwangerschaften, zu meiner Beziehung zu meinen Eltern und zu meiner jetzigen Lebenssituation gestellt. Vieles wurde mir klar. Habe ich meine Tochter möglicherweise deshalb so ablehnend behandelt, weil meine Mutter mich für Jahre nicht bei sich haben wollte? Die Reflexion über meine schwere Kindheit hat meine Gefühle für meine beiden Kinder sehr positiv verändert. Ich gehe jetzt viel entspannter und gelassener mit ihnen um.

Die Sitzungen verliefen in ihrer Form recht ähnlich. Elisabeth bot mir in ihrer Praxis einen geschützten Raum. In ihren schönen gemütlichen Kissen und Decken fand ich allmählich Ruhe und Entspannung. Wir begannen die Sitzungen meist mit einer Körperreise, bei der ich oft feststellte, dass meine Füße und Hände kalt waren. Hatte ich zu Anfang der Stunden noch so viel Stress? Elisabeth half mir mit ihrer Ruhe, Arme und Beine loszulassen und wärmte mich oft mit ihren Händen. Sie nannte es Cranio-Berührung. Und sie ließ mich erst dann nach innen gehen, wenn sich mein Körper richtig wohl fühlte.

In den ersten Wochen der Schwangerschaft hatte ich große Angst, das neue Baby in mir wieder zu verlieren. Dieses Thema haben wir sehr oft besprochen. Ich erinnere mich daran, dass Elisabeth mich beim Auftauchen meiner Ängste mit viel Zeit und ganz in Ruhe bat, einfach nur meinen Körper zu spüren – wie fühlt er sich an, wenn er Angst hat?

Diese körperlichen Empfindungen wollte sie ganz genau beschrieben haben: Wo ist es warm, wo kühl, wo weich, wo fest, kribbelt es, bewegt es sich, wie ist der Atem, was spüre ich von meinem Herzschlag…? Oft erlebte ich ein Druckgefühl im Bauch und mein Atem war flach und ging nur stockend. Bei diesem Spüren besserte sich das jedoch ganz von selbst nach wenigen Minuten – nur dadurch, dass ich mit ganz viel Ruhe und dem Gefühl von Wärme und Sicherheit begleitet wurde.

Ich hatte nach Worten gesucht, mit denen ich meine Gebärmutter mit dem ungeborenen Schatz darin beschreiben könnte. Ich dachte am Anfang an eine wertvolle Amphore mit kostbarem Schmuck an den Wänden. Später, als ich die Gespräche mit meinem Baby suchte, dachte ich oft an eine Avocado mit einem Kern in geschützter Höhle.

Manchmal dachte ich auch an eine Schmetterlingspuppe. Das Gefäß, die Avocado oder die Puppe nahmen in meiner Vorstellung oft Menschengröße an. Manchmal hatte ich das Gefühl, ich könnte mich dort selber befinden. Oft fühlte ich mich, als wäre ich selbst in diesem Moment im Mutterleib. Es waren meist wohlige, angenehme Gefühle.

Sehr deutlich erinnere ich mich an die Sitzungen, in denen ich mein Baby etwas gefragt hatte. Auf eine dieser Frage habe ich eine sehr klare Antwort erhalten. Es war so: An diesem speziellen Tag oder vielleicht schon in der ganzen Woche vorher, hatte ich mir viele Gedanken um die Gesundheit meines Babys gemacht: Sie kreisten um mein Alter, 36, um die Eisenanämie, die ich in dieser Schwangerschaft bekam, sowie einen Ohnmachtsanfall in der sechzehnten Schwangerschaftswoche, der übrigens genau an dem Schwangerschaftstag erfolgte, an dem ich mein drittes Kind verloren hatte! (In den Bindungsanalyse-Stunden haben wir oft darüber gesprochen, wie schlimm das für mich gewesen ist, und Elisabeth half mir, mich auszuweinen.)

Ich hatte so viele Zweifel. An dieser Stelle schlug Elisabeth vor, mein Baby direkt zu fragen, ob es gesund wäre. Die Antwort, die sofort kam, war: „Warum fragst du, warum zweifelst du so viel? Alles ist gut." Es war für mich unendlich beruhigend, eine so klare und eindeutige Antwort zu erhalten. In diesem Moment hatte ich das Gefühl, eine höhere Macht würde mich begleiten und beschützen. Es war so stark und plötzlich da, dass ich wusste: Das habe ich mir nicht ausgedacht! Gerade ist mir etwas wirklich Heiliges begegnet, und das kam ganz aus mir heraus. Ich fühlte mich gesegnet. Das habe ich Elisabeth damals nicht gesagt, traue es mir erst jetzt. Aber sie hat es wahrscheinlich auch wahrgenommen.

In der 40. Schwangerschaftswoche wünschte ich mir sehr, dass Baby bald in meinen Armen zu halten. Elisabeth empfahl mir auch hier, dem Baby meine Gedanken direkt mitzuteilen. Uns beiden wurde dabei klar, dass wir noch etwas Zeit hatten. Bis zur Geburt habe ich dann jeden Tag schöne Spaziergänge gemacht, auf denen ich ihm vieles erzählt habe über seinen Vater, seine Geschwister, sein Leben außerhalb der schützenden Gebärmutter. Ich habe ihm immer wieder gesagt, wie sehr ich mich auf ihn freue. Manchmal hat er durch eine Bewegung oder ein Zeichen, ein Gefühl, geantwortet. Diese wunderschöne Zeit werde ich in meinem Gedächtnis immer als kostbare Erinnerung aufbewahren.

Auf einem dieser Spaziergänge, 24 Stunden vor der Geburt, habe ich meinem Baby gesagt, dass es langsam Zeit wäre, uns vom Schwanger-Sein wirklich zu verabschieden. Wir hatten in den letzten Bindungsanalyse-Sitzungen die Geburt gemeinsam durch besondere Texte vorbereitet, die das Kind und mich auf die Trennung durch die Geburt und Wiedervereinigung nach der Geburt vorbereiteten. Ich war sicher, dass mir mein Baby zuhörte, denn es begann sogleich mit seinem Weg nach draußen.

Die Geburt im Krankenhaus verlief völlig ohne Komplikationen und innerhalb von drei Stunden war mein Kind auf der Welt. Die Presswehen waren zwar recht schmerzhaft. Aber als mein Mann mir später erzählte, dass unser Söhnchen, kaum dass er mit dem Köpfchen aus dem Geburtskanal herausgerutscht war, angefangen hatte zu erzählen und sehr zufrieden wirkte, war die Erinnerung an den Schmerz bald vergessen.

Das Wohlgefühl und die innere Ruhe, die ich während der Begleitung meiner Schwangerschaft mit der Bindungsanalyse erlebt hatte, verliere ich nicht wieder.
Im ersten Jahr habe ich meinen Sohn Friedrich viel und gerne getragen. Wir hatten kaum Stillschwierigkeiten und er wirkte stets sehr ausgeglichen und ruhig, gleichzeitig aber auch sehr aufmerksam. Alle Menschen, die ihn bisher erlebten, bemerkten das auch, mit einiger Verwunderung.
In seiner körperlichen Entwicklung ist unser Jüngster deutlich schneller als seine Geschwister. Mit zweieinhalb Monaten konnte er sich schon drehen, mit fünf Monaten allein hochziehen und mit zehn Monaten bereits laufen. Aber das Wichtigste ist, dass unsere Beziehung von Anfang an sehr innig und intensiv ist. Wir verstehen uns ohne Worte. Ich kann in Gedanken dem schlafenden Friedrich einen Wunsch schicken, dass er aufwachen, oder umgekehrt noch ein bisschen länger schlafen soll, bis ich fertig bin. Ich kann noch viele solcher Beispiele nennen. Ich denke, das kommt daher, dass wir durch die Bindungsanalyse in mentalen und emotionalen Kontakt treten konnten. Wir kannten uns einfach schon aus seiner vorgeburtlichen Zeit.
Und was ich auch so genieße: Es geht mir mit meinen beiden Großen so viel besser! Es ist wärmer zwischen uns geworden und wir können besser zeigen, wie lieb wir uns haben.
Bindungsanalyse ist deutlich mehr als nur „schöne Sitzungen mit dem Ungeborenen". Sie öffnete mir als Mutter den Weg zu dem Abschnitt meines Lebens, in dem ich selbst noch nicht geboren war und heilte viele Wunden auf eine ganz sanfte Weise. Es ist ein Weg zu den Ursprüngen: Der Weg zu sich als Kind, der Mutter, der Großmutter und so fort, wirklich generationenübergreifend und heilsam.
Diese schöne Geschichte von Anna und ihren Kindern rührte auch mir sehr das Herz. Und Friedrich mit seinem verstehenden und ruhigen Blick – ich sehe ihn ab und zu - auch er ist ein ganz besonderes Kind.

Das letzte Kind, über das ich schreiben will, ist „Wunderkind" Gustav. Er wurde in der 40. Schwangerschaftswoche in einer wunderschönen Geburt im Krankenhaus geboren. Er wartete aber so lange, bis sich seine Eltern auf seinen Namen geeinigt hatten. Dann kam er innerhalb von fünfundvierzig Minuten auf die Welt. Na gut, drei Tage vorher hatte er angefangen, mit sanften Wehen den Weg zu bahnen. Dann: „Name klar? Los geht`s, zack fertig, jetzt bin ich da."
Seine Mutter Katja fand den Vierfüßlerstand für das Gebären am bequemsten, und als er zwischen ihren Beinen lag, ließ sie sich in Ruhe Zeit, ihn behutsam hochzunehmen, obwohl die Hebamme schon drängelte. Auch jetzt wusste er genau, was zu tun war und krabbelte auf ihrem Körper bis zur Brust, dockte sich an und trank, als hätte er nie etwas anderes gemacht. Vorher machte er noch einen Knutschfleck auf den Bauch, merkte aber den Irrtum schnell und kletterte höher. Er trank so geschickt, dass bereits am zweiten Tag der Milcheinschuss da war; sein Stillproblem bestand dann eher darin, dass er sehr reichlich Milch bekam. Auch das löste er einfach, indem er einen Teil davon

wieder gemächlich ausspuckte.
Die Hebamme, die ihn zuerst in den Händen hielt, war völlig perplex: „Nein, das kann nicht sein – das kannst du noch gar nicht können!“ Er hob nämlich seinen Kopf und fixierte sie lange ganz in Ruhe, dann schaute er sich im Zimmer um, als wollte er sich jede Einzelheit einprägen. „Das muss ich meiner Kollegin zeigen, so ein Kind habe ich noch nie erlebt!“ Und weg war sie für ein paar Minuten, um dann der stolzen Mutter ihr Kind ehrfürchtig wieder in den Arm zu legen. Ja, könnte das an der Bindungsanalyse gelegen haben? Es war das erste Kind nach Bindungsanalyse, was in dieser Klinik zur Welt kam.
Gustav war dann auch zu Hause das Paradebeispiel für ein zufriedenes und sich wunderbar entwickelndes Kind. Er war immer entspannt – er wurde auch immer am Körper getragen – er hatte einen klaren Tag-Nacht-Rhythmus, und Katja war super erholt, denn er schlief auch mal acht Stunden am Stück – natürlich mit ihr im Bett. Die Milchmenge hatte er sich selbst reguliert, und so spuckte er nur noch selten. Ich sah die beiden wöchentlich im Babymassage-Kurs und war auch von Gustav begeistert. Am ersten Kurstag hatte er mich angesehen nach dem Motto: „Wir kennen uns ja schon lange.“ Das war übrigens bei allen Bindungsanalyse-Kindern so.
Ich halte schon seit vielen Jahren Babymassage-Kurse, aber Gustav war das erste Kind, das es gleich von Anfang an liebte, im Gesicht und an den Armen massiert zu werden und lachte dabei vergnügt.
Katja kam auf Empfehlung der Hebamme in der 21. Schwangerschaftswoche zur Bindungsanalyse, weil sie sich in dieser Schwangerschaft (sie erwartete das zweite Kind) körperlich und psychisch gar nicht wohl fühlte. So hatte sie, neben vielen anderen Schwierigkeiten, wegen eines Zeckenbisses ein Antibiotikum gebraucht und machte sich Sorgen um die Gesundheit des Kindes. Auch wollte sie die großen Probleme, die sie in der ersten Schwangerschaft und nach der Geburt gehabt hatte, aufarbeiten. Das erste Kind war ein Schreibaby und sie erlitt vor Erschöpfung eine Wochenbett-Depression. Außerdem hatte Katja Fragen, zum Beispiel wie sie denn ihre Liebe dann auf zwei Kinder verteilen könnte, ob das überhaupt möglich sei.
Auch Katja hatte eine schwere Kindheit. Ihr Vater, den sie sehr liebte, Akademiker und Alkoholiker, starb am Trinken. Ihre Mutter war und ist noch immer emotional wenig verfügbar. Die Eltern ließen sich scheiden, als Katja noch klein war. Sie hat eine jüngere Schwester, mit der sie sich gut versteht. Katja hat lange den Ärzten geglaubt, die gesagt hatten, sie könne keine Kinder bekommen. Umso größer war die Freude, als sich das erste Kind ankündigte.
Katja hat die Belastungen aus ihrer Kindheit in einer dreijährigen, sehr hilfreichen Psychotherapie aufgearbeitet. Wir mußten also nicht bei null anfangen, sondern konnten uns gleich an die aktuellen Themen machen. Die erste Stunde nutzten wir zum Kennenlernen und für eine Craniosacrale Berührung, die Katja körperlich sehr wohl tat. Dann folgten die Anamnese-Stunden, und ich habe große Hochachtung, wie kraftvoll Katja ihr Leben trotz aller Schwierigkeiten von früher meisterte.

Ihre Partnerschaft ist erfüllend und unterstützend, und beide lieben das erste Kind sehr.
Katja fühlte sich körperlich bald so wohl, dass wir die Babystunden beginnen konnten. Jedoch bekam sie nur selten Kontakt, erwischte nur ein „Zipfelchen" vom Kind – traf sie es überhaupt? Ihr Grundgefühl war einfach nur Ruhe und Wohlgefühl, es gab nichts Besonderes zu erleben. Katja störte es, wenn sie in den Babystunden reden sollte, denn sie wollte sich ganz auf das Baby konzentrieren können. So vereinbarten wir, dass sie erst zum Stundenende erzählte.
In der stillen Zeit „läuft ihr immer wieder das große Kind ins Bild." Ja, seine Geburt war noch nicht lange her, er war erst anderthalb Jahre alt und noch ganz eng mit ihr verbunden. So wurde die stille Zeit sehr wertvoll, weil Katja sich ganz auf ihr kleines „Bauchkind" konzentrieren konnte. Wir mussten uns also mit dem Wenigen, was Gustav mitteilen wollte, zufriedengeben und hoffen, dass wir den Gefühlen der „Richtigkeit" vertrauen durften.
Wenn ich Gustav jetzt erlebe – heute ist er drei Monate alt – bin ich sicher, dass alles sehr wohl seine Richtigkeit hatte. Katja auch. Und auf meine Frage, wie es ging, die Liebe zwischen zwei Kinder aufzuteilen, lachte sie laut und antwortete: „Die Liebe hat sich ganz einfach verdoppelt, mindestens! Und ich kann jedes Kind auf seine Art lieben."
Beim Nachgespräch fragte ich auch nach den depressiven Gefühlen, die vor der Bindungsanalyse deutlich da waren und die sie auch von früher kannte – sie hatte ja beim ersten Kind eine Wochenbettdepression. Nein, das war vorbei. Sie erlebte nach der Geburt nur einen ganz leichten Babyblues, war ein bisschen mehr „am Wasser gebaut". Nun fühlt sie sich kraftvoll und lebt ihr Leben als zweifache Mutter und Partnerin ihres Mannes, der für ein Jahr in Elternzeit zu Hause ist, in schöner Zufriedenheit. Auch in dieser Familie zeigt das ältere Kind keine Eifersucht, sondern liebt den kleinen Bruder sehr. Katja schreibt selbst:
Da ich es in meinem Leben gelernt habe, die Vergangenheit ruhen zu lassen und auch nicht zu weit in der Zukunft zu leben, genieße ich es, JETZT meine perfekte Familie zu haben. Gustav ist entspannt und zufrieden, mein Großer ist ein nicht eifersüchtiger liebevoller Bruder und mein Partner der perfekte Vater und Ehemann. Mit dieser Basis freue ich mich auf neue Herausforderungen, die das Leben bringen wird. Und momentan freue ich mich einfach darüber, die Kinder entspannt beim Wachsen begleiten zu können.

Was für Kinder! Was für Eltern! Ich habe ganz große Hochachtung vor allen. Und frage mich, wie so wenige Stunden – manchmal nur eine einzige – so viel bewirken können. Was ist es, was hilft? Ich denke, die große Ruhe und tiefe Entspannung, die Eltern in den Bindungsanalysestunden erleben. Auch der Glaube, dass es möglich ist, und der Wille, das Kind kennenzulernen und sich schon so früh auf es einzulassen – das hat eine große Wirkung. Und ist eigentlich so einfach.
Sehr wesentlich wird auch sein, dass wir so genau und gründlich die Vergangenheit der Eltern

anschauen, uns auch für die Groß- und sogar Urgroßeltern interessieren; denn es kann in uns beharrlich nachwirken, was diese erlebt haben. Nur durch ein gründliches Verstehen, welche Probleme zu den anderen gehören und welche zu mir – das bedeutet, differenzieren zu können – werden wir freier und können Belastungen loslassen.

Kinder wiederum spüren Belastungen der Eltern sehr feinfühlig und leiden mit. Sie produzieren dann (hoffentlich) Symptome, die darauf aufmerksam machen sollen, dass etwas in ihrem Umfeld nicht stimmt. Das geht sogar schon im Mutterleib. Und hilft manchmal. So hat Carmens Tochter Bella mit ihrer Frühgeburtsbestrebung erreicht, dass Carmen drei Wochen lang richtig schöne Ruhe bekam.

In den Stunden erfahre ich auch nebenbei, wie die Eltern darüber denken, was ein geborenes Baby wirklich braucht, und kann bindungsfördernde Hinweise geben. Meist ist das aber unnötig – außer, wie ein entspannter Stillbeginn aussieht und dass es eine gute Idee sein kann, sich für ein richtig langes gemütliches Wochenbett einzurichten. Und, was zu tun ist, wenn das Baby doch mit irgendetwas aus seinem bisherigen Leben (und das beginnt spätestens mit der Zeugung) nicht im Einklang ist, die Eltern aber „alles richtig" machen und das Kind trotzdem schreit. Das war bei einigen der erstgeborenen Kinder meiner Bindungsanalyse-Klientinnen der Fall, nach der Analyse jedoch bei keinem. Aber ich habe auch erst seit zwei Jahren Erfahrungen.

Ich bin sehr froh, dass ich die Bindungsanalyse gelernt habe und dabei auch noch Jenö Raffei erleben konnte. Es ist eine gute Arbeit, auch wenn ich oft Geschichten höre, die aus dem Mund von wunderschönen jungen Frauen fast unglaublich, weil so schlimm, erscheinen. Und doch wahr sind. Was sind Frauen, Mütter, stark! Was können sie aushalten! Wie gut wäre es, wenn sie öfter mehr Unterstützung hätten, wenigstens keine finanziellen Sorgen zu haben brauchen.

Da ist zum Beispiel Valerie. Ihr Kind kommt in ungefähr drei Wochen zur Welt. Valerie kam zu mir, weil sie noch raucht, in der Schwangerschaft! Sie kann nicht aufhören, will aber für ihr Kind alles gut machen. Es ist das zweite, und auch beim ersten hat sie geraucht. Sie hatte auch eine schreckliche Kindheit und musste für ihre alkoholkranke Mutter viel zu viel Verantwortung übernehmen und immens viel Angst aushalten.

Ihr Vater verließ die Familie, als sie zwei Jahre alt war. Valerie hat, obwohl sie sehr intelligent ist, die Schule vorzeitig abgebrochen und eine Ausbildung gemacht, die sehr schlecht bezahlt wird. Ihr Mann, der sich liebevoll um die Familie kümmert, verdient auch nicht viel und so hat Valerie nicht mehr genug Geld, auch meinen bereits ermäßigten Satz für die Stunden zu bezahlen. Sie hört nach zwölf Stunden in der 27. Woche auf.

Dabei hatte sie gerade angefangen, die dicken Sorgenfalten auf der Stirn aufzuweichen, just nachdem ich endlich kapiert hatte, dass sie schon deshalb mit dem Rauchen nicht einfach aufhören konnte, weil es für sie viel zu wertvoll war – eigentlich das Einzige, was ihr ermöglichte, den inneren und äußeren

Stress, der dauernd tobte, auszuhalten. Valerie hat als Kind so viel für ihre Eltern und Geschwister tun müssen, so wenig an sich selbst denken können. Das wirkt noch immer. Nur die Zigarette - die ist wirklich für sie, die gönnt sie ihrer verwundeten Seele. Ich selbst habe noch nie geraucht, ich brauchte eine Supervision, um das zu verstehen.

Gerade für Menschen wie Valerie wäre eine komplette Bindungsanalyse enorm hilfreich. Es kann so praktisch sein, die Weichen am Lebensanfang gleich in Richtung Bindung und Wohlgefühl zu stellen. Das ist viel sinnvoller und billiger, als später zu versuchen, bindungsverletzte Menschen zu therapieren. Wird Valerie auch ohne komplette Bindungsanalyse eine gute Mutter sein können? Wie wird ihr Baby die Qual durch das Mitrauchen aushalten? Zum Glück raucht sie ja ganz wenig, und ich habe für sie ein wirklich gutes Gefühl. Auch für ihre große Tochter ist sie schon lange eine gute Mutter. Aber es gibt eine Menge Familien, bei denen es anders ist.

Alte Muster verstehen und dann verändern – Bindungsanalyse ist ein ausgezeichnetes Werkzeug und die Schwangerschaft eine offene Zeit dafür.

Danke, Jenö Raffai, danke, Ludwig Janus, danke Helga Blazy, danke, Ursula Volz.

Kapitel 6
Die Rolle der Väter in der Bindungsanalyse oder Der „pränatale" Vater
von *Christa Balkenhol*

Der Vater des ungeborenen Kindes ist selbstverständlich sehr herzlich eingeladen, ebenfalls an den Sitzungen der Bindungsanalyse teilzunehmen. Wir haben im Kapitel „Einführung in die Bindungsanalyse" die Anamnese erläutert, die ebenfalls Fragen über den Partner der Schwangeren stellt, über ihre Beziehung zu ihm und über seine Beziehung zu seinen Eltern. Da alle prä-, peri- und postnatalen Erfahrungen in jeder einzelnen unserer Körperzellen gespeichert sind, können wir auch davon ausgehen, dass alle diese Erfahrungen ebenfalls im Zellgedächtnis der Spermien des Mannes verankert sind. Welche Schwangerschaft hat er erlebt und welche Geburtserfahrungen hat er gemacht? Da Mütter selten mit ihren Söhnen über Geburtsvorgänge reden, wird es vielleicht für den einen oder anderen Vater nicht einfach sein, diese Informationen bei seiner Mutter einzuholen. Sie sind aber für die Analyse der Beziehung der beiden Partner sehr wichtig.

Sehen wir uns einmal den Fall von Ulf an, ein 25-jähriger Mann, dessen Mutter und Vater erhebliche psychopathologische Züge aufweisen. Seine Mutter trachtete danach, aus einem gewalttätigen Elternhaus zu fliehen und wurde vom ersten Mann, mit dem sie Sex hatte, schwanger. Leider übersah sie dabei, dass dieser Mann starke homosexuelle Tendenzen hatte, die er auch während seiner Ehe insgeheim auslebte. Ulfs Mutter duldete nicht nur diese Situation, sondern missbrauchte ihren Sohn emotional, indem sie in ihm den Ersatz für einen Ehemann sah, der sich für sie nicht interessierte.

Als Ulf 18 war, hatte seine Mutter endlich den Mut, sich von ihrem Mann zu trennen, klammerte sich aber weiter emotional so massiv an ihren Sohn, dass dieser unterschwellig und unbewusst einen starken Frauenhass entwickelte. Sein Vater, der nach der Trennung allein lebte und offen zu seiner Homosexualität stehen konnte, entwickelte sich zu einem Madonnenverehrer, der seine Wohnung mit Madonnenbildern und -statuen vollstopfte. Im Grunde gab der Vater seine ambivalente Einstellung Frauen gegenüber an Ulf weiter. Man kann sich vorstellen, dass die Psychopathologie dieser Eltern tief in dem 25-Jährigen verankert war. Vor allem der seelische Missbrauch durch die Mutter bereits bei der Zeugung verwurzelte sich tief in seinem Zellgedächtnis.

Als Ulf nun seinerseits einen Sohn zeugte, traten massive Eifersuchtsgefühle seinem Kind gegenüber auf, welches, seinem Empfinden nach, von seiner Ehefrau bevorzugt wurde. Ulfs ambivalentes Verhältnis sowohl zur Mutter als auch zum Vater wirkten sich so aus, dass er nicht imstande war, die in den ersten beiden Lebensjahren eines Kindes so wichtige Affektregulierung bei seinem Sohn zu steuern. Dies hatte zur Folge, dass der kleine Junge an unkontrollierten Aggressionsausbrüchen litt, für die es keine rationale Erklärung gab. Parallel zur Ehe lebte auch Ulf seine latente Homosexualität im Geheimen aus, hatte außerdem viele außereheliche Affären mit Frauen, heiratete insgesamt sechsmal und jedes Mal, wenn seine jeweilige Frau einen Sohn zur Welt brachte, verließ er sie.

Fazit: Aufgrund der unbearbeiteten und unreflektierten Psychopathologie, die – wie Jenö Raffai sagen würde – in Ulfs Seele eingeflossen war, verließ er seine fünf Söhne emotional und konkret, wodurch er ihnen schwere traumatische, seelische Verletzungen zufügte. Ulfs Söhne weisen unterschiedliche Verhaltensstörungen auf, die sich z.B. in unkontrollierten Wutausbrüchen äußern. Ulf ist sein ganzes Leben lang unfähig gewesen, ein liebevoller, sorgender, fürsorglicher Vater zu sein. Er ist selbst im Alter von nunmehr 60 Jahren im Grunde immer noch der kleine Junge, der nie einen sich kümmernden Vater hatte und der unfähig gewesen ist, sich von seiner ihn immer noch beherrschenden Mutter zu lösen.

Ulfs Vater distanzierte sich von seiner Vaterrolle, die ihm aufgedrängt worden war und diente sich seinem Sohn als „väterlicher Freund" an. So lernte Ulf nie kennen, was ein guter Vater wirklich ist. Viele Verhaltensweisen werden von Generation zu Generation weitergegeben. Dieser Teufelskreis kann unterbrochen werden, wenn man sich seiner eigenen Lebensgeschichte stellt und lernt, sie zu verarbeiten.

Dieser konkrete – und extreme – Fall soll zeigen, wie wichtig es ist, dass sich der zukünftige Vater mit der Beziehung zu seinen eigenen Eltern kritisch auseinandersetzt. Auch er muss von dem kleinen Jungen seiner Mutter zum erwachsenen Mann für sein Kind werden.

In ihrer eingangs erwähnten Studie haben die beiden Forscherinnen der Universität Wien, Sabine Buchebner-Ferstl und Christine Geserick über die „Vorgeburtliche Beziehungsförderung", die dazugehörigen Väter in drei verschiedene Kategorien eingeteilt: Aktiv, respektvoll, und ablehnend. Dabei bezogen sie sich auf die Aussagen der von ihnen befragten Schwangeren, die mit der Bindungsanalyse begleitet wurden.

„Der Typ des aktiv interessierten Vaters wird von seiner Partnerin als jemand wahrgenommen, der Interesse zeigt an dem Fortgang und Inhalt der Bindungsanalyse und der aktive Schritte setzt, um sich selbst einzubringen oder mehr über die Bindungsanalyse zu erfahren. Der respektvolle Beobachter hingegen hält sich vor allem anfangs mit einer gewissen Skepsis und ängstlicher Haltung im Hintergrund und kommentiert die Bindungsanalyse kaum oder gar nicht. Wenn er sieht, dass die Bindungsanalyse seiner Partnerin guttut, weichen die Vorbehalte. Der ablehnende zeigt kein Verständnis gegenüber der Methode und gegenüber seiner Partnerin".

In ihrem Buch „Die Seele fühlt von Anfang an. Wie pränatale Erfahrungen unsere Beziehungsfähigkeit prägen", schildert die Psychologin Bettina Alberti, den pränatalen Vater folgendermaßen: „Im Moment der Zeugung sind Mutter und Vater gleich wichtig, danach wird für einen langen Zeitraum der mütterliche Raum der wichtigste. Die Aufgabe des Vaters ist es, in dieser Zeit am Aufbau des

Lebensraumes für das vorgeburtliche Kind mitzuwirken. Für das vorgeburtliche Kind befindet sich der Vater im Hintergrund und verglichen mit der Bedeutung der Mutter wird das auch einige Zeit so bleiben, nicht nur während der Schwangerschaft und Geburt, sondern auch in der ersten Lebenszeit etwa den ersten zwei Jahren."

Wird er jedoch mit dieser Rolle nicht fertig, fühlt er sich zurückgesetzt und übergangen, fühlt er sich der Zuneigung seiner Partnerin nicht mehr sicher, kann er diesen psychischen Belastungen nicht standhalten, kann es in der Partnerschaft zu großen Konflikten kommen, deren Ursachen in seiner Lebensgeschichte liegen, die es zu entdecken und aufzuarbeiten gilt. Erinnerungen an die Bindungserfahrungen, die er mit seiner eigenen Mutter hatte, kommen hoch und können ihm zusetzen, wenn sie sehr negativ besetzt waren. Der „pränatale" Vater sollte sich damit auseinandersetzen, bevor das eigene Kind unter den seelischen Konflikten des Vaters zu leiden beginnt.

Alberti beschreibt in ihrem Buch auf sehr einfühlsame Weise, was ein Kind von seinem Vater braucht: „Ein Kind braucht die Fähigkeit des Vaters, es liebevoll zu führen, denn wenn ein Kind merkt, dass sein Vater ihm den Weg in die Welt ebnen kann, erlebt es ihn als stark. Dadurch wird es dem Kind möglich, sich mit der Kraft des Vaters zu verbinden."

Wenn sich der zukünftige Vater ebenfalls den Möglichkeiten der Bindungsanalyse öffnet, kann er nicht nur für sich selber davon profitieren, sondern eine Bindung zu seinem ungeborenen Kind aufnehmen, die es in dieser Form für Väter bislang noch nicht gegeben hat.

Wir laden alle werdenden Väter ein, diese Chance zu ergreifen!

7. Fallgeschichte: Meine zwei Väter

von ***Gerda Kosnar-Dauz***

Ein Baby hatte zwei mögliche Väter, den Ehemann und den Geliebten der Mutter. Die Mutter wollte das Kind – offensichtlich – um jeden Preis, beide fraglichen Väter lehnten die Schwangerschaft ab. Babys erleben große Verwirrung, wenn sie widersprüchliche Botschaften erhalten.

Fakten

Sabine war zum Zeitpunkt der Schwangerschaft 43 Jahre alt, verheiratet, beruflich erfolgreich, Managerin in einem mittelständischen Unternehmen. Ihre erste Schwangerschaft verlief unkompliziert und sie entband ein gesundes Mädchens, jetzt acht Jahre alt. Auch die zweite Schwangerschaft war unkompliziert und mit einer Spontangeburt. Dieses Mädchen ist jetzt sechs Jahre alt.

Vorgeschichte
Sabine kam in ihrer dritten Schwangerschaft in der 23. Woche zum ersten Mal zur Bindungsanalyse. Den Flyer dazu hatte sie eher zufällig in der Praxis ihrer Gynäkologin gefunden.
Sie ist eine große, attraktive Frau. Mit ihrem selbstbewussten Auftreten, den langen, schwarzen Haaren und dem makellosen Businesslook wirkte sie einerseits beinahe einschüchternd, andererseits in dieser Beratungssituation etwas deplatziert.
Ihr Anliegen konnte sie sehr konkret formulieren. Sie wollte, dass ihre Schwierigkeiten bei ihr bleiben, und nicht auf die Kinder übergehen, weder auf ihre beiden bereits geborenen Mädchen, noch auf den noch ungeborenen Jungen.
Nachdem Sabine recht forsch auftrat und klar formulierte, beschloss ich, gleich mit meiner ersten Frage in die Mitte des Geschehens einzutauchen: „Worin bestehen denn diese Schwierigkeiten?" Die Antwort war entwaffnend offen: „Ich wollte immer gerne ein drittes Kind. Mein Mann nicht, der wollte eigentlich schon das zweite nicht so wirklich. Außerdem hatte ich von Anfang an immer wieder eine Außenbeziehung mit meinem Ex-Freund. Jetzt auch wieder. Und jetzt ist nicht sicher, wer der Vater ist." Das knallte sie mir recht ungerührt so auf den Tisch.
Noch saß die Maske der Souveränität meiner Klientin fest im Gesicht. Dahinter spürte ich, wie sie mich taxierte. War ich schockiert? Verurteilte ich sie heimlich? Stöhnte ich innerlich wegen der Komplexität des Geschehens? Später erzählte sie mir, dass ihr diese Gedanken durch den Kopf gegangen sind. Ich schwieg und wartete. Offensichtlich bestand ich ihre Prüfung. Langsam entspannte sie sich, die Schultern sanken nach unten, sie stellte ihre Handtasche, die sie bisher wie ein Schutzschild vor ihren schwangeren Bauch gehalten hat, neben sich. Der Blick, der mich zuvor fixiert hat, wanderte nach unten. „Seit mein Mann weiß, dass ich schwanger bin, hat er jetzt auch eine Affäre. Und ich kann mich nicht einmal darüber aufregen, weil ich ja auch eine hatte.
Ich wollte dieses Kind so sehr und jetzt ist alles einfach nur schrecklich. Meine zwei Mädchen merken auch schon, dass etwas nicht stimmt. Dabei möchte ich einfach nur, dass wir uns alle miteinander auf dieses Kind freuen können. Und jetzt freut sich keiner, nicht einmal ich." Als sie mich wieder ansah, war da eine unendlich tiefe Traurigkeit in ihrem Gesicht. Traurigkeit, Leere und Erschöpfung.
Wir spulten die Geschichte zurück und gingen ganz an den Anfang des aktuellen Geschehens.
Dieser Anfang lag für Sabine offensichtlich am Beginn der Beziehungen zu den beiden möglichen Kindesvätern, denn dort begann sie zu erzählen.
Nach dem Ende ihrer ersten langjährigen Beziehung begann sie eine Affäre mit Uwe. Uwe war 15 Jahre älter als sie, verheiratet und hatte in dieser Ehe vier Kinder. Er war ein wortgewandter Selbstdarsteller, der ihre Gedanken auf eine Art und Weise so artikulieren konnte, dass sie sich gesehen und verstanden fühlte. Sie war nicht seine erste und auch nicht seine einzige Außenbeziehung. Das wusste sie von Anfang an, doch es war ihr egal.

„Er hat mich nach dem Ende meiner ersten Beziehung aufgefangen, er hat mich beschützt, war fürsorglich. Ich habe diese Nähe und Vertrautheit sehr genossen. Der Sex mit ihm hingegen war einfach nur aufregend, nicht innig, nicht verbindend. Manchmal war mir dabei nicht wohl zumute."
Ihre Freundinnen warnten sie von Anfang an vor diesem Mann, er würde sie nur ausnützen und ihr nicht guttun. Sie schlug alle Warnungen in den Wind und begab sich in ein jahrelanges Abhängigkeitsverhältnis.
Sie beschrieb die Beziehung selbst als eine on/off-Beziehung. „Eine fixe Beziehung würde ich nicht aushalten mit ihm. Er ist dann der Teufel für mich, vor dem ich fliehen muss." In der scheinbaren Unverbindlichkeit der Affäre holte sie sich etwas, was sie sonst nirgendwo zu bekommen glaubte.
Zwei Jahre später lernte sie ihren jetzigen Mann kennen. Dirk ist gleich alt wie sie, er ist geradlinig, bodenständig und ein guter Zuhörer. Bei ihm hatte sie das Gefühl „mit ihm kann ich es schaffen." Trotzdem ging sie die Beziehung langsam an. Zu Beginn waren beide berufsbedingt für längere Zeit im Ausland. Von Anfang an spielte Eifersucht immer wieder eine Rolle. Als Dirk nach Österreich zurückging, spitzte sich die Lage zu. Sabine war noch im Ausland und unterstellte ihm, mit einer Kollegin zu flirten, die sich ihrerseits schon lange für ihn interessierte. „Das war die Gelegenheit für sie. Ich war nicht da, sie hatte Dirk für sich alleine."
In dieser Zeit wurde Sabine schließlich schwanger. „Wir haben es bewusst passieren lassen." Die erste Zeit war sehr belastend. Sie war nach wie vor im Ausland, die vermeintliche Nebenbuhlerin hatte freie Bahn. Sabine litt unter ihrer Eifersucht mindestens genauso wie unter einer heftigen Übelkeit, die den ganzen Tag anhielt. Beides ließ sich durch nichts besänftigen. Ihre Verfassung besserte sich erst, als sie nach Österreich zurückkehrte und sich „sicher neben Dirk positionieren" konnte. Uwe war bis auf weiteres kein Thema mehr.
Die weitere Schwangerschaft verlief unkompliziert, die Beziehung war harmonisch. Hochschwanger heirateten sie noch. Ohne es bewusst geplant zu haben, ging damit ein langjähriger Wunsch in Erfüllung. „Seit ich denken kann, hab ich mir nichts sehnlicher gewünscht, als hochschwanger zu heiraten." Ich fragte genauer nach, was sie sich da denn vorgestellt und ersehnt hatte. „Alle sehen, dass es dem Baby gut geht und ich habe fix jemanden an meiner Seite, der für immer bei mir bleibt."
Zum wiederholten Male notierte ich innerlich „Twinloss?" (Zwillingsverlust). Hatte die Frau, die mir da so tough und gleichzeitig so verletzlich gegenübersaß, in der Zeit, als sie selber ein ungeborenes Kind im Bauch ihrer Mutter war, vielleicht einen Zwilling verloren?
Die Geburt war unkompliziert und schnell, nach nur zwei Stunden war das Baby da, ein kleines Mädchen. Das Kind entwickelte sich gut, Sabine war viel alleine. Dirk arbeitete, die Großeltern waren weit weg. Sabine kam „ganz gut" zurecht, obwohl das Baby viel weinte.
Die zweite Schwangerschaft zwei Jahre später war nicht so geplant. Auf Beziehungsebene war sie skeptisch, ob sie es wohl miteinander schaffen würden. „Ein bisschen mehr Pause zwischen den

Babys hätte uns schon sehr gut getan." Sie wollten eine Paartherapie machen, aber „da ist uns dann die zweite Schwangerschaft dazwischengekommen."
Warum sie die Paartherapie nicht trotz oder gar wegen der neuerlichen Schwangerschaft gemacht hätten, wunderte ich mich. Sabine war perplex. Auf diese Idee kam sie gerade zum ersten Mal. Sie konnte sich nicht erinnern, warum sie mit dem Eintritt der Schwangerschaft den Gedanken an eine Paartherapie hatte fallen lassen. „Vielleicht weil ich dachte: Wenn da jetzt ein zweites Baby ist, dann werden wir sicher zusammenbleiben."
Der Kindesvater war alles andere als glücklich über die neuerliche Schwangerschaft, es war ihm zu viel, zu dicht, zu anstrengend. „Dirk braucht immer wieder seine Freiräume. Ich würde ihm die ja auch gerne geben, aber ich kann irgendwie nicht." Sie hatte gute Gründe dafür. Anfangs litt sie wieder unter heftiger Übelkeit, in den ersten Wochen der Schwangerschaft konnte sie das erstgeborene Kleinkind kaum versorgen.
Nach einer kurzen Phase der Entspannung wurde es auf der Beziehungsebene zunehmend eng. In dem Maße, in dem die Schwangerschaft körperlich anstrengend wurde, wünschte sie sich mehr Unterstützung von Dirk im Haushalt und mit der erstgeborenen Tochter. Dirk war zwar da, zog sich aber emotional mehr und mehr zurück. Sabine litt.
Auch die zweite Geburt verlief unkompliziert und schnell, mit wenigen Presswehen brachte Sabine fast noch im Taxi auf dem Weg ins Spital ihre zweite Tochter zur Welt. Im Gegensatz zum ersten Kind schrie das zweite Baby kaum. „Sie hatte von Anfang an alleine eingeschlafen und war schon bald sehr selbständig."
Nach mehrjähriger Pause traf sich Sabine schon bald nach der zweiten Geburt wieder mit Uwe. „Es war wie beim ersten Mal. Jetzt war ich zwar nicht gerade frisch getrennt, sondern verheiratet, aber Dirk war innerlich so weit weg, ich war so einsam und Uwe war einfach wieder da, hat mir zugehört, mich aufgefangen, war mir einfach nahe."
In den nächsten Jahren dümpelte die Ehe so vor sich hin, daneben traf sich Sabine in unregelmäßigen Abständen immer wieder mit Uwe.
Als die jüngere Tochter schließlich vier Jahre alt war, machten sie endlich die schon einmal angedachte Paartherapie. „Das war zu Beginn das Beste, was mir jemals passiert ist. Ich habe jeglichen Kontakt zu Uwe sofort beendet." Dirk ging zwar mehr ihr zuliebe hin, doch dort konnten sie zwischen dem Alltag mit den beiden Kindern und der Arbeit wieder zu einander finden.
Sabine brachte schließlich den Mut auf, im geschützten Rahmen der Therapie ihre Affäre mit Uwe zu gestehen. Dirk war tief verletzt. Seinen eigenen Anteil daran durch seinen emotionalen Rückzug konnte er nicht sehen: „Sie hat in der Schwangerschaft so an mir geklammert, ich konnte einfach nicht mehr, sie hat mich erstickt mit ihrem Bedürfnis nach Nähe." Sabine war enttäuscht, sie hätte sich Vergebung und jetzt endlich die so sehr ersehnte Nähe erhofft. Sie nahm sich fest vor, von nun

an uneingeschränkt zu ihrer Ehe zu stehen, Dirk Zeit zu lassen und ihm die Freiräume zu geben, die er brauchte.
Doch es war wie verhext. Kaum zog sie sich zurück, diesmal nicht beleidigt, sondern in bester Absicht, ihm Zeit zu geben, trat die einstige Nebenbuhlerin wieder auf den Plan. Auch diese Frau – deren Namen Sabine in der gesamten Bindungsanalyse kein einziges Mal nannte – hatte in der Zwischenzeit zwei Kinder bekommen. Sie lebte, laut Sabine, in einer Zweckehe mit einem wesentlich älteren Mann, den sie nur wegen seines Geldes geheiratet hatte. „Kinder und Geld hatte sie schon, jetzt hat sie sich wieder an Dirk rangemacht."
Es war zum Verzweifeln, je mehr Sabine an Dirk zog und zerrte und ihm vor Augen führte, wie billig sich diese andere Frau ihm an den Hals warf, desto unzugänglicher wird Dirk. Er schwor Stein und Bein, kein Interesse an der Frau zu haben, aber er wollte auch vor Sabine seine Ruhe haben.
Während Sabine nach der Paartherapie jede Kontaktaufnahme durch Uwe ignoriert hatte, nahm sie in dieser Situation schließlich doch wieder einen Anruf entgegen und stimmte einem Treffen zu. Ein langer Spaziergang mit einem intimen Gespräch, in dem sie Uwe ihr Leid wegen der vermeintlichen Nebenbuhlerin klagte, endete schließlich in Uwes Bett. Und wider jeglichen guten Vorsatz begann Sabine neuerlich, sich in unregelmäßigen Umständen mit Uwe zu treffen.

Aktuelle Geschichte

Sabines Töchter waren nun sieben und fünf Jahre alt. Seit Jahren hegte sie einen heimlichen, ihr selber völlig unerklärlichen Wunsch, nach einem dritten Kind. Sie wusste sehr genau, dass die Voraussetzungen denkbar schlecht waren. Mit Dirk redete sie nicht einmal darüber. Sie wusste auch so, dass er absolut gegen ein drittes Kind wäre. Trotzdem ließ sie sich treiben. „Ich wusste, dass ich schwanger werden kann. Ich wollte es nicht so wirklich, aber richtig dagegen getan habe ich auch nichts."
Es gelang ihr, den Eintritt einer neuerlichen Schwangerschaft vor sich selber zu verbergen. In der zehnten Schwangerschaftswoche wurde sie von einer Freundin darauf angesprochen, ob sie schwanger sein könnte. Sabine verneinte instinktiv, dann begann sie zu rechnen. Es dauerte noch zwei weitere Wochen, bis sie einen Schwangerschaftstest machte und mit dem positiven Test schließlich zu ihrer Gynäkologin ging. Diese schätzte das Alter der Schwangerschaft laut Ultraschall auf die 12. Schwangerschaftswoche. Sabine war schockiert, aber wenig überrascht.
Widersprüchliche Gefühle beherrschten von nun an ihr Innenleben. Sie freute sich auf das Baby, sie wusste sehr genau, dass sie sich heimlich schon immer ein drittes gewünscht hatte, sie hoffte auf einen Buben. Gleichzeitig hatte sie Angst vor der Konfrontation mit Dirk, sie hoffte wieder „dass mit dem Baby alles gut wird." Sie hatte berechtigter Weise Angst um den Fortbestand ihrer Ehe. Ein einziger Gedanke kam ihr nicht, nämlich dass das Kind ja auch von Uwe sein konnte.

In einem der vielen Streite schrie Dirk sie schließlich an: „Sag mal, bist du schwanger?" Nach einer Schrecksekunde, in der sie leugnen in Erwägung zog, und ebenso schnell wieder verwarf – schließlich war sie bereits weit im vierten Monat und ihr Bauch war bald nicht mehr zu übersehen – sagte sie schlicht und einfach „Ja." Jetzt war es an Dirk, schockiert zu sein. Mehr als: „Das lässt du wegmachen, egal von wem es ist", brachte er nicht heraus, dann ging er.

Sabine war wie erschlagen. Gar nicht so sehr von seinem Ansinnen, sie sollte das Kind abtreiben lassen. „Mir war klar, dass er das sagen würde. Aber ich war ja schon im vierten Monat, da kam das also sowieso nicht mehr in Frage." Aber jetzt dämmerte ihr, dass sie ja gar nicht mit Sicherheit wusste, von wem das Kind war. Und dass auch Dirk wusste, dass er unter Umständen gar nicht der Vater war.

In ihrer Überforderung telefonierte sie mit Uwe und erzählte ihm, dass sie schwanger war. Und Uwe, der bisher immer der verständnisvolle Fixpunkt in ihrem Leben war, rastete aus. Ob sie völlig bescheuert sei, schrie er sie an, in so einer Situation nicht zu verhüten. Dass auch er dafür die Verantwortung hätte tragen können und müssen, blendete er aus. Immerhin stimmte er einem Vaterschaftstest zu.

Dirk zog sich noch mehr zurück und während er bisher den Avancen der anderen Frau widerstanden hatte, gab er sich ihnen jetzt hin. Zufällig oder absichtlich als Racheaktion inszeniert, begann nun er seinerseits ganz offen eine Affäre mit genau jener Frau, die Sabine schon in ihrer ersten Schwangerschaft als Bedrohung empfunden hatte.

Restliche Anamnese

Trotz oder gerade wegen der äußerst komplexen und ausführlich erzählten Vorgeschichte erhob ich der Vollständigkeit halber auch noch die restliche Anamnese.

Sabine war das dritte Kind ihrer Eltern. Sie hat zwei ältere Brüder, die sind 20 bzw. 17 Jahre älter als sie. Sie selbst war vermutlich zumindest ungeplant, wenn nicht sogar von Seiten ihrer Mutter anfangs unerwünscht. Ihre Mutter konnte sich angeblich nicht mehr so genau erinnern. „Ist doch egal, wie viele es sind, der Herrgott gibt und der Herrgott nimmt, das kannst nicht steuern, liebes Kind." Ihr Vater war da ehrlicher: „Es war schon sehr überraschend."

Die späte Schwangerschaft verlief unkompliziert, die Mutter arbeitete bis zuletzt auf dem Hof mit. Nach der Geburt wurde das Kind hauptsächlich von der Großmutter betreut, die Mutter wurde wieder auf dem Hof gebraucht.

In ihrer Kindheit konnte sich Sabine an häufige Streitereien zwischen den Eltern erinnern. Oft hatte sie Angst, von der Schule nach Hause zu gehen. Der Vater war cholerisch und sprunghaft. Wenn es ihm gut ging, lobte er das Kind und holte sich Bestätigung. Ging es ihm schlecht, war er verbal verletzend, abwertend und drohte mit Liebesentzug. Schon bald verstand Sabine den Zusammenhang zwischen

dem Alkoholkonsum des Vaters und dessen Stimmungsschwankungen. Jahre später entdeckte sie, dass nicht nur ihr Vater alkoholkrank war, sondern ihre Mutter auch medikamentenabhängig.
Zum Baby ergänzte sie noch folgendes:
Beim ersten Ultraschall in der 12. SSW entdeckte die Gynäkologin ein Hämatom auf der Plazenta. Sie beruhigte Sabine, dass das für das Baby nicht gefährlich sei. Sie sollte es sich gut gehen lassen, sich schonen und in ein paar Wochen wiederkommen. Bei der Kontrolle in der 17. SSW war alles unauffällig, das Hämatom hatte sich zurückgebildet. Ab diesem Zeitpunkt spürte Sabine erste Kindesbewegungen. Beim Ultraschall in der 22. SSW stand das Geschlecht des Kindes fest, ein Bub. Sabine war überglücklich, ihr heimlicher Wunsch war in Erfüllung gegangen.

Bindungsanalyse

Die Babystunden gestalteten sich schwierig. Limitierender Faktor war die Zeit. Jedes Mal waren so viele Aktualitäten zu besprechen, dass kaum Zeit für die eigentliche Babystunde war. Fast jedes Mal gab es einen neuerlichen Streit mit Dirk. Fast jedes Mal erzählte Sabine wieder von einer unglaublichen Aktion. Sei es nun, dass Dirk mitten in der Nacht betrunken mit der anderen Frau im Arm vor der Tür stand und schreit „Ich habe nix mit ihr. Verdammt nochmal ich schwöre, ich habe nix mit ihr." Sei es, dass Sabine mitten in der Nacht ihre zwei Mädchen alleine ließ, um nachsehen zu gehen, ob ihr Mann wirklich, wie er behauptet, mit seinen Freunden in einem Lokal in der Nähe war. War er, allerdings war die andere Frau auch dabei. Die Erleichterung, dass er zumindest in diesem Fall die Wahrheit gesagt hatte, hielt sich in Grenzen.
Die tatsächliche Babyzeit in den Stunden war kurz, intensiv und berührend. Sabine hatte schon in der ersten Stunde direkten Kontakt mit dem Kind. Die Gebärmutter war weich, sonnig und kuschelig. Sabine legte sich um die Gebärmutter herum und schmolz durch sie hindurch, sodass sie nun wie eine zweite Fruchtblase um das Baby herumlag. Sie berührte ihr Kind, streichelte es behutsam und war einfach da. Das Baby mochte das sehr, es leuchtete hell, alles war warm.
Sabine erzählte ihrem Kind von sich: „Manchmal bin ich traurig und weine. Manchmal bin ich fröhlich und lache, wenn die Mädchen etwas Lustiges machen oder wenn du strampelst. Oft mache ich mir Sogen. Werde ich das schaffen?" Das Baby schaute sie dabei unverwandt an.
Ich fragte nach den Gefühlen das Babys. Sabine lauschte in sich hinein. „Das Baby ist unruhig, es fragt, ob es jetzt zu uns gehört." Sie begann zu weinen. Ich beschloss hier fürs Erste recht direktiv zu sein und leitete Sabine an, ihrem Baby folgenden Satz zu sagen: „Es tut mir so leid, dass *ich* nicht weiß, wo du dazu gehörst." Das Baby wurde ruhiger, Mutter und Kind berührten einander an den Händen. Wieder gab ich einen Satz vor. „Ich wollte dich unbedingt. Und es war mir egal, wer dein Vater ist." Und wieder weinte die Mutter, „Ja, genau so war es." Nach diesem überraschend intensiven Einstieg geriet die Babyarbeit etwas ins Stocken.

In den nächsten Stunden kam Sabine regelmäßig 15 bis 20 Minuten zu spät, sie wirkte abgehetzt und erschöpft. Oft war einfach nur ressourcenorientierte Arbeit möglich.

Drei Wochen später gab es wieder einen echten Babykontakt. Sie nahm ihr Baby auf den Arm, streichelte es am Kopf und wiegte es hin und her. „Ich muss mich sehr konzentrieren, um da so dabei zu bleiben, aber ich versuche einfach da zu sein." Das Baby war aufmerksam und nahm gierig auf, was die Mutter an Zeit mit ihm verbrachte.

Ich leitete Sabine an, dem Baby immer wieder einfache und ehrliche Worte für ihre Gefühle zu geben. Hier hieß es in erster Linie Verwirrungen und Vermischungen aufzulösen. Was wären meine Gefühle dem Baby gegenüber, wenn es nur uns beide gäbe? Hier floß die Liebe. „Ich bin dankbar, dass mit der Schwangerschaft alles so gut geht. Ich bin gerne schwanger mit dir. Ich fühle mich schön und gut mit dir. Ich habe dich gewollt, ich freue mich über und auf dich, du bist richtig, genauso wie du bist!"

Was waren meine Gefühle, wenn die möglichen Kindesväter mit ins Spiel kamen? Angst, Unsicherheit, unendliche Trauer, Erschöpfung, bisweilen auch Zorn. „Ich weiß nicht, wer dein Vater ist. Das macht hier im Außen immer wieder große Unruhe, die du sicher spürst. Du bist nicht schuld daran. Egal mit welchem Kind ich schwanger wäre, wäre hier draußen Unruhe und Streit. Das ist, weil die Situation nun mal so ist, wie sie ist. Mit dir persönlich, mit deinem Seelchen, hat das gar nichts zu tun."

Was waren ihre Gefühle in Bezug auf die Zukunft? Auch hier dominierten Angst und Unsicherheit, obwohl Sabine sehr bemüht war, sich zu beruhigen „Ich werde das schaffen, egal wie es ausgeht, irgendwann wird es wieder gut sein. Und dass du da bist, ist jetzt schon gut."

Welche Gefühle hatten die beiden Männer, die das Kind ja unzweifelhaft auch zu spüren bekam? Darüber konnten wir nur spekulieren. Ein großer Teil war sicher Ablehnung, Unsicherheit, Überforderung – ist das mein Kind? Zumindest einmal waren auch Abtreibungsgedanken ausgesprochen worden. „Das lässt du wegmachen, egal von wem es ist."

Was fühlte Dirk dem Kind gegenüber, wenn er mit Sabine schlief? Hoffte er, dass es sein Kind war und irgendwie alles wieder gut werden würde? Hoffte er, dass es nicht sein Kind war und er endlich einen Vorwand hattw, die Beziehung zu beenden? Auch darüber konnten wir nur spekulieren. Was waren nun schlussendlich die Gefühle des Babys?

Immer wenn Sabine in Kontakt mit dem Kind ging, war es aufmerksam, zugewandt, nahm jede Zuwendung der Mutter bereitwillig und beinahe gierig an. Es gab viele ruhige, innige, berührende Momente zwischen Mutter und Baby, wenn der Alltag und die Sorgen im geschützten Rahmen der Bindungsanalyse außen vor waren. Von sich selber gab das Kind nicht viel preis. Ein einziges Mal kam eine Frage, die die Verunsicherung des Kindes widerspiegelte: „Gehöre ich jetzt zu euch?"

Auch die Abschlussstunden gestalteten sich organisatorisch schwierig. Sabine konnte nur zu einem Teil der Stunden persönlich kommen, die restlichen Stunden liefen per Telefon. Etwas, was an und

für sich nicht unüblich ist, denn für viele Hochschwangere ist der Weg zur Bindungsanalyse in den allerletzten Tagen der Schwangerschaft schon recht beschwerlich. In einem gut etablierten Setting lassen sich Babystunden und Abschluss-Stunden ebenso über Telefon oder Skype abhalten. Bei Sabine wurde deutlich, dass es ihr im Telefon-Setting sehr schwer fiel, zur Ruhe und zu sich und somit zum Baby zu kommen.
Die Geburt selber, die bevorstehende Trennung der körperlichen Verbindung, der Übergang in die für das Baby noch unbekannte Welt und die Wiedervereinigung mit der Mutter – all diese Themen sind für Mutter und Kind interessant, aber irgendwie auch selbstverständlich.
Sabine hatte bereits zwei Kinder geboren, sie musste sich nicht auf völliges Neuland begeben. Das Baby wirkte der Außenwelt gegenüber gleichgültig, interessiert war es nur an der Mutter und an den Erzählungen über die beiden älteren Schwestern, die sehr neugierig waren und sich – trotz der Beziehungskrise der Eltern – sehr auf das Baby freuten.
Im Vordergrund stand immer wieder die Angst der Mutter vor dem, was nach der Geburt sein würde. Welches Ergebnis der Vaterschaftstest bringen würde und was das dann für sie und ihre Ehe bedeuten würde.
Die Geburt selber verlief – wie auch Sabines vorangegangene Geburten – schnell und unkompliziert. Die Wehen begannen in der Früh, die beiden großen Mädchen gingen zur Schule. Sabine fuhr frühzeitig ins Spital, um nicht, wie bei ihrer zweiten Tochter, noch im Auto von den Presswehen überrascht zu werden. Eine halbe Stunde nach Ankunft im Spital war das Baby da. Wie erwartet war es ein kleiner Bub. Er war kerngesund. Dirk war bei der Geburt dabei, aber sehr zurückhaltend. So als ob er sich beide Optionen offenhalten wollte: Wenn es sein Kind wäre, dann war er dabei, so wie es sich gehörte. Wenn es nicht sein Kind wäre, dann hatte er sich nicht großartig daran beteiligt. Danach fuhr er zur Arbeit, die beiden Mädchen gingen am Nachmittag zu Freunden, Sabine ging noch am gleichen Tag ambulant nach Hause.
Der Alltag zuhause war gut organisiert: Sabines Freundinnen brachten abwechselnd warmes Essen und versorgten in den ersten paar Tagen den Haushalt. Zusätzlich kam zwei Mal pro Woche eine Putzfrau und eine Familienhelferin.

Sechs Wochen nach der Geburt kommt Sabine zum ersten Follow-up.
Der Vaterschaftstest hatte ergeben, dass Uwe nicht der Vater ist. Das bedeutete im Umkehrschluss, dass Dirk der Vater war. Wider Erwarten hatte das die Situation zuhause nicht entspannt. Es gab bisher kein klärendes Gespräch zwischen den Eheleuten, in dem Sabine einfach offengelegt hätte, was der Vaterschaftstest ergeben hatte.
Obwohl sie wusste, dass ihr Mann wusste, dass sie sich zum fraglichen Zeitpunkt regelmäßig mit Uwe getroffen hatte, scheute sie sich, offen auszusprechen, dass Zweifel an der Vaterschaft bestanden

hatten, die aber jetzt mit einem Test aus der Welt geräumt waren. Nur sehr indirekt machte sie Andeutungen, dass der kleine Bub Dirk sehr ähnlich sehe.
Dirk war nach wie vor unzugänglich und traf sich weiterhin mit der anderen Frau. Um seine Mädchen kümmerte er sich zuverlässig, von dem kleinen Buben hielt er sich fern.
Sehr klar gab ich Sabine zu verstehen, dass sie die Vaterschaft ganz offen klären müsse. Anspielungen auf äußere Ähnlichkeiten könnte Dirk auch andersrum verstehen: Nämlich, dass entweder noch immer nicht klar war, von wem das Kind war, oder dass es tatsächlich von Uwe war, und Sabine versuchte, ihm das Kind unterzuschieben.

Sechs Monate nach der Geburt kommt Sabine zum zweiten Follow-up.

Noel, so der Name des kleinen Jungen, hatte sich prächtig entwickelt. Er war ein unkompliziertes Baby, nach wie vor voll gestillt und weinte kaum einmal. Er liebte es, wenn seine Schwestern mit ihm spielten, ansonsten brauchte er nicht viel, konnte sich erstaunlich lange bereits mit sich selber beschäftigen. Was er denn da so machen würde, wenn er sich mit sich selber beschäftigte, fragte ich Sabine. „Ach, oft macht er gar nichts Spezielles, sondern liegt einfach nur und schaut."
Auf Beziehungsebene hatte sich nicht viel verändert. Sabine hätte sich gerne mit Uwe getroffen, tat es aber nicht. Mittlerweile wusste sie, dass er kurzfristig irgendeine Sehnsucht in ihr stillte, ihr aber langfristig nicht gut tat. Sie vermutete, dass Dirk sich von der anderen Frau getrennt hatte – oder sie sich von ihm – jedenfalls hatten ihr Freundinnen erzählt, dass die Frau neuerdings mit einem anderen Mann zu sehen war.
Die Eheleute hatten einander nicht viel zu sagen. Über den Vaterschaftstest wurde niemals offen gesprochen, Dirk hatte die Vaterschaft indirekt anerkannt, indem er in der Geburtsurkunde als Ehemann der Mutter automatisch auch als Vater des Kindes angeführt wurde. „Wir spielen Familie", nannte Sabine den Zustand recht treffend.
Ich bot an, dass sie sich weiterhin jederzeit an mich wenden könne. Mit meinem Hintergrund als Mediatorin, systemischer Coach und dem Wissen aus der Pränatalpsychologie fühlte ich mich in der Lage, bei Bedarf sowohl auf Paarebene als auch für das nunmehr geborene Kind hilfreich sein zu können.

Das Abschluss-Statement zur Bindungsanalyse

Im geschützten Rahmen der Bindungsanalyse konnte die Mutter eine innige Beziehung zu dem Baby aufbauen. Etwas, wofür im Alltag mit zwei Kindern und so viel Unsicherheit und Leid in der Liebesbeziehung kaum Platz war. Die Ambivalenzen, die das Kind zu spüren bekommt, konnten aufgedeckt und zugeordnet werden. Die Geburt war gut verlaufen und das Kind konnte sich ausreichend regulieren.

Im Verborgenen blieb jedoch ein großer Teil der Hintergrundgeschichte der Mutter: Warum von Anfang der Ehe an gleichzeitig diese Außenbeziehung? Nach wem sehnte sich die Mutter wirklich? Der sehnliche Wunsch, hochschwanger zu heiraten: „Alle sehen, dass es dem Baby gut geht und ich habe fix jemanden an meiner Seite, der für immer bei mir bleibt."
Hier konnte aus pränatalpsychologischer Sicht ein verlorener Zwilling vermutet werden. Ein Schicksal, das die Mutter mit ihrem Sohn vielleicht teilte: Das Hämatom in der Plazenta zu Beginn der Schwangerschaft könnte ein Hinweis auf eine ursprüngliche Zwillingsschwangerschaft gewesen sein. In diese Tiefe der eigenen Geschichte einzutauchen war im Rahmen dieser Bindungsanalyse allerdings nicht möglich, die psychische und seelische Kapazität der Mutter war mit der Bewältigung des Alltagsgeschehens mehr als ausgelastet.

Der Nachtrag

Jahre später meldete sich Sabine wieder bei mir und erzählte mir folgende Geschichte:
Ihr Sohn war jetzt bald vier Jahre alt. Er war ein stilles, in sich gekehrtes Kind, sehr unkompliziert, aber viel unzugänglicher, als seine zwei großen Schwestern. Zwei Mal schon wurde Sabine in Noels Kindergarten bestellt, weil sich die Erzieherinnen Sorgen um das Kind machten. Noel nahm nicht gerne an gemeinschaftlichen Aktivitäten teil.
Im Sesselkreis saß er oft außen, manchmal mit dem Rücken zu den anderen Kindern und starrte aus dem Fenster. Er wäre dann kaum zu erreichen. Auch sonst verbrachte er viel Zeit in seiner Fantasiewelt, die er mit niemandem teilte. Er hatte zwar Freunde, mit denen er auch mal wilde Spiele spielte, er ließ sie jedoch nie an seinen Fantasiespielen teilnehmen. Eine der Erzieherinnen fragte im Hinausgehen, ob Sabine schon einmal daran gedacht hätte, Noel psychologisch untersuchen zu lassen, eventuell im Hinblick auf einen beginnenden Autismus?
Sabine war empört. In ihrer Ratlosigkeit kontaktierte sie eine Energetikerin, die angeblich auch mit nicht anwesenden Personen in Verbindung treten konnte. Auf Noels Verhalten hin angesprochen erklärte sie Sabine, sie spürte, dass Noel ein sehr empfindsames und sensibles Kind sei. Er könnte mit Geistern und Energiewesen kommunizieren. Prinzipiell könnten das alle Kinder, die meisten würden diese Gabe allerdings schon bald verlernen oder verdrängen. Sabine sollte sich keine Sorgen machen, sondern Noel bestärken und diese feinstofflichen Wahrnehmungen als Teil des Lebens ihres Sohnes anerkennen. Welch ein Segen, so einen sensiblen Buben in der heutigen Zeit ins Leben begleiten zu dürfen.
Zur gleichen Zeit machte Sabine eine Familienaufstellung. Diesen Tipp hatte sie von einer Freundin bekommen, die meinte, ihre „Männergeschichten" könnten mit einem nicht aufgelösten Vaterthema zusammenhängen. In der Aufstellung suchte Sabine zunächst Repräsentanten für ihre Kernfamilie aus – also für sich selber, für ihren Mann und ihre drei Kinder – und stellte diese auf. Sabines

Repräsentantin gab bald die Rückmeldung, dass noch jemand fehlte.
Sabine stellte noch einen Mann dazu, in der (familiensystemisch gesehen richtigen) Annahme, dass auch ihre langjährige Affäre Uwe zum System gehörte. Sabines Repräsentantin war zufrieden „Mit dem habe ich zwar keine Beziehung, aber er gehört hier her." Der Repräsentant von Sabines kleinem Sohn beharrte darauf, dass auch neben ihm noch jemand fehlte. Obwohl oder weil hier Unklarheit herrschte, arbeitete die Aufstellungsleiterin dann mit Sabines Herkunftsfamilie weiter, also mit ihren Eltern, Geschwistern und Großeltern.
Zum Abschluss gab sie ihr noch einen Auftrag mit „Es gibt da zwei Menschen in deinem System, von denen du noch gar nicht weißt, dass es sie gibt. Einer hat etwas mit dir zu tun, einer mit deinem Sohn. Ob du vor oder nach deinem Sohn noch eine Fehlgeburt oder Abtreibung hattest, das kannst nur du wissen. Aber frag doch mal deine Mutter, ob es da vor dir noch ein Kind gab. Du bist eine Nachzüglerin, das wäre nicht so unwahrscheinlich, dass deine Mutter da vor dir noch eine Fehlgeburt oder Abtreibung hatte, von der du gar nichts weißt."
Sabine besuchte also ihre Mutter im Altersheim und stellte ihr, nachdem sie ihr erklärt hatte, warum sie das wissen wollte, recht direkt - wie es ihrer Art entspricht - die Frage nach einem unbekannten Geschwisterkind. Im ersten Moment beteuerte die alte Dame, sie war mittlerweile fast 90 Jahre alt, dass es da kein weiteres Kind gegeben hatte. Vor allem die Frage nach einer möglichen Abtreibung verbat sie sich. Aber dann wurde sie ganz still. Sabine hatte die Antwort ihrer Mutter auf ihrem Mobiltelefon aufgenommen, ich möchte sie hier wörtlich wiedergeben.
„Weißt du Sabine, ich hab immer geglaubt, dass ihr zwei seid. Ein Maderl und ein Bub hab ich mir gedacht. Sogar einen Namen hab ich schon gehabt. Sascha hätt er geheißen. Das war damals modern. Nicht Alexander, sondern Sascha. Gesagt hab ich nix, das war ja nicht üblich. Aber als du dann auf die Welt gekommen bist, und da war nur eines, das habe ich gar nicht glauben können.
Tagelang habe ich geglaubt, dass da vielleicht noch ein Kind drinnen ist. Gefürchtet habe ich mich, weil wenn's nicht rauskommt, dann stirbt es am Ende noch. Oder vielleicht ist es schon tot und ist immer noch drinnen. Sagen habe ich nix können, die hätten mich ja für verrückt gehalten.
Aber zwei Wochen später bin ich heimlich zum Doktor gegangen. Dass ich noch so Schmerzen hab von der Geburt, habe ich gesagt. Gehabt habe ich gar nix, ich wollt nur, dass er mich anschaut, weil der hätt' das Kind ja finden müssen. Aber er hat nix gesagt. Alles in Ordnung, hat er gesagt. Ich kann mich noch genau erinnern. Die Gebärmutter ist gut zusammengezogen und bluten tut's auch fast nicht mehr. So ein Junger war das, der hat einfach so Gebärmutter gesagt. In meinem ganzen Leben vorher und nachher hat noch kein Doktor Gebärmutter gesagt. So, hab ich mir gedacht, dann war's also doch nur eins. Und irgendwann habe ich dann gar nimmer dran gedacht. Aber jetzt, wo du mich das fragst, denk ich mir, dass ihr ja doch zwei wart. Ich weiß nicht, wie das war, aber ich weiß, dass es sowas gibt.
Die Oma, deine Oma, also meine Mutter, hat immer von ihrem großen Bruder erzählt, vom Onkel

Wilhelm. Der war ein kleines, schwächliches Kind hat sie immer gesagt. Und immer ist er beim Birnbaum gesessen. Die Tante hat ihr dann einmal erzählt, dass da sein Bruder liegt. Der Onkel Wilhelm hat einen Zwillingsbruder gehabt, aber der war bei der Geburt schon tot. Ganz klein und verrunzelt war der angeblich und weil sie nicht gewusst haben, was sie damit machen sollen, hat ihn die Tante beim Birnbaum eingegraben. Sagen hätte sie nix sollen, aber gesagt hat sie's doch. Zuerst dem Wilhelm, dass dort sein Bruder liegt und später der Oma, dass sie eigentlich zwei große Brüder hätte. So eine Tratschn war das, hat die Oma immer gesagt. Und weißt du was? Ich hab den Wilhelm nicht gekannt, weil bevor der noch richtig erwachsen war, bevor ich auf der Welt war, hat er sich aufgehängt. So, warum habe ich jetzt vom Wilhelm geredet? Hat sich wer umgebracht?"

„Nein, Mama, ich habe dich gefragt, ob du außer mir und dem Leopold und dem Fritz noch Kinder gehabt hast." „Ah ja, genau. Weißt du Sabine, das ist alles so lange her, und mein Hirn spielt nimmer so ganz mit." „Macht nix Mama, du hast schon alles gesagt, was ich wissen muss. Danke Mama, dass du's mir erzählt hast."

Die pränatalpsychologische Arbeit (IPPE Integration von prä- und perinatalen Erfahrungen)

Mit diesen Informationen kam Sabine nun zu mir. Und jetzt konnte das, was sie während der Bindungsanalyse noch so gar nicht sehen konnte, an die Oberfläche kommen. Das hier ist nun eine Sternstunde in der pränatalen Arbeit.

Wie auf dem Silbertablett lag das gleiche Trauma in unterschiedlichen Generationen vor uns. Von Onkel Wilhelm, dem Bruder von Sabines Großmutter, wussten wir mit Sicherheit, dass er einen Zwillingsbruder hatte. Mehr noch, wir wussten, dass er einen intrauterinen Zwillingsverlust erlitten hatte und schwer daran getragen hatte. Er war als Kind klein und schwächlich, etwas was wir häufig bei überlebenden Zwillingen sehen. Er war bewusst oder instinktiv oft am Grab seines Bruders gesessen und hatte sich in seinen späten Teenagerjahren, also einer Zeit der seelischen Instabilität, umgebracht. Im familiensystemischen Jargon würde man das Nachfolgedynamik nennen.

Von Sabine selber konnten wir auf faktischer Ebene nicht mit Sicherheit sagen, dass sie einen Zwilling hatte. Wir konnten uns nur auf ihr Verhalten, ihre Aussagen und ihre Sehnsüchte sowie unsere Interpretation all dessen stützen. Des Weiteren hatten wir die Erzählung von Sabines Mutter, die das Gefühl hatte, mit Zwillingen schwanger gewesen zu sein. Auf pränatalpsychologischer Ebene waren das unübersehbare Hinweise auf einen Zwillingsverlust.

Von Noel wussten wir, dass Sabines Gynäkologin im ersten Ultraschall in der 12. SSW neben dem Embryo noch ein Hämatom in der Plazenta gesehen hatte. Nun wussten wir aus Erfahrung, dass so ein Hämatom ein Hinweis auf einen früh verstorbenen Zwilling sein konnte, der sich zurückbildet und resorbiert wird, sodass am Ende der Schwangerschaft oft nichts mehr davon zu sehen ist. Noels Verhalten alleine wäre schon Hinweis genug – er war still und zurückgezogen, lebte in seiner

Fantasiewelt, wendete sich von den anderen Kindern ab und starrte zum Fenster hinaus.
So erlebten es seine Erzieherinnen im Kindergarten. Aber wie erlebte es Noel selbst? Was, wenn er sich nicht von den anderen Kindern abwendete, sondern sich jemandem zuwendete? Jemandem, den er schon früh verloren hatte? Jemandem, von dem niemand weiß, dass es ihn überhaupt gegeben hatte?
Ich bat Sabine zuerst alleine zu mir zu kommen. Hier war Platz für ihre Geschichte und ihre Sorgen mit Noel. Behutsam arbeiteten wir uns durch ihre Schuldgefühle Noel gegenüber bis zu dem Punkt durch, wo es um ihr eigenes Erleben ging. Gab es einen Zusammenhang zwischen dem, was sie pränatal erlebt hatte und dem, wie sie danach ihr Leben gestaltet hatte?
In einer Regression erlebte Sabine ihre innige Verbundenheit mit ihrem verstorbenen Zwillingsbruder. Sie spürte ihre Sehnsucht nach dieser Verbundenheit, nach dieser Zweisamkeit und ihren Schmerz, sobald sich diese Verbindung lockerte. Sie klammerte sich an den Bruder und geriet in Panik, sobald er sich abwendete. Sie versuchte ihn zurück zu halten, aber sie konnte ihm nicht nachlaufen. Aus sich heraus erkannte sie die Strukturisomorphie in ihren Liebesbeziehungen.
Die Nähe zu ihrem Mann war immer nur für kurze Zeit innig genug, kaum wendete sich dieser ab, klammerte sie sich an ihn und geriet in Panik. Sobald er ging, wollte sie ihn zurückhalten und ihm nachlaufen. Die Sehnsucht nach inniger Nähe war so groß, dass sie sich immer wieder in ihre Affäre zu Uwe flüchtete, wo sie vorübergehend diese bedingungslose Nähe fand.
Stück für Stück las ich in den folgenden Sitzungen meiner Klientin ihre eigenen Aussagen vor, die ich wörtlich mitgeschrieben hatte. Staunend und manchmal kopfschüttelnd über die jetzt plötzlich so offensichtlichen Zusammenhänge und ihre eigene Blindheit begann sie ihr bisheriges Leben aus einem neuen Blickwinkel zu betrachten.
Hier seien exemplarisch nur einige wenige erwähnt, die zum Teil schon oben in der Beschreibung der Bindungsanalyse vorgekommen sind. Der pränatalpsychologisch vorgebildete Leser wird diese Zusammenhänge bereits erkannt haben, hier seien sie nun auch für alle andern offenbart:
Sie wollte sich *„sicher neben Dirk positionieren."*
Bereits die erste Schwangerschaft reaktivierte ihr eigenes Erleben, sie fürchtete ihren Mann zu verlieren. Familiensystemisch würden wir hier von einer klassischen Doppelbelichtung sprechen. Damals hatte sie ihren Zwilling tatsächlich verloren. Im aktuellen Leben fürchtete sie, ihren Mann an eine andere Frau zu verlieren und fand dafür gute Erklärungsmodelle.
Möglicherweise war auch ihr eigenes Leben während der Schwangerschaft – zumindest subjektiv - in Gefahr. Nur eine Blastozyste, die sich gut einnisten kann, die sich *„sicher positionieren"* kann, ist überlebensfähig. *„Alle sehen, dass es dem Baby gut geht und ich habe fix jemanden an meiner Seite, der für immer bei mir bleibt."* „Das Baby" konnte hier für Sabine selber oder für ihren Zwilling stehen.
Sie hätte sich gewünscht, dass es dem Baby gut ging. Dass alle sähen, dass es dem Baby gut ging. In

Wirklichkeit hatte niemand gesehen, dass es beiden Babys schlecht ging. Dem einen ging es schlecht, es starb. Dem anderen ging es schlecht, indem es das Sterben des Zwillings miterlebte und nicht verhindern konnte. Sie wünschte sich jemanden, *„der für immer bei mir bleibt."* Im Gegensatz zu ihrem Zwilling, der sie verlassen hatte.
Später würde ihr Mann sagen: *„Sie hat in der Schwangerschaft so an mir geklammert."* Die Schwangerschaft mit ihrem dritten Kind reaktivierte abermals auf einer vollkommen unbewussten Ebene das Erleben aus der eigenen Schwangerschaft. Hier klammerte sie an ihrem Mann. Damals an ihrem Zwilling.
In der vierten Stunde brachte Sabine ihren Sohn mit. Noel war ein selbstbewusster und sehr zurückhaltender Bursche, der mich aus großen dunklen Augen unverwandt anschaute. Ungerührt lauschte er meiner Erzählung, dass ich ihn schon ein ganz klein wenig aus der Zeit kennen würde, wo er noch ein Baby im Bauch seiner Mutter war.
Ich fragte Sabine, ob sie eine Idee hat, woher Noels Verhalten käme. Sie überlegte lange. Ich stellte die Frage anders: „Was denken Sie, wie fühlt sich Noel, wenn er sich im Kindergarten von den anderen Kindern abwendet?" Jetzt kam die Antwort prompt und ohne zu überlegen: „Einsam."
Ob sie eine Idee hätte, warum sich Noel einsam fühlte. Auch diese Antwort kam sofort „Weil *ich* in der Schwangerschaft so ei…." Hier stockte sie. „einsam war" hätte sie sagen wollen, aber die Worte blieben unausgesprochen. Es war ein magischer Moment. Sabine schaute mich an. Dann Noel. Dann wieder mich. „Er auch?" fragte sie noch ungläubig, aber auf einer tiefen Ebene schon wissend. Ich nickte.
Die restliche Sitzung verlief scheinbar vollkommen unspektakulär. Noel baute sich aus Kissen einen richtigen Berg. Aus meinem Fundus suchte er sich ein kleines Stofftier heraus, das steckte er sich unter sein T-Shirt, dann ließ er sich auf den Kissenberg fallen und begann sich darin einzugraben bis kaum noch etwas von ihm zu sehen war. Dort blieb er bis zum Ende der Stunde. Hin und wieder rief er „Mama" und ist zufrieden, dass seine Mama ihm antwortete.
Inzwischen zeigte ich Sabine Bilder vom Beginn der Schwangerschaft, von der Einnistung der befruchteten Eizelle, erzählte, wie Zwillinge einander wahrnehmen können und sich fühlen, wenn einer der beiden stirbt.
Sabine begann selber die Parallelen zu sehen zwischen ihrem eigenen Zwillingsverlust, aus dem heraus sie eine scheinbar unstillbare Sehnsucht nach Nähe entwickelt hatte, und dem Zwillingsverlustes ihres Sohnes, der Nähe mied, still in sich gekehrt trauerte und in seiner Fantasiewelt seinen Zwilling suchte.
Nach drei weiteren Sitzungen erzählte Sabine, dass Noel – er war nun viereinhalb Jahre alt – jetzt einen besten Freund im Kindergarten hatte, den er gerne auch zu sich nach Hause einlud. Mit Sebastian gemeinsam machten ihm jetzt auch Gruppenaktivitäten Spaß. Ein bisschen schwierig war

es, wenn Sebastian nicht im Kindergarten war. Es ist schon einmal vorgekommen, dass Noel dann geweint und sich geweigert hatte, in den Kindergarten zu gehen. Sabine hatte ihn an diesem Tag wieder mit nach Hause genommen und sich selber in der Arbeit krank gemeldet. Mit unverhohlener Freude erzählte sie, dass das einer der schönsten Tage in den letzten Monaten war – überraschend einen ganzen Vormittag alleine mit ihrem Sohn verbringen zu können.

Abschluss-Statement zum gesamten Fall

Warum so ein langwieriger und komplexer Fall in einem Buch über die Bindungsanalyse, wo doch die Bindungsanalyse hier nur ein kleiner Bestandteil war? Durch meine anderen Ausbildungen sehe ich die Bindungsanalyse eingebettet in eine Vielzahl anderer Therapiemöglichkeiten. In jeder Stunde muss ich entscheiden, welche Intervention nun die hilfreichste im Moment ist.

In diesem Fall waren das statt klassischer bindungsanalytischer Babystunden häufig ressourcenorientierte Coaching-Interventionen. Themen der Mutter und des Babys, die in einer anderen Bindungsanalyse vielleicht angesprochen und hätten aufgelöst werden können, kamen hier nie zur Sprache.

Trotzdem oder gerade deswegen ist dieser Fall in seiner Gesamtheit ein wunderschönes Beispiel für die komplexen Zusammenhänge zwischen den eigenen frühen, pränatalen Erfahrungen und den späteren Lebensentwürfen, denen ich sehr demütig gegenüberstehe.

Kapitel 7

Das Trauma des alleingeborenen Zwillings:

„Es bleibt ein Loch in der Seele“

von ***Christa Balkenhol***

Stellen Sie sich einmal vor, Sie wären zu Beginn Ihres Lebens in der Gebärmutter Ihrer Mutter nicht allein gewesen. Es gab da eine Zwillingsschwester oder einen Zwillingsbruder, oder vielleicht sogar mehrere, die mit Ihnen nicht nur die ersten Stunden Ihres Lebens geteilt haben, sondern vielleicht sogar noch einige oder manchmal viele Wochen nach der Zeugung und Einnistung der befruchteten Eier in der Gebärmutter.
In Österreich und Deutschland beispielsweise erfolgen die ersten Ultraschalluntersuchungen um den Zeitpunkt der zehnten bis zwölften Schwangerschaftswoche (Schwangerschaftswoche gezählt vom ersten Tag der letzten Regelblutung). Zu diesem Zeitpunkt ist der erste Akt des Dramas im Mutterleib bereits vorbei. In der Regel sind keinerlei Anzeichen einer Zwillingsschwangerschaft mehr vorhanden. Meistens absorbiert die Gebärmutterschleimhaut oder der Mutterkuchen den gestorbenen Embryo. Es kommt auch vor, dass der verstorbene Zwilling in den überlebenden Zwilling einwächst.

Peter Bourquin berichtet in seinem sehr empfehlenswerten Buch: „Der allein gebliebene Zwilling“, von den Forschungen des Biologen und Genetikers Charles Boklage, der festgestellt hat, dass mehr als 12 Prozent aller natürlichen Befruchtungen zu Mehrfachschwangerschaften führen. Davon verlieren sich mehr als 76 Prozent vollständig vor der Geburt, rund 22 kommen als Einlinge auf die Welt und etwa zwei Prozent werden als Zwillingspaare geboren. Mit anderen Worten, auf jedes lebende Zwillingspaar kommen mindestens zehn Personen, die ihre Entwicklung als Zwillinge begannen und ihr Geschwister während der Schwangerschaft verloren haben.
Das Tragischste hierbei ist eben die Tatsache, dass oft das Absterben eines Zwillings in den ersten Wochen der Schwangerschaft auftritt und größtenteils unbemerkt bleibt. Dies bedeutet, dass außer dem überlebenden Embryo niemand etwas von dem Vorhandensein eines Zwillings und dessen Tod erfährt. Wenn einer der beiden Zwillinge in den ersten drei Schwangerschaftsmonaten abstirbt, wird er gewöhnlich sehr rasch von der Gebärmutter oder der Plazenta absorbiert und hinterlässt demzufolge keine Spuren. Nur der Überlebende weiß darum und sein Empfinden ist geprägt von der Verzweiflung allein zurückzubleiben. Er hat den ersten und den wichtigsten Menschen in seinem Leben verloren. Das hat dramatische Auswirkungen.
In diesem Zusammenhang eröffnet sich auch eine weitere Problematik, die der starke Anstieg der verschiedensten Methoden der künstlichen Befruchtung mit sich bringt. Die Zahl der Zwillingsgeburten hat sich in diesem Rahmen fast verdoppelt und man kann natürlich davon

ausgehen, dass sich die Anzahl alleingeborener Zwillinge damit auch drastisch erhöht hat und in Zukunft weiter erhöhen wird.
Es ist inzwischen bekannt, dass das Verhältnis von Zwillingen zueinander sehr viel inniger ist, als das zwischen einem Baby und seiner Mutter. Inzwischen wurde auch der Begriff vom „Drama im Mutterleib" geprägt, denn genau das ist es für denjenigen, der überlebt, wenn einer der Zwillinge plötzlich verschwindet oder langsam abstirbt. Welche Gefühle mag das hervorrufen? Grundgefühle von Einsamkeit, Sehnsucht, Traurigkeit, Wut, Schuld, Trauer, Angst haben hier ihren Ursprung.
Wie zu Beginn des Buches ausgeführt, wissen wir heute, dass der Embryo ein bewusstes, fühlendes und interaktives Lebewesen ist.
Versetzen Sie sich einmal gedanklich in die Lage eines Zwillings, der sich am Dasein eines Zwillingsbruders oder seiner Zwillingsschwester in der Gebärmutter freut. Und dann erlebt er, wie dieses innig geliebte Geschwisterkind immer ruhiger, immer weniger wird und schließlich ganz einfach verschwindet. Fühlen Sie einmal in diese Situation hinein. Spüren Sie die Schuldgefühle des Embryos, der allein zurückbleibt und sich schreckliche Vorwürfe macht: „Habe ich meinem Bruder, meiner Schwester Nahrung weggenommen? Trage ich die Schuld, dass er/sie nicht mehr lebt?"
Die Erfahrung, dass der andere plötzlich oder langsam verschwindet, kann sogar Todesängste in dem verbleibenden Zwilling hervorrufen und die Frage „werde auch ich sterben?" wird ihn sehr wahrscheinlich bis zum Ende seiner Zeit in der Gebärmutter begleiten und auch darüber hinaus. Später, im Erwachsenenleben kann das dazu führen, dass er ständig in Angst vor drohenden Katastrophen lebt. Oder sein Leben lang martern ihn unbewusste Schuldgefühlen darüber, dass er es nicht vermochte, den Bruder oder die Schwester zu retten.
Auch das kann sich im Erwachsenenleben so auswirken, dass man sein Leben lang immer wieder versucht, Menschen zu retten und wenn das nicht gelingt, werden die Gefühle aus der primären Verlustsituation getriggert, was einerseits beispielsweise zu Angst- und Panikattacken führen kann, andererseits auch zu schweren Depressionen. Überlebende Zwillinge mit starken Verlustängsten fühlen ihr ganzes Leben lang eine exzessive Verantwortung für das Wohlergehen anderer.
Der überlebende Zwilling entwickelt im Verlauf seines Lebens ausgesprochen pessimistische Überzeugungen und Glaubenssätze über sich selbst, über andere Menschen und das Leben allgemein. Er wird getrieben von der Angst, Menschen, die ihm wichtig sind, zu verlieren. Er hat permanent das Gefühl, sich doppelt anstrengen zu müssen, um das Leben zu verdienen. Später, wenn er entdeckt hat, dass er ein überlebender Zwilling ist, wird ihn sehr lange die Frage verfolgen: „Warum durfte, warum sollte ich überleben, und nicht mein Bruder/meine Schwester?"
Seit den neunziger Jahren werden das Phänomen des verschwundenen Zwillings und die Auswirkungen des Zwillingsverlusts auf den Überlebenden intensiv erforscht. Die Betroffenen leiden oft ihr ganzes Leben lang unter den vielfältigen und zum Teil auch schwerwiegenden Folgen: Dazu

gehören auch die unerklärlichen Gefühle, nicht ganz zu sein, nie gut genug zu sein, immer für zwei arbeiten zu müssen, oder zum Beispiel ständig auf der Suche nach dem perfekten Lebenspartner zu sein, dem Seelenpartner, der der verlorene Zwilling sicher war.

Beziehungsängste und -probleme herrschen nicht selten bei überlebenden Zwillingen vor. Engere Beziehungen werden entweder stets vermieden, weil die Angst, wieder einen geliebten Menschen zu verlieren, allgegenwärtig ist oder das gegenteilige Verhaltensmuster herrscht vor in Form von exzessivem Anklammern an andere Menschen. Die Gesamtsymptomatik von überlebenden Zwillingen ist ausgesprochen facettenreich!

Ein weiteres Phänomen des überlebenden Zwillings ist eine gewisse Verwirrung in Bezug auf die eigene Identität. Sie wird verstärkt auftreten, wenn der andere Zwilling vom anderen Geschlecht war. Therapeuten, die Klienten mit Zwillingsverlust betreuen, schildern einhellig, dass es in einem solchen Fall zu einem seelischen Wechselspiel zwischen den beiden Geschlechtern kommt. Das führt zu Frauen mit starken männlichen Anteilen oder zu Männern mit sehr starken weiblichen Anteilen. Nur das Wissen um die Ursache der genannten Phänomene kann Erleichterung bringen.

Es ist heutzutage mithilfe der unterschiedlichsten therapeutischen Techniken möglich, sich in der sogenannten Regression (behutsames, langsames ‚Zurück-Gehen' in die eigene vorgeburtliche Lebenszeit zwecks Bearbeitung der erlebten Traumata) an Zustände zu erinnern und sich Ereignisse ins Bewusstsein zu holen, vor allem wenn sie in der Zeit der eigenen Schwangerschaft und Geburt geschehen sind.

Wissenschaftler aus vielen Fachbereichen sind sich inzwischen klar darüber, dass sich unser Körper an Ereignisse und Erlebnisse erinnert, die vor unserer Sinneswahrnehmung liegen. Der ungeborene Mensch entwickelt die Fähigkeit, unmittelbar nach der Zeugung auf Umwelteinflüsse zu reagieren. Das zentrale Nervensystem des Limbischen Systems ist bereits vier Wochen nach der Zeugung partiell entwickelt. Es speichert die für das Überleben notwendigen Emotionen und ist zugleich auch maßgebend für die Speicherung und Wiedergabe von Erinnerungen.

Mit der Fähigkeit auf Umwelteinflüsse zu reagieren ist die Fähigkeit, Erfahrungen im Gedächtnis für den späteren Gebrauch zu speichern, verbunden. Untersuchungen haben gezeigt, dass Ungeborene sehr früh traumatische Erfahrungen im Körpergedächtnis speichern. Auf der Fähigkeit, Erfahrungen zu speichern und auch zu erinnern beruht die Art und Weise, wie und welche Entscheidungen wir treffen. Jeder Verlust, jedes Trauma, jedes positive und negative Erlebnis ist in unserem Hirn und in jeder Zelle unseres Körpers gespeichert.

Wie können alleingeborene Zwillinge das in der Gebärmutter erlebte Trauma auflösen? Der erste und wichtigste Schritt besteht darin, es ans Licht zu bringen. Eine mentale Reise in die Gebärmutter im Rahmen einer Hypnose-, Regressions- oder körperorientierter Therapie oder eine Familienaufstellung kann hier Abhilfe schaffen. Der Betroffene durchlebt mit Hilfe und

Unterstützung eines geeigneten Therapeuten ein zweites Mal das erfahrene Trauma, hat aber als Erwachsener andere Ressourcen, um damit heilsam umgehen zu können. Sich bewusst zu werden, dass man ein alleingeborener Zwilling ist, erleichtert ungemein und trägt dazu bei, dass krankmachende Symptome verschwinden.

Peter Bourquin nennt in seinem zuvor zitierten Buch acht Schritte für die Bewältigung eines Heilungs- und Integrationsprozesses. Als erstes braucht es die Entdeckung, dass man ein überlebender Zwilling ist, was vielleicht zuerst nur eine vage Vermutung war. In einem zweiten Schritt gelangt man zur Gewissheit, dass die Vermutung der Realität entspricht, was gefolgt werden muss vom Akzeptieren dieser Wirklichkeit. Der dritte Schritt betrifft den Aufbau einer imaginären Beziehung zu dem verlorenen Zwilling. Man kann ihm oder ihr einen Namen geben und nimmt mental und emotional Kontakt mit seiner Zwillingsseele auf.

Der schmerzliche Verlust muss praktisch emotional noch einmal erlebt werden. Der nächste entscheidende Schritt ist die Anerkennung der Existenz seines Zwillings, wodurch der Überlebende die Möglichkeit erhält, sich endlich von ihm abzugrenzen. Auf diese Weise kann eine unbewusste Identifizierung mit dem gegangenen Zwilling überwunden werden und es wird leichter fallen, sich von ihm zu verabschieden.

Bei einem fünften Schritt gilt es zu reflektieren, inwieweit der Zwillingsverlust dazu geführt hat, dass man sein Leben auf eine bestimmte Art und Weise lebt. Vielleicht ist man sehr häufig umgezogen, leidet unter Depressionen, Erschöpfungszuständen bis hin zum Burn-Out, sabotiert rasch neue Partnerschaften oder vermeidet generell neue Beziehungen. Die Reflektion darüber bewirkt, dass man zur Ruhe kommt und sich nicht weiter auf eine sinnlose und fruchtlose Suche begeben muss.

Beim sechsten Schritt sollte man sich liebevoll seinem inneren Kind zuwenden, das Kind, das damals den Verlust erlebt hat. In dem Prozess lernt man, sich selber Trost zu spenden, Verständnis für die Trauer zu zeigen und vorhandene Resilienzen anzuzapfen. Mit dem siebten Schritt geht die Ablösung einher oder wie Peter Bourquin es beschreibt: „Es kann sehr heilsam sein, sich vom toten Körper seines Zwillings mittels eines Rituals oder eines symbolischen Begräbnisses zu verabschieden. Eine solche Handlung ist eine tiefgehende Geste der Annahme und der Liebe. So kommt die Trauerarbeit des Betreffenden um das Fehlen seines Zwillings an seiner Seite im realen Leben allmählich zu seinem Abschluss."

Der achte Schritt schließlich führt in ein neues Leben. Man hat die Trauer über den Verlust noch einmal erlebt, hat sie als Erwachsener mit Hilfe anderer Ressourcen bewältigt, sich von dem verschwundenen Zwilling verabschiedet und kann sich jetzt endlich einem neuen Leben zuwenden, einem Leben ohne Trauer, Angst und Schuld.

In ihrer Forschungsarbeit: „Der verschwundene Zwilling" hat die Österreicherin Hildegard Ehgartner eine Liste mit Indikatoren erstellt, die auf den Verlust eines Zwillingsgeschwisters hinweisen können:

- „Zwillinge in der Familie: Die Anlage zu ein- und zweieiigen Zwillingen wird meist vererbt.
- Ovulationsstimmulierende Medikamente: Auch in Familien, wo bisher keine Zwillinge waren, können solche Medikamente zu Zwillings- oder Mehrlingsschwangerschaften führen.
- Überdurchschnittlicher Taillenumfang im erste Trimester: Das erste Anzeichen einer Zwillingsschwangerschaft kann eine rasche Zunahme des Taillenumfanges von Beginn der Schwangerschaft an sein.
- Zwischenblutungen im ersten Trimester: Eine drohende Fehlgeburt mit Blutungen, bei der der Muttermund geschlossen bleibt und die Schwangerschaft weiter bestehen bleibt, ist ein sicheres Anzeichen einer Zwillingsschwangerschaft.
- Abtreibung: Wenn nach versuchter Abtreibung die Schwangerschaft weiter bestehen bleibt.
- Ultraschallbilder: Ultraschallbilder sind ein unwiderlegbarer Beweis.
- Ereignisse während der Schwangerschaft: Traumatische Erlebnisse während der Schwangerschaft wie Unfälle, Infektionen, chirurgische Eingriffe, oder extremer emotionaler Stress können zum Tod des schwächeren Kindes führen.
- Steißgeburten: Eine Steißgeburt kann das Anzeichen für einen verschwundenen Zwilling sein, wenn noch andere Anzeichen dazu kommen. Überlebende Zwillinge, bei denen bekannt ist, dass ein Zwilling verschwunden ist, haben überdurchschnittlich oft eine schwere Geburt.
- Eine abnormale Plazenta: Zwei Plazenten, eine überdurchschnittliche dicke Plazenta, Nebenplazenta.
- Anhängsel an der Plazenta: Zusätzliche Nabelschnuransätze oder Chorions, Knötchen.
- Fetus papyraceous: Der mumifizierte Körper des verstorbenen Zwillings kommt mit der Plazenta zum Vorschein.
- Der Fetus im Fetus: Bei Zwillingen, die sehr früh versterben, kommt es vor, dass der andere Zwilling ihn in seinem Körper absorbiert.
- Dermoidzysten: Wenn Stammzellen eines verschwundenen Zwillings im Körper des Überlebenden zu wachsen beginnen, kann es vorkommen, dass sie Zähne oder Haare enthalten.

- Spiegelbildliche Organe: Organe, die sich auf der falschen Körperseite befinden (Herz auf der rechten Körperseite) ist das Anzeichen eines Spiegelzwillings. Auch Linkshändigkeit kann das Anzeichen eines verschwundenen Zwillings sein.
- Doppelt angelegte Organe: Zweifache Gebärmutter, zusätzliche Finger oder Zehen, zusätzliche Knochen etc.
- Zwitter: z. B. Männer mit zusätzlichen weiblichen Geschlechtsorganen
- Unterschiedliche Gensätze: Wenn Erwachsene unterschiedliche Gensätze in ihrem Körper haben.
- Cerebrale Lähmung: Untersuchungen haben gezeigt, dass die Ursache einer angeborenen Cerebralen Lähmung (Cerebral palsy) ein verstorbener Zwilling sein kann, der die Blutversorgung mit dem Überlebenden geteilt hat."

Althea Hayton, Begründerin der Organisation „Womb Twin Survivors", hat einen Katalog von Fragen ausgearbeitet, deren Ankreuzen mit Ja Aufschluss über die Wahrscheinlichkeit, ein überlebender Zwilling zu sein, gibt: Ich…

- leide unter Depressionen.
- habe Angst davor, verlassen oder zurückgewiesen zu werden.
- habe mehr als einmal in meinem Leben an Selbstmord gedacht.
- habe Angst im Dunkeln.
- habe zuweilen das Gefühl, dass ich mit dem Leben nicht fertig werde.
- bin mein ganzes Leben lang auf der Suche nach etwas gewesen, aber ich weiß nicht, was es ist.
- beginne eine Beziehung immer sehr intensiv, aber später sabotiere ich sie irgendwie.
- bin eine Frau, aber ich habe eine starke männliche Seite.
- bin ein Mann, aber ich habe eine starke weibliche Seite.
- trauere sehr tief und sehr lange, wenn jemand, der mir nahesteht, oder ein geliebtes Haustier stirbt.
- fühle mich tief in mir extrem verletzlich.
- fühle mich sehr schnell gelangweilt.
- denke oft über den Tod oder das Sterben nach.
- nehme freiwillig an besonderen Aktivitäten teil, die das Risiko bergen, meine Gesundheit oder mein Wohlbefinden zu schädigen.
- habe mein ganzes Leben vorgegeben, jemand anderer zu sein, wohl wissend, dass dies

nicht mein wirkliches Selbst ist.
- fühle den Schmerz anderer, als wäre er mein eigener.
- fühle mich tief in mir oft allein, selbst inmitten von Freunden.
- fühle mich schlecht, wenn es mir nicht gelingt, das Leiden anderer zu lindern.
- habe oft Einschlafstörungen, selbst wenn ich sehr müde bin.
- bin immer sehr aktiv, mache immer zu viel und mehrere Dinge gleichzeitig.
- habe zwei ganz unterschiedliche Seiten meines Charakters.
- fühle mich mein ganzes Leben lang irgendwie unvollständig.
- verbringe sehr viel Zeit damit, zu mir selber im Spiegel zu sprechen.
- fühle ich mich sehr verletzt, wenn ich verletzt werde.
- bin ein Perfektionist.
- tendiere dazu, an Dingen festzuhalten.
- empfinde in meinem ganzen Leben eine große Leere in mir.
- fühle mich immer angetrieben von „müssen" und „sollen".

In der Bindungsanalyse wird die Schwangere dazu angeregt, bei einer mentalen Reise in die Gebärmutter nach den Spuren eines verschwundenen Zwillings zu suchen, wenn Symptome auf einen derartigen Verlust hindeuten. Oft gibt es an einer Stelle in der Gebärmutter einen schwarzen Fleck, vor dem der überlebende Zwilling zurückschreckt.
In einem solchen Fall kann die werdende Mutter ihrem Baby erklären, dass sie um die Existenz eines gegangenen Brüderchens oder Schwesterchens weiß. Wenn beide gemeinsam diesen Verlust betrauern, kommt das ungeborene Baby nicht mehr mit der Belastung durch eine derartig traumatische Erfahrung auf die Welt.
Ist die Schwangere selber ein alleingeborener Zwilling, ermöglich ihr eine mentale Reise in die Gebärmutter ihrer Mutter, sich mit diesem Verlust ebenfalls auseinanderzusetzen, indem sie ihn erst wahrnimmt, ihn gefühlsmäßig nachempfindet, die Trauer darüber zulässt, um sich dann letztendlich von ihrem vorgeburtlichen Begleiter zu verabschieden.

8. Fallgeschichte: „Unerwünscht(es) im Puppenheim"

von ***Gerda Kosnar-Dauz***

Es ist ein langer Weg, eigene traumatische Erfahrungen als solche anzuerkennen, wenn ein Trauma im Familienverband ausgeblendet wird.

Fakten

Bettina war zum Zeitpunkt der Schwangerschaft 33 Jahre alt. Sie ist verheiratet und arbeitet im Bereich Anästhesie und Intensivmedizin. Es war ihre erste Schwangerschaft, ein Mädchen, und sie kam, weil sie die positiven Auswirkungen auf medizinischer Ebene (leichtere Geburt, niedrigere Kaiserschnittrate) ansprechen.

Vorgeschichte

Bettina ist das, was man im Allgemeinen wohl als Tausendsassa bezeichnen würde: Jung, schön, attraktiv, intelligent. Immer perfekt gekleidet und frisiert, bis zum Ende der Schwangerschaft sah ich keines ihrer Kleidungsstücke zweimal. Sie war sich ihrer Ausstrahlung bewusst und setzt diese, wie sie selber sagte, gekonnt ein.

Sie hatte in der Schule und im Studium immer gute Noten, war in ihrer Jugend Leistungssportlerin und hat neben ihrer eigentlichen Ausbildung noch zahlreiche Zusatzausbildungen absolviert. „Wir hatten als Kinder ein unglaubliches Freizeitprogramm. Ich hatte immer einen Plan." Für einen großen Teil ihrer Ausbildung war sie im Ausland, das war für die Ehe durchaus eine Belastung. Mit Eintreten der Schwangerschaft siedelte Bettina wieder zu ihrem Mann über, etwas, was beide herbeigesehnt hatten, was jedoch nicht ganz reibungsfrei war.

Bettina ist das jüngste von drei Kindern. Die beiden ersten Schwangerschaften der Mutter waren schwierig, sie hatte bei wiederholten Frühgeburtsbestrebungen beide Male eine Cerclage (operativer Verschluss des Gebärmutterhalses, um eine Frühgeburt zu verhindern), musste viel liegen und sollte auf ärztlichen Rat hin nicht mehr schwanger werden. Wenige Monate nach der zweiten Geburt war sie allerdings ungeplant mit meiner Klientin schwanger.

Die Mutter der Schwangeren, also die Großmutter meiner Klientin, hatte Angst um das Leben ihrer Tochter und drängte massiv auf eine Abtreibung dieses dritten Kindes. Die Schwangerschaft wurde nicht abgebrochen, verlief aber belastet: Die Schwangere hatte ein Kleinkind und einen Säugling zu versorgen, der Vater der Schwangeren erkrankte während der Schwangerschaft lebensgefährlich. In der 20. SSW kam es wie auch schon in den vorangegangenen Schwangerschaften zu Blutungen, eine Frühgeburt wurde mittels abermaliger Cerclage verhindert. Die tatsächliche Geburt meiner Klientin wurde dann an einem Feiertag eingeleitet, der zuständige Arzt war im Dienst und hatte gerade Zeit dafür.

Wenn wir noch eine Generation zurückgehen, sehen wir eine ähnliche Geschichte: Die Großmutter meiner Klientin durfte ihr viertes Kind, einen kleinen Jungen, nicht austragen. Sie hatte eine Multiple Sklerose entwickelt, die Schwangerschaft wurde als (lebens)bedrohlich betrachtet und schließlich abgebrochen. Ob um dieses Kind jemals getrauert wurde, wissen wir nicht. Nur eine die Emotionen verdrängende Aussage ist überliefert: Die Großmutter, die ihr Kind abtreiben musste, sagte zu ihrer fünfjährigen Tochter auf die Frage, warum dieses Baby nicht kommen durfte „Willst du ein Geschwisterl haben oder mich?" Genau diese damals fünfjährige Tochter würde ihre eigenen Kinder nur mit Mühe austragen können. Und genau von dieser Tochter wurde verlangt werden, sie solle das jüngste Kind doch abtreiben.

Aktuelle Geschichte

Bettina kam in der 21. SSW zum ersten Mal zu mir. Die Anamnese war zeitintensiv, mehrere Stunden entfielen wegen bereits geplanter Urlaube und so starteten wir ungewöhnlich spät erst in der 28. SSW mit den Bindungsanalysestunden. Das Baby war geplant und erwünscht, die Schwangerschaft jedoch mit diversen Ängsten, vor allem Verlustängsten belastet. Von Anfang an zeigte sich eine deutliche und über lange Zeit hinweg völlig unreflektierte Vermischung des eigenen (noch unbewussten) pränatalen Erlebens mit der aktuellen Schwangerschaft. Drei voreilig gemachte Frühtests verliefen negativ, das Gefühl dazu war: „Oh Gott, dann hab ich entweder einen Tumor oder HIV".

Das Baby wurde also als etwas (Lebens)Bedrohliches betrachtet. Genauso wurde meine Klientin von ihrer Großmutter betrachtet: Potentiell lebensbedrohlich für ihre eigene Mutter. Erst der vierte Schwangerschaftstest war positiv, die Freude ist groß, aber nicht unbelastet: „Oh Gott, jetzt musst du aber bei mir bleiben." Innerlich stellte ich mir die Frage: Twinloss? (Zwillingsverlust). Wer hatte wen verloren? Die Blutungen der Mutter meiner Klientin könnten ein Hinweis auf einen Zwillingsverlust sein.

In der Folge kam es in der fünften SSW zu einer gravierenden medizinischen Komplikation: Bettina hatte während eines anspruchsvollen Dienstes plötzlich neurologische Ausfälle: „Will mir das Baby etwas Böses?" Die nachfolgende Abklärung blieb ohne Ergebnis, als fragliche Diagnose blieb eine vorübergehende Durchblutungsstörung im Zusammenhang mit der Schwangerschaft im Raum stehen. Das Baby schien tatsächlich auch eine (lebens)bedrohliche Komponente zu haben. Glücklicherweise gab es im späteren Verlauf der Schwangerschaft keine weiteren ernsthaften medizinischen Komplikationen.

Bindungsanalyse

In der Bindungsanalyse ging es von Anfang an immer wieder um Ängste. Angst vor Panikattacken, vor Spinnen, im Dunklen oder in engen Räumen, vor Krankheit, vor Verlusten im Allgemeinen, vor

Verlusten von Familienangehörigen. Angst, das Baby zu verlieren und schließlich Angst, dass sich die Ängste negativ auf das Baby auswirken könnten.

Mit jeder einzelnen dieser Ängste könnte man nun arbeiten, aber ich suchte nach dem kleinsten gemeinsamen Nenner. Wo war der Punkt mit dem größten Heilungspotential? Die Emotion hinter all diesen Ängsten war Traurigkeit. Wo kam sie her? „Aus der Familie. Das war immer schon so und ist ganz tief in mir drinnen." Wen betrauerte sie? Eher männlich oder eher weiblich? „Eher weiblich." Auch hier lag die Vermutung nahe, dass Bettina einen Zwilling verloren haben könnte. Meine vorsichtigen Fragen und Hinweise in diese Richtung stießen aber (noch) nicht auf Resonanz. So lies ich das Thema auf sich beruhen und wir wendeten uns dem Baby zu, wo das Thema prompt wieder auftauchte.

Ein erstes großes Thema war die Sorge, ihre Ängste könnten sich auf das Baby übertragen. „Selbstverständlich gelangen Ängste der Mutter immer zum Baby", bestätigte ich ihre Vermutung. Daher war es grade in ihrer Geschichte so wichtig, diese Ängste aufzudröseln, damit sich das Kind frei davon entfalten und mit der Geburt auch lösen konnte: Mamas Ängste mit ihrer eigenen Geschichte. Mamas Ängste mit der aktuellen Schwangerschaft. Babys Ängste wegen bestimmter eigener Erlebnisse.

Die Kontakte mit dem Baby waren anfangs immer fein, schön, hell, harmonisch. Es wirkte ein bisschen, als ob sie das erlebte, was sie gern erleben mochte. „Sie hat es sicher gut, warm und weich. Ich hatte es sicher auch fein bei meiner Mama." Als ob Bettina unbewusst spürte, wo ich sie hinführen würde, ging sie schon prophylaktisch in die Abwehr.

Dieser sicher feine, aber aus bindungsanalytischer Sicht oberflächliche Kontakt – bisher wurde alles Negative ausgeblendet – genügte dem Baby bald nicht mehr. Zuerst begab es sich in Steißlage, schließlich in Querlage. Auch hier war die erste Reaktion Abwehr, in diesem Fall eine klassische Parentifizierung des Babys: „Sie liegt einfach so, macht sich gar keine Sorgen oder Gedanken. Ihre Ruhe überträgt sich auf mich." Erst über ihre Sorge um das Baby – eine Querlage ist schließlich ein absolutes Geburtshindernis – konte Bettina zu ihren eigenen schmerzhaften Gefühlen und Erlebnissen kommen.

Zuerst adressierte ich den möglichen Zwillingsverlust, um diese Sehnsucht nach Einheit mit dem Baby aufzubrechen. „Am liebsten hätte ich dich immer ganz, ganz bei mir. In Bezug auf deine Geburt kümmere ich mich darum, dass ich dich zum richtigen Zeitpunkt loslassen kann. Jetzt ist meine Bindungsanalyse auch der einzig richtige Ort für dich und ich hab dich ganz, ganz bei mir."

Danach ging es an die Parentifizierung. Hier verwendete ich ein beliebtes Werkzeug aus dem Coaching: „Herbeiloben". Bestimmte Fähigkeiten des Klienten werden wie nebenbei erwähnt, als ob es selbstverständlich wäre, dass es diese Fähigkeiten bereits gebe. „Ich bin die Große, ich kann meine Sorgen alleine tragen. Du bist die Kleine, ich kümmere mich um mich und um dich."

Immer wieder berichtete Bettina über diverse körperliche Beschwerden: Sodbrennen, Kurzatmigkeit, Schmerzen beim Liegen. Schlafen war schon früh in der Schwangerschaft nur in halb sitzender Position möglich. Nach wie vor war sie hier sehr unempathisch mit sich selbst: Mit einer wegwerfenden Handbewegung wischte sie alle Beschwerden weg, streichelte über ihren Babybauch und setzte ihr strahlendes Lächeln auf: „Aber sonst geht es mir gut“. Als ob ihr Unbewusstes bemerkt hätte, dass es in mir ein Gegenüber hatte, das sich mit dieser „es ist alles Wunderbar-Maske“ nicht abspeisen lässt, bot es mir bald einen Ansatzpunkt für dieses Thema. Ich nenne es etwas flapsig die Drama-Queen-Stunde.

Bettina sah großartig aus, war aber völlig aufgelöst. „Alles verändert sich, ich werde fett und hässlich, kriege Krampfadern und einen Hängebusen. Mein Mann wird sich eine andere suchen. Ich werde garantiert nie wieder schwanger, das war ein Fehler, ich will das alles nicht.“ Diesmal waren wir sehr schnell am Knackpunkt ihrer eigenen Geschichte, der – endlich an- und ausgesprochen – eine tiefe Entspannung in meiner Klientin auslöst.

Sie konnte nun ihrem Baby im Bauch erklären: „Du bist keine Gefahr für mich! Ich dachte, dass ich eine Gefahr für meine Mama war. Sie hat überlegt, ob ich überhaupt weiterleben darf. Mein Körper erinnert sich mit jeder Zelle an diese schreckliche und beängstigende Zeit. Das ist *meine* Geschichte mit *meiner* Mama. Ich kümmere mich um meine Geschichte mit meiner Mama *und* um meine Geschichte mit dir. Du kümmerst dich einfach nur um dich selber. Wo ich Unterstützung brauche, hole ich sie mir im Außen.“

Beim nächsten Mal lag das Baby in Schädellage. Bettina war nach wie vor wie ein Prinzesschen gekleidet, aber etwas in ihr war ruhiger geworden. Als ob ihr das Anerkennen der schmerzhaften Teile ihrer eigenen pränatalen Geschichte eine neue Art von innerer Stärke und Selbstbewusstsein gegeben hätte. Ein sehr kindlicher Teil war über Nacht erwachsen geworden.

Gegen Ende der Schwangerschaft und mit zunehmender Sicherheit, dass die Mutter adäquat darauf reagieren würde, zeigte das Baby sein eigenes frühes schmerzhaftes Erleben. Die Mutter beschrieb ein Bild des Babys: „Es ist dunkel, ein Gefühl wie in einem Albtraum, alles ist grau, viele Menschen, graue Menschen, sie haben kein Gesicht, sogar der Himmel ist grau.“

Ich fragte die Mutter nach ihrer Assoziation mit dem vom Baby geschickten Bild. Sie erzählte von häufigen Albträumen mit Wesensveränderungen geliebter Menschen. Genauso eine Wesensveränderung der geliebten Mutter hatte das Baby wohl ganz zu Beginn der Schwangerschaft erlebt, als die Mutter ihre neurologischen Ausfälle hatte. Nun konnte sie ihrem Baby im Bauch versichern: „Ja, ich habe diese Ängste und Gefühle, dass geliebte Menschen sich plötzlich verändern. Sie kommen aus meiner Zeit, als ich im Babybauch meiner Mama war. Und ja, es gab so einen Moment auch mit dir. Es tut mir unendlich leid, dass du es auch erleben musstest.“

Das Abschluss-Statement
In der Atmosphäre einer liebenden, einander nahestehenden und unterstützenden Familie kann vieles heilen, wenn es denn gesehen und anerkannt wird. Wird ein Trauma über Generationen hinweg ausgeblendet, so tragen es die Kinder und Kindeskinder unvermeidbar weiter – bis zur Katastrophe oder bis zur Heilung. Bettina hat sich im Rahmen der Bindungsanalyse ihrer eigenen Geschichte gestellt. Ich vermute, dass ihr die Tragweite ihrer eigenen pränatalen und transgenerationalen Erfahrungen erst im Lauf der kommenden Zeit vollständig bewusst werden wird. Ebenso vermute ich allerdings auch, dass sie mit den Referenzerfahrungen, die sie begleitet in der Analyse machen konnte, zurechtkommen und ihre Erlebnisse in ihre Biographie wird integrieren können.

Bettinas Perspektive

Auf die Idee zur Bindungsanalyse zu gehen, bin ich durch meine Freundin gekommen, die lustigerweise in derselben Woche schwanger ist und mir begeistert davon erzählt hat, dass sie jetzt eine Bindungsanalyse versuchen wird. Interessiert wie ich fast immer an allem bin, was mit Selbstarbeit und Bewusstseinsarbeit zu tun hat, habe ich mich natürlich gleich über das Internet schlau gemacht, was denn genau eine Bindungsanalyse ist und was die zu erwartenden Ziele sind.
Ich muss sagen, allein die Worte: „Leichtere Geburt, niedrigere Kaiserschnittrate, mit dem Baby bei der Geburt als schon vertrautes Team zu fungieren“ sind Worte, die eine Erstgebärende und vor allem wie auch in meinem Fall beruflich (Anästhesie) „Vorgeschädigte“ sofort in den Bann ziehen! Aber ich muss sagen, der Teil, der mich dann endgültig überzeugte, waren die Worte bzw. die Idee, Familienmuster noch während der Schwangerschaft aufzubrechen und diese nicht an mein Baby weiterzugeben. Ein großes Thema in meiner Familie in der schon über Generationen eigentlich immer dieselben „Strukturen und Denkmuster“ weitergegeben werden.
Also habe ich mir eine Ärztin/Bindungsanalytikerin gesucht und mir vorbereitend die angebotenen Informationen auf ihrer Homepage zur Bindungsanalyse durchgelesen und in ein Buch hineingelesen, das ich über meine Craniosacral-Therapeutin bekommen habe. Schlussendlich bin ich dann aber doch eher unvorbereitet in die Bindungsanalyse gegangen mit dem Ziel, mich einfach auch ein bisschen überraschen zu lassen, was denn da auf mich zukommt.
Die ersten Stunden der Anamnese empfand ich allgemein als angenehm. Zwar nicht jedes Thema das beleuchtet wurde, aber es ist einfach ein gegenseitiges Kennenlernen und Vertrautmachen, denn wenn ich eines schon vorwegnehmen kann, so fordert es viel Vertrauen in seine Therapeutin/Ärztin, sich auf die kommenden Babystunden einzulassen und sich nicht doof dabei vorzukommen, in der ungewöhnlichen Lage mit geschlossenen Augen seine innersten Empfindungen preiszugeben.
Ich glaube, ich werde nie meine erste Babystunde vergessen. Wie ich so gestrickt bin, hatte ich natürlich

Angst, ob ich überhaupt etwas wahrnehmen würde, einen Dialog führen könnte oder was sich mir in dieser Begegnung zeigen würde. Obwohl ich von mir behaupten kann, eine sehr sensible und einfühlsame Person zu sein, hatte ich in der Vergangenheit immer wieder meine Probleme mit Meditationen und dergleichem, wo andere schon die tollsten Wahrnehmungen hatten, Krafttiere deutlich zu sehen bekamen, Gerüche und Farben wahrnehmen konnten und die interessantesten Dialoge mit irgendwelchen Geistern führten. So machte ich oft die Erfahrung, dass ich nur allzu oft aktiv in meinem Kopf nach Bildern und Geschichten suchte, die ich dann auch ganz stolz in der Runde anschließend erzählen konnte…

Ganz anders meine erste Babystunde. Fast erschlagend klar kam sofort ein Bild auf mich zu, ein Gefühl, dass mich ummantelte und es waren eindeutig Gedanken, die nicht zu mir gehörten. Ich muss ehrlich zugeben, angeregte Gespräche und Dialoge führe ich bis heute nicht mit meinem Baby in diesen Stunden, aber ich kann eindeutig Gefühle aufnehmen und diese von meinen differenzieren und auch der visuelle Eindruck gestaltet sich bei jeder Stunde anders.

Ich habe schon öfters im Laufe meiner Schwangerschaft gehört, dass es einfacher ist, während der Schwangerschaft gewisse Themen zu bearbeiten, weil man einfach offener ist, sei es in der Cranio, mit Meditation oder auch beim Yoga. Bei der Bindungsanalyse habe ich das Gefühl, es ist deswegen, weil man einfach nicht alleine ist. Man trägt von Anfang der Schwangerschaft an ein zweites Wesen, eine eigene Seele, mit sich spazieren. Man hat von Anfang an andere Gefühle, Ansichten, Geschmäcker, Gerüche, Ideen. Man ist einfach zu zweit. Und so gestaltet es sich dann auch in der Bindungsanalyse, da man ja Kontakt zu einem zweiten Wesen aufnimmt.

Mit meiner Mutter rede ich sehr gerne über meine Erfahrungen mit der Bindungsanalyse. Sie ist jedesmal regelrecht begeistert von meinen Erzählungen und doch schwingt immer wieder die Trauer darüber mit, dass sie das damals nicht auch selbst für uns, ihre drei Kinder, tun konnte.

Die Bindungsanalyse ist für mich eine einmalige Chance, schon vor der Geburt eine ganz innige Beziehung zu meinem Baby aufzubauen und vor allem darauf zu vertrauen, dass ich mein Baby verstehen lernen kann, auch ohne viel zu reden, einfach über das Gefühl oder besser noch, einen Sinn, den wir alle in uns tragen, uns weiterzuentwickeln.

Ganz zu Beginn meiner Bindungsanalyse wurde ich einmal gefragt, warum ich so viel Geld dafür bezahle, um eine Bindung zu meinem Baby aufzunehmen, wo man doch eindeutig sieht und weiß, wenn man mich kennt, dass ich sowieso jemand bin, der ein sehr gutes Körpergefühl hat und sicher auch ohne die Bindungsanalyse eine großartige Verbindung zum Baby bekommt.

Ich kann jetzt nach mehreren Sitzungen sagen, dass es wirklich etwas anderes ist, wenn man in dieser Beziehung geführt und geschult wird und vor allem ist es auch etwas ganz anderes, mit jemanden zu arbeiten, der einem hilft, diesen Raum der Begegnung überhaupt zu schaffen und dann auch für diese wertvolle Zeit zu halten. Allgemein bin ich davon überzeugt, dass die Qualität einer Bindungsanalyse mit dem jeweiligen Bindungsanalytiker/der jeweiligen Bindungsanalytikerin steht und fällt und man

hier großes Glück haben muss, den richtigen bzw. die richtige für diese Arbeit zu finden.
Interessanterweise ist es eigentlich in den ersten Babystunden hauptsächlich um mich gegangen und um Themen, die wohl in meiner Fetal- bzw. Embryonalzeit entstanden sind. Ich kam schon in Kontakt mit meinem Baby, wurde aber immer wieder von Empfindungen, die von mir kamen, quasi abgelenkt. Es waren Themen da, die wohl zuerst gelöst werden mussten, bevor ich mich auf die Themen meines Babys einlassen konnte.
Und die sehr spannende Erfahrung zu machen, den Ursprung der eigenen Themen und Muster, die man sich nie erklären konnte, in seiner Embryonalzeit zu finden. Das ist ein Bereich, in den ich bei all meinen vorhergehenden Therapieversuchen nie gekommen bin.
Allgemein kann ich jetzt noch sagen, dass ich sehr gespannt bin, was jetzt weiter passieren wird. Ein bisschen Angst habe ich davor, meinem Baby zu erklären, dass diese Zeit nun bald ein Ende hat und ich meine kleine Maus loslassen muss. Das ist auch etwas, was mir schon immer schwergefallen ist.

Kapitel 8
– ART – Assisted Reproductive Technologies (assistierte

Reproduktionsmedizin) und ihre möglichen Auswirkungen auf die psychische Befindlichkeit des Babys – Kann die Bindungsanalyse hier hilfreich sein?

von ***Christa Balkenhol***

„Macht es einen Unterschied, ob ein Kind in Liebe, in einer innigen und stabilen Beziehung gezeugt wurde oder… aus bloßer Lust oder...?", fragen Gerald Hüther und Inge Krens, (Hirnforscher und Pränatalpsychologin). Heute müssen wir uns auch fragen: Macht es einen Unterschied, ob ein Kind in einer liebevollen Beziehung gezeugt wurde oder in einer kalten Petrischale, in den sterilen Räumen eines Labors? Ist das ART-System ein neuer Stressmarker für das sich entwickelnde Gehirn, der sämtliche Entwicklungsprozesse negativ beeinflusst?

Wenn wir davon ausgehen, dass Bindung von dem Moment der Zeugung an passiert, dann müssen wir uns fragen: Welche Bindung entsteht hier? Werden in der Petrischale Menschen gezeugt, deren Leben ohne jegliche emotionale Bindung beginnt? Das ist die eine Frage. Die zweite Frage, die vor allem Pränatalpsychologen beschäftigt, ist die, wie es dem „auserwählten" Embryo geht, nachdem er erleben musste, dass andere Embryonen, die mit ihm zusammen in die Gebärmutter eingesetzt wurden, sich auflösen oder der „Embryonenreduktion" anheimfallen?

Und die dritte, für unser Buch entscheidende Frage betrifft die Möglichkeiten, die die Bindungsanalyse auf diesem Gebiet bieten kann, um bei der Zeugung erlebte Traumata aufzuspüren und bei der Verarbeitung zu helfen. Es gibt leider noch nicht genügend Langzeitstudien, die schon heute klare Antworten auf alle Fragen geben könnten. Sind nicht alleine schon die Bezeichnungen „Reproduktionsmedizin" und „Embryonenreduktion" in gewisser Weise menschenverachtende Begriffe?

Die Technologie der medizinisch assistierten Fortpflanzung hat seit der Geburt des ersten Retortenbabys, Louise Brown, im Jahr 1978 riesengroße Fortschritte gemacht. Das International Committee for Monitoring Assisted Reproductice Technology (ICMART) schätzt, dass von diesem Zeitpunkt an bis allein 2012 fünf Millionen Babys weltweit mithilfe der ART-Technologie gezeugt und geboren worden sind. Rund zwei Prozent aller Babys weltweit wurden durch künstliche Befruchtung gezeugt. Die Weltgesundheitsorganisation WHO schätzt, dass rund fünf bis zehn Prozent der Paare im gebärfähigen Alter unter Unfruchtbarkeit leiden.

Werfen wir zunächst einen kurzen Blick auf verschiedene Möglichkeiten der künstlichen Befruchtung:

In-vitro-Fertilisation (IVF): Bei dieser Technik verschmelzen Ei und Samenzelle nicht im weiblichen Körper, sondern im Labor im Reagenzglas. Angewendet wird sie beispielsweise bei verschlossenen oder fehlenden Eileitern der Frau, bei eingeschränkter Spermienqualität des Mannes, bei Vorliegen einer Endometriose oder wenn keine andere Ursache für die Sterilität gefunden werden kann.

Die Chance auf Erfolg einer IVF wird umso größer, je mehr Eizellen gleichzeitig zur Reifung mittels Hormonbehandlung gebracht werden. Sobald die Eizellen reif sind, entnimmt der Arzt sie unter Ultraschallsicht mit einer sehr dünnen Nadel aus den Eierstöcken. Die entnommenen Eizellen werden dann im Labor für die Befruchtung vorbereitet. Gleichzeitig werden Spermien des Mannes ebenfalls im Labor aufbereitet, indem die beweglichen von den nicht beweglichen und toten Spermien getrennt werden.

Bei der Zusammenführung der aufbereiteten Spermien und Eizellen in einem Reagenzglas schwimmen sie in einer speziellen Nährlösung. Die Befruchtung der Eizellen durch die Spermien muss jetzt selbstständig erfolgen. Ist das geschehen, entwickeln sie sich zu Embryonen. Diese Embryonen werden vom Arzt in die Gebärmutterhöhle mithilfe eines weichen Kunststoffkatheters eingesetzt. Dann können sich die Embryonen in der Gebärmutterschleimhaut einnisten und weiterentwickeln.

Ein zweites Verfahren ist die sogenannte Insemination, bei der die männlichen Samenzellen entweder in den Gebärmutterhals, direkt in die Gebärmutter oder direkt in die Eileiter gespritzt werden. Die künstliche Befruchtung durch Insemination kommt vor allem dann infrage, wenn die Samenflüssigkeit des Mannes zu wenige Samenzellen enthält oder die Samenzellen nicht beweglich genug sind, um eine normale Befruchtung zu erreichen. Der Vorteil dieser Methode besteht darin, dass die Samenzellen schneller zur Eizelle gelangen, als beim Geschlechtsverkehr.

Bei einer dritten Methode, GIFT (Gamete Intrafallopian Transfer) genannt, findet die Befruchtung der Eizelle im Körper der Frau statt. Die Eizellen werden zuvor per Punktion aus dem Eierstock der Frau gewonnen. Zusammen mit den Spermien des Mannes werden sie anschließend in den Eileiter gespült, entweder durch die Bauchdecke oder mithilfe eines dünnen Katheters durch den Muttermund. Ei und Samenzelle können dann im Körper der Frau verschmelzen. Bevor eine künstliche Befruchtung mit GIFT vorgenommen werden kann, muss die Reifung der Eizellen durch eine spezielle Hormonbehandlung angeregt werden.

Eine weitere Möglichkeit ist die sogenannte in-vitro-Maturation (IVM), eine Art Ergänzung zum IVF-Verfahren. Bei dieser Methode werden unreife Zellen aus den Eierstöcken der Frau entnommen, um sie ein bis zwei Tage lang unter Zugabe follikelstimulierender Hormone im Reagenzglas reifen zu lassen. Erst dann erfolgt die Befruchtung der Zellen mit den Spermien. Nach zwei weiteren Tagen werden die befruchteten Eizellen in die Gebärmutter eingesetzt. Im Vergleich zur IVF sind für die künstliche Befruchtung mittels IVM sehr viel geringere Hormongaben nötig.

Des Weiteren gibt es noch die Möglichkeit der künstlichen Befruchtung mittels ICSI (intrazytoplasmatische Spermieninjektion). Diese in Deutschland seit 1994 praktizierte Methode eignet sich für Paare, bei denen eine Befruchtung weder im Eileiter noch unter Laborbedingungen

erfolgreich durchgeführt werden kann. Diese Methode wird gerne verwendet, wenn die Samenflüssigkeit des Mannes nicht genügend Spermien enthält oder diese zu unbeweglich sind.
Bei der ICSI werden der Frau Eizellen durch die Scheide entnommen und jede einzelne Samenzelle wird mithilfe einer Mikropipette direkt ins Zytoplasma der Eizelle der Frau gespritzt. Zwei Tage später erfolgt der Transfer der so befruchteten Zellen in die Gebärmutter. Diese Methode setzt fast immer eine vorangegangene Hormonbehandlung der Frau voraus.
Statistische Daten für Deutschland über die Anzahl der geborenen Einlinge/ Zwillinge/ Drillinge/ Vierlinge und weitere Details können unter www.deutsches-ivf-register.de nachgelesen werden. An dieser Stelle sei nur angemerkt, dass beispielsweise die Zahl der geborenen Einlinge von rund 7.800 im Jahr 2001 auf etwa 12.530 im Jahr 2014 gestiegen ist.
In dem vorliegenden Artikel gehen wir nicht auf die physiologischen Auswirkungen und Risiken einer assistierten Befruchtung ein, wie z.B. größeres Risiko von Fehlbildungen des Fötus, hoher Anteil von Früh- oder Totgeburten, Chromosomenabnormalitäten, höhere Säuglingssterblichkeit, usw. Im Vordergrund stehen auch im Zusammenhang mit der ART-Technologie die möglichen, aber auch sehr wahrscheinlichen psychischen Folgen einer im Reagenzglas vollzogenen Zeugung für das so konzipierte Baby.
In der Zukunft werden noch weitere Techniken entwickelt, die vielleicht zu neuen ethischen und psychologischen Problemen führen können. Für Rien Verdult, einem sehr bekannten Babytherapeuten aus Belgien, ist die Zeugung mit der ART-Technik für Babys auf einer tiefen unbewussten Ebene sehr traumatisch. Bei seinen Forschungen und der Behandlung von IVF/ICSI- Babys hat Verdult festgestellt, dass diese Babys Bindungsmuster aufweisen, die man als vermeidend bezeichnen kann. Durch eine ganz spezielle, oft recht schwierige Babytherapie konnte bewirkt werden, dass diese Babys sich emotional besser ausdrücken konnten, selbstbewusster und kreativer wurden.
Worin liegt die Traumatisierung der ART-Babys?
Wie Thomas Verny in seinen Werken anschaulich darstellt, speichern unsere Körperzellen auch die Erinnerung an den Moment unserer Zeugung. Die Umstände unserer Zeugung können nicht von den emotionalen Befindlichkeiten getrennt werden, die bei einer natürlichen Zeugung eine wichtige Rolle spielen. Dazu gehören auch nach Meinung von Verdult die oft unbewussten seelischen Anteile beider Partner wie auch die Beschaffenheit ihrer Beziehung zueinander.
Alle Zellen im menschlichen Körper reagieren auf Gedanken, Emotionen und Absichten. Bei seinen embryologischen Forschungen fand z. B. der Neonatologe Jean-Pierre Relier (Kinderarzt spezialisiert auf Neugeborene) heraus, dass bereits nach der ersten Zellteilung der gerade erst befruchteten Eizelle die Verteilung der IGF-Rezeptoren (Insulin-ähnliche Wachstumsfaktoren) an ihren Zellwänden je nach der psycho-affektiven Befindlichkeit der Frau variieren kann. Was wiederum bedeutet, dass der mentale und emotionale Zustand der Frau die Aktion der IGF-Rezeptoren reduzieren oder

verstärken kann.
Diese IGF-Rezeptoren steuern das frühe Wachstum des Embryos und die vaskuläre Struktur der Plazenta. Relier behauptet sogar, dass in der Eizelle der Frau alle bewussten und unbewussten Elemente gespeichert sind, wie ihre Emotionen, ihre Einstellung zu ihrer Weiblichkeit, ihre Sexualität, ihre Empfängnisbereitschaft, ihre Schwangerschaft, ja sogar ihre eigenen prä- und perinatalen Erfahrungen. Diese psychologischen Gegebenheiten finden Ausdruck in ihrem Körper und in den biologischen Prozessen, zu denen auch die Empfängnis gehört.
Lebt die Frau in einer stabilen Beziehung, wird das ihre Gefühle, ihre Sehnsüchte, ihre Bedürfnisse und Gedanken beeinflussen. Die Qualität der Beziehung der Partner zueinander wird sich auf die Art und Weise auswirken, wie das Kind gezeugt wird. Wenn beispielsweise für beide Partner eine Zeugung unbewusst nicht gewünscht wird, hat das lebenslange negative Auswirkungen auf das Baby.
Karlton Terry, einer der international anerkanntesten Ausbilder und erfahrendsten Therapeuten für Prä- und Perinatale Psychologie, hat eine spezielle Babytherapie für Geburtsverarbeitung entwickelt. Er fand beispielsweise heraus, dass IVF-Babys Unterstützung dabei brauchen, „ihren eigenen Körper wahrzunehmen". Außerdem benötigen sie Hilfe bei der Verarbeitung ihrer Emotionen. Die meisten IVF/ICSI-Babys fühlen sich wie von ihrem Körper abgekoppelt, sie haben Schwierigkeiten sich zu erden und sich in ihrem Körper entspannt zu fühlen.
Sie scheinen eine existenzielle Sehnsucht nach Ganzheit zu haben, nach einem ganzheitlichen Bewusstsein, da offensichtlich während der „künstlichen" Zeugung eine Bewusstseinsspaltung erfolgt. IVF/ICSI-Babys weisen bestimmte Traumasymptome auf, wie Störungen der Affektregulierung, ein gestörtes Verhältnis zu ihrem Körper und ihren Körperempfindungen.
Es gibt inzwischen bereits Langzeitstudien, die sich mit der psychischen Entwicklung von ART-Kindern befassen. Dr. Allan Jensen von der Universität Kopenhagen fand in einer Langzeitstudie heraus, dass ART-Babys bis zu 33 Prozent stärker gefährdet sind, im späteren Leben eine psychische Störung zu entwickeln, als Kinder, die auf natürlichem Wege gezeugt wurden. Das Risiko, an Schizophrenie und Psychosen zu erkranken, war um 27 Prozent erhöht, Verhaltensstörungen wie ADHS sogar um 40 Prozent und selbst das Risiko, Autismus zu entwickeln lag um 22 Prozent höher als bei normal empfangenen Kindern.
Auch eine deutsche Langzeitstudie, an der 46 Familien teilnahmen, deren Kinder im Reagenzglas gezeugt worden waren, wies nach, dass sich bei einem Viertel der untersuchten Kinder psychische Probleme zeigten, wie Aufmerksamkeitsdefizite, Anpassungsschwierigkeiten, psychosomatische Symptome und Angststörungen.
Da bei ART-Kindern die Kaiserschnittrate enorm hoch ist, erleben diese Babys nicht nur eine traumatische Zeugung, sondern auch eine durch den Kaiserschnitt speziell belastende Geburt (siehe

Kapitel 5).
Außerdem gehen aktuelle psychologische Ansätze von der Annahme aus, dass die Behandlung einer Fertilitätsstörung belastend ist und Stressreaktionen auslösen kann. Die seelische Achterbahnfahrt, die Frauen mit unerfülltem Kinderwunsch durchleben, das ständige Auf und Ab zwischen Hoffnung und Enttäuschung stellen eine massive psychische Belastung dar, aus der sich auch stärkere Depressionen entwickeln können, was ebenfalls tiefgreifende Folgen haben kann für die intrauterine Entwicklung der Babys.
Ein weiterer, sehr bedeutender Stressfaktor für ART-Babys bringt die sogenannte Embryonenreduktion mit sich. Das Auftreten von Blutungen im ersten Trimester bei ART- Schwangerschaften liegt bei ca. 30 Prozent. Das bedeutet, dass der Verlust eines Zwillings sehr viel häufiger auftritt, als bei auf natürlichem Wege empfangenen Kindern.
Und wir wissen aus dem Kapitel „Der allein geborene Zwilling", wie sich das Verschwinden eines Zwillingsbruders oder einer Zwillingsschwester traumatisch auf das verbleibende Baby auswirkt. Es wird sogar häufig so sein, dass nicht nur ein Zwilling geht, sondern mehrere bei der sogenannten „Embryonenreduktion".
Der Embryologe Jaap van der Wal beschreibt die Reproduktionsmedizin folgendermaßen: „Die klassische in-vitro-Fertilisation kann interpretiert werden als die erzwungene Manipulation der Bedingungen, die erforderlich, aber nicht ausreichend sind für die Zeugung eines Menschen. Der Unterschied zur natürlichen Empfängnis liegt in der Zeit und am Ort. Das ICSI-Verfahren ist nichts weiter als ein biologischer und psychologischer Gewaltakt. Wenn man genau hinsieht, kann man beobachten, dass sich die Eizelle bei dem Eindringen der Nadel zusammenzieht, denn die Zellmembran wird durch die Nadel aufgebrochen. Kommt das nicht einer Vergewaltigung auf Zellebene gleich?" Van der Wal führt weiter aus: „Der ganze künstliche Befruchtungsprozess ist durchorganisiert und zeitlich genau festgelegt. Auf jeder Stufe werden chemische und mechanische Eingriffe vorgenommen, die die Zellen und den Wachstumsprozess beeinflussen. Selbst das Sperma bleibt nicht naturbelassen, sondern auch an ihm werden vor Einsetzen in das Ei Manipulationen vorgenommen, es wird gewaschen, wodurch sich die Plasmamembran verändert."
Zusammenfassend kann man sagen, dass bei der ART-Technik Samenzellen und Eier aus ihrem normalen Umfeld gerissen werden. Sie werden aufbereitet und dann künstlich zusammengeführt. Es gibt keine emotionale Atmosphäre und die gefühlsmäßige Verbindung eines sich liebenden Paares beim Geschlechtsverkehr fehlt ganz. Was als ein spontaner und ungezwungener Akt in einer lebendigen Atmosphäre erlebt werden kann, wird bei der künstlichen Befruchtung zu einem invasiven Verfahren in einem Labor. Genauso wie prä- und perinatale Traumata im späteren Leben re-inszeniert werden können, zeigen durch eine ART-Zeugung traumatisierte Babys bestimmte Traumasymptome.

Auch hier stellt sich die Frage, welchen Beitrag die Bindungsanalyse bei der Verarbeitung derartiger pränataler Traumata zu leisten vermag? Wenn im Rahmen der Anamnese festgestellt wird, dass die Schwangere ein ART-Baby erwartet, kann diese Art der Zeugung in den Dialog mit dem Ungeborenen eingeflochten werden. Gehen Sie mit Ihrem Baby gedanklich den Akt der Zeugung durch. Erklären Sie ihm die Gründe, immer begleitet von der Versicherung, dass Sie sehr glücklich sind, ihn empfangen zu haben.

Auch wenn Sie sich immer noch sehr schwer vorstellen können, dass die Erklärungen, die Sie zu der Art der Zeugung Ihrem Baby vermitteln, bei diesem ankommt, öffnen Sie sich diesem Gedanken, dass dem so ist! Alles, was Sie Ihrem Baby sagen, mit Worten oder Bildern, kommt an. Sie werden erst nach der Geburt und im Laufe der weiteren Entwicklung Ihres Kindes merken, dass es anders ist, wenn es mit der Bindungsanalyse begleitet wurde. Es ist wacher, verständnisvoller, in sich ruhender und es wird weniger Selbstregulierungsstörungen aufweisen. Idealerweise kann die Bindungsanalyse nach der Geburt des Kindes mit einer auf Pränataltraumata ausgerichteten Babytherapie ergänzt werden.

9. Fallgeschichte: Schmerz der Generationen – Wie schütze ich meine Kinder?

von ***Johanna Jagoditsch***

Eine Mutter mit familiärer psychiatrischer Vorbelastung kämpfte darum, ihre transgenerationale Prägung zu durchbrechen. Sie stellte sich ihrer Vergangenheit und den damit verbundenen, belastenden Emotionen. Ihr Ziel war es, ihren Kindern ein psychisch stabileres Leben zu ermöglichen, als es ihr beschieden war.

Fakten

Als Marie Kant in die Praxis kam, war sie 38 Jahre alt. Sie war im zweiten Trimenon schwanger und hatte eine zweijährige Tochter. Ihre Ehe verlief glücklich, sie hatte einen angesehenen Beruf im medizinischen Bereich und pflegte einen stabilen Freundeskreis.

Marie hatte Vorerfahrung mit Psychotherapie und systemischer Familienaufstellung. Dies war jedoch ihre erste Bindungsanalyse. Marie wollte mit Hilfe der Bindungsanalyse während der aktuellen Schwangerschaft eine klarere, tiefere Bindung zu ihrem Baby aufbauen, als es ihr bei ihrem ersten Kind möglich gewesen war. Bevor ihre Tochter zur Welt kam, hatte sie eine Fehlgeburt, was zu einer starken Trauerphase führte. Das traumatische Erlebnis bedingte in der zweiten Schwangerschaft die ständige Angst, dieses Kind ebenfalls zu verlieren. Dadurch konnte sie sich nicht vollständig auf eine Bindung einlassen und lebte in ständiger Erwartung des „Loslassen- Müssens".

Bei der bestehenden Schwangerschaft erhofft sie sich, dass sich ihr Kind uneingeschränkt geliebt, angenommen und erwartet fühlt. Um ihrem Kind diese Geborgenheit geben zu können, möchte sie mehr Klarheit zu ihren Gefühlen erlangen.

Maries Biographie

Marie Kant wurde als erstes Kind in eine erfolgreiche Akademiker-Ehe geboren. Zwei Jahre nach ihr kam ihr Bruder zur Welt. Maries Mutter war Perfektionistin. Ihr hoher Anspruch an sich selbst im Berufsleben, sowie als Ehe- und Hausfrau war nicht zu erfüllen.

Ihre eigene Kindheit war schwer belastet. Ihre Mutter war zuckerkrank und fünfmal schwanger. Sie war eines von zwei Kindern, das Schwangerschaft und Geburt überlebten. Zwei der Babys starben bei der Geburt. Sie waren zu groß, um auf natürlichem Weg geboren zu werden. Es wurde kein Kaiserschnitt gemacht. Ein drittes Kind starb an einer Verkühlung im Säuglingsalter. Zu Kriegszeiten waren keine Medikamente verfügbar.

Maries Mutter war ein ungeplantes Baby. Die Schwangerschaft war von Ängsten und Ambivalenzen geprägt. Um sich vor dem neuerlich möglichen Schmerz zu schützen, ließ Maries Großmutter sich nicht ganz auf eine Bindung zu ihrem Kind ein. Einerseits hatte sie Angst davor, wieder ein Kind tot zur Welt zu bringen, andererseits war ihr eigenes Leben durch den entgleisten Diabetes gefährdet. Maries Mutter wog aufgrund der Erkrankung bei der Geburt 6,5 Kilo, also weit über dem Normgewicht. Beide überlebten mit Verletzungen.

Maries Mutter kann aufgrund eines Schulterbruches seit der Geburt einen Arm nicht voll bewegen. Als Jugendliche musste sie ihre bettlägerige Mutter bis zu deren Tod pflegen, obwohl sie mit dem Gefühl lebte, ungewollt zu sein. Eine Zeit lang verlief ihr weiteres Leben in geordneten Bahnen. Sie studierte, verliebte sich, heiratete, bekam zwei Kinder und einen anspruchsvollen Job. Die Belastung stieg. Als Marie fünf Jahre alt war, verliebte sich ihr Vater in eine andere Frau und wollte die Familie verlassen.

Das war rückblickend der Auslöser für den Ausbruch von Schizophrenie bei Maries Mutter. Maries Welt geriet aus den Fugen. Ihre Mutter musste in einer psychiatrischen Klinik stationär behandelt werden. Ihr Vater war mit beiden Kindern und der Situation überfordert, hatte cholerische Ausbrüche und schlug die Kinder. Nach der Entlassung von Maries Mutter trennte er sich von ihr und zog in eine Wohnung in der Nähe. Die Kinder wohnten bei ihr. Der Vater kam hin und wieder zu Besuch.

Marie beschreibt in der Anamnese eine verwirrende Zeit der Verwahrlosung, Strukturlosigkeit und Einsamkeit. Niemand kümmerte sich darum, ob sie gepflegt war, wie sie angezogen war, was sie den ganzen Tag über tat. Emotional versuchte ihre Mutter, sich um sie zu kümmern, aber ihr Verhalten war nicht berechenbar. Meist kümmerte sich das Kind Marie um ihre Mutter. Maries Not, ihre Einsamkeit, ihre Angst wurden nicht gesehen. Niemand gab ihr verlässlich Halt und Geborgenheit.

Im Gegenteil. Sie bekam vom Vater zu verstehen, dass alles Weibliche schlecht sei und kindliches

Verhalten nicht tolerierbar wäre. Was zählte waren Intelligenz, Stärke und Leistung.
Marie zog sich zurück, wurde in der Schule zur Außenseiterin. Sie hatte jedoch eine Freundin, die sie jeden Nachmittag traf. Das gab ihr Kontinuität. Diese Freundin und die Tatsache, dass die ersten fünf Lebensjahre großteils behütet verliefen, ließ wohl Marie später einen Weg finden, sich durch Psychotherapie Unterstützung zu holen. Marie empfindet Interaktionen immer noch als anstrengend. Sie braucht täglich Zeit für sich alleine, um zu meditieren und ihre Gefühle zu ordnen. Dann ist sie zu einem liebevollen Miteinander mit ihrer Familie fähig.
Ihr instabiler Selbstwert, ihre Angst vor dem Verlassenwerden, ihr Schmerz des „Nicht-Gesehen-Werdens" und ihr überhöhter Anspruch eine perfekte Mutter zu sein, sind die Folgen der Ereignisse mehrerer Generationen.
In der Bindungsanalyse zeigte sich das ehemals ungesehene, verängstigte Mädchen von damals immer wieder. Zuerst musste sie verstanden und „nachgenährt" werden. Dann erst konnte die erwachsene Marie in ihre Mutterrolle schlüpfen und ihrem Baby begegnen, es halten und wahrnehmen, wie sie es selbst gebraucht hätte.

Bindungsanalyse

Marie kam ein bis zweimal pro Woche in die Praxis. Es zeigte sich bald, dass sie einen guten Zugang zu ihrem Inneren und zu ihrem Baby finden konnte. Immer wiederkehrende Themen in den Vorbesprechungen waren Maries Sorge, beiden Kindern nicht gerecht werden zu können und ihre tief empfundenen Gefühle von Unzulänglichkeit und Einsamkeit.
Aktuelle Situationen, wie zum Beispiel langes Arbeiten ihres Mannes, riefen häufig kindliche Verzweiflung und Ohnmacht hervor. Hier war es wichtig, dass Marie wieder Zugang zu ihrem erwachsenen Ich finden konnte.
Maries Geschichte anzuerkennen und ihr nachzuspüren war ein wesentlicher Teil der gemeinsamen Arbeit. Wenn sie sich ihrer Gefühle im Klaren war, konnte sie in die erwachsene Mutterrolle wechseln und offen für die Empfindungen und Signale des Babys sein. Das war die Vorrausetzung, um mit dem Baby in Dialog kommen zu können.

Ich bin stark und trotzdem klein, gib auf mich Acht

Marie erzählte, dass der Name Lukas immer wieder in ihrem Bewusstsein auftauchte. Sie war nicht überzeugt von diesem Namen. Er wäre nicht ihre erste Wahl. Er erinnerte sie immer an den „langen Lukas", oder langen „Lulatsch", wie man in Wien sagt. Sie mochte nicht, dass ihr Kind gehänselt werden würde.
Nach den einleitenden Worten zur Tiefenentspannung und dem Hinspüren zur Gebärmutter begann Marie vor Rührung zu weinen: *„Ich kann ihn umarmen, ich dachte er wäre unsicher, aber er hat so viel*

Vertrauen. Ich habe nicht so viel Vertrauen wie er. Er ist stark, lebhaft und zart gleichzeitig. Sein Kopf liegt auf meinem Herzen. Es scheint so, als ob er schon viel wissen würde, eine Idee von der Welt hat und von Gott. Ruhe, ein Geschenk, so ein Geschenk für uns. Ich weiß nicht, ob ich so einen Segen verdiene. Die Gebärmutter ist dunkel und warm. Es ist viel Schutz da.“

„Wie empfindet dein Baby die Gebärmutter?“

„Er spürt die anderen zwei. Er spürt, dass Phillip hier gestorben ist, dass Louise auch da war. Er spürt, dass er nicht die ganze Gebärmutter ausnutzen kann. Die zwei nehmen so viel Platz ein. Er wartet, dass ich etwas damit tue. Ich bin nicht bereit, sie loszulassen, ich brauche sie bei mir.“

„Spiegle deinem Baby bitte, dass du merkst, dass er die zwei anderen spürt, dass er mehr Platz braucht und du dich darum kümmern wirst, aber du brauchst noch ein bisschen Zeit.“

„Er ist zornig, weil ich immer so wenig Zeit für ***ihn*** *habe.“*

„Spiegle ihm das. Du siehst seinen Zorn.“

„Jetzt muss er weinen (sie weint auch). *Meine seelischen Probleme machen ihm das Leben schwer. Wenn ich keine Aufmerksamkeit bei ihm habe, dann ist er so allein gelassen, er würde mich brauchen. Ich tröste ihn. Sein Kopf ist in meiner Hand. Er möchte, dass ich einen anderen Kosenamen für ihn finde, als für die anderen.“*

Schweigen

„Lukas. Er hat den Namen für sich ausgesucht. Ich erzähle ihm von meiner Sorge. Er möchte den Namen, sagt: „Überwältige mich nicht mit deiner Angst!“ Ich soll ihm den Namen nicht wegnehmen.“

Marie zeigt ihm, dass sie ihn verstanden hat und verabschiedet sich von ihm. In der darauffolgenden Woche fand eine Trauerstunde für das verlorene Baby statt. Marie fand die Stelle in der Gebärmutter, wo Phillip gestorben war. Sie empfand noch einmal die Trauer und den Verlust und spürte dem nach, wie sie ihr Kind empfunden hatte. Sie wusste, dass die Seele des Kindes nicht mehr da war, nur mehr die Erinnerung. Marie fand einen anderen Ort in ihrem Körper, außerhalb der Gebärmutter, für die Liebe, die sie für Phillip empfunden hatte. So konnte die grabähnliche Stelle in der Gebärmutter auch energetisch heilen. Lukas nutzte von da an den gesamten Platz in der Gebärmutter.

Reise in die Vergangenheit

„Lukas ist zurückhaltend. Er schaut her und wieder weg. Wir sind in der Gebärmutter. Er sagt ich soll nicht kommen, um seine Liebe aufzusaugen. Da ist es besser alleine zu sein. Er würde mich gerne treffen, aber er ist misstrauisch.“

Marie weint.

„Das habe ich immer mit meiner Mutter gefühlt. Wenn ich mich ganz öffne, weiß ich, dass ich keine gute Mutter sein kann, er kann mich gar nicht akzeptieren, ich bin es nicht Wert geliebt zu werden. Ich fühle mich so klein. Ich bin jetzt das Baby. Ich bin im Bauch meiner Mama.“

„Wie nimmst du deine Mutter wahr? Was fühlst du?"
„Sie ist kalt und unbekümmert, aber auch sehr liebevoll. Ich bin so traurig, ich liebe sie so sehr. Sie ist so schön, niemand scheint es zu wissen, ich bin nahe an ihrem Herzen und kann es spüren. Trotzdem ist es kalt. So eine unklare Situation." Schweigen.
„Ich habe jetzt das Gefühl ich bin meine Mama im Bauch von der Oma. Es ist sehr ungesund hier, es geht ihr schlecht, sie muss schwer atmen, ist geschwächt, es geht ums Überleben. Es gibt keinen Platz für Gefühle. Sie ist zu beschäftigt damit am Leben zu bleiben, wie eine Schwerkranke. Sie bekommt ein Minimum an Nahrung und Luft. Da kommt auch Liebe durch die Nabelschnur, Oma weiß nicht, dass es ihrem Baby auch so schlecht geht. Sie hat keine Ahnung davon." (Anm. der Autorin zu Zellgedächtnis: „Neuere Ansätze in der Biologie gehen davon aus, dass auch Zellen durch Rezeptoren und dazu passenden Liganden (Transmitter, Hormone, Peptide) aufgrund der Erfahrungen in einer Umgebung ein eigenes Gedächtnis entwickeln, welches sie an ihre Nachkommen weitergeben" wie Max Peschek meint. Da Eizellen schon in den ersten Entwicklungswochen in einem weiblichen Embryo angelegt werden, scheint es so, dass heute Schwangere Erinnerungsspuren auf Zellebene haben, die aus der Zeit der Schwangerschaft der Großmutter mit der Mutter stammen.)
„Wir kommen langsam ans Ende der Stunde. Bitte komm ins Hier und Jetzt zurück. Spüre noch einmal zu deiner Gebärmutter und deinem Baby."
„Die Gebärmutter ist unten ganz angespannt. Es ist viel Angst dort. Sie ist kampfbereit. Sie möchte das Baby um jeden Preis vor dem schweren Erbe schützen. Ich ärgere mich, dass sich die alten Geschichten so hereinmischen. Ich möchte die Zeit mit meinem Baby haben. Ich traue mich nicht mehr zu ihm. Ich habe Angst die Geschichte zu meinem Baby zu bringen. So schwere Gefühle. Ich kann ihm gerade keine schönen Gefühle schicken. Ich bin zu durcheinander. Ich schicke ihm eine Schutzhülle der Liebe. Das geht."

Mein Herz in einem Käfig

„Ich fühle mich so zerrissen zwischen den beiden Kindern. Ich kann Louise nicht mehr heben, um Lukas nicht zu gefährden. Ich habe Angst. Es ist, als ob ich die Liebe zu Louise abwehren soll, um Platz für Lukas zu machen. Sie braucht mich so sehr." Marie weint.
„Wie empfindest du die zwei Arten der Liebe für deine Kinder?"
„Mit Louise ist es so, mein Herz ist von Liebe zu ihr durchwebt, rote Liebe, von unserem gemeinsamen Leben, von all den liebevollen Momenten. Die Liebe für Lukas ist auch schon da, eher rein, weiß, hell, so lichtvoll. Die Liebe für Lukas ist auf der unteren Seite des Herzens. Ich möchte ihn schützen, für ihn da sein. Es ist schön, dass ich das empfinde! Lukas versucht von unten herauf zu strahlen und Platz zu finden. Es wäre schön, wenn dieses Licht überall wäre." Schweigen.

„Die durchwebte Liebe zu Louise hat auch etwas von Gebundenheit. Das fühlt sich unnatürlich an, als ob die Liebe zu ihr eine Aufgabe wäre. Das ist nicht gut für sie. Seile umspannen und durchziehen mein Herz ganz straff. Elastische Seile wären besser für sie."
„Was würde sich besser für dich anfühlen?"
„Die Seile sollten sich auflösen. Sie sind meine Erwartung, perfekt zu sein, immer da zu sein. Ich darf keinen Fehler machen, das ist mir nicht erlaubt. Fehler würden ihre Liebe ruinieren, nein, nicht die Liebe sondern ihr Vertrauen. So eine große Verantwortung! Es gelingt mir nicht, das Seil wegzubekommen. Es ist zu stark. Ich kann mich noch nicht ganz als Mutter akzeptieren. Aber es geht mir besser. Mein Herz ist ein bisschen größer geworden. Die rote Liebe zu Louise und das helle Licht von Lukas sind immer noch da."
„Wo ist die Liebe zu dir selbst?"
„Sie ist blau, links oben. Ein kleiner Fleck, wie ein Euro so groß. (Schweigen) *Es fühlt sich an wie in einem Käfig. Mein Herz ist in einem Käfig. Meine Liebe auch. Die Seile sind wie ein Zaun. Sie kommen nicht von Louise. Sie waren schon da, als ich ein Kind war, viel früher. Die Liebe kann sich nicht frei vergrößern, nicht ausstrahlen. Ich bin so traurig*! (Schweigen) *Jetzt ist er aus Stahl. Er ist Begrenzung und Schutz. Jetzt bin ich sicher, ICH habe den Käfig errichtet. Er ist sehr stark."*
„Bitte richte deine Aufmerksamkeit auf dein Baby. Schau, ob du durch diese Begrenzung hindurch zu ihm kommen kannst?"
(Schweigen*) „Ich bin dem Licht nach unten gefolgt und dort war er. Er strahlt dieses Licht aus. Ich bin verwirrt, ob es meine oder seine Liebe ist, die ich vorhin gespürt habe. Ich sehe ihn als Baby mit ganz zarter Haut, ganz süß! Ich erzähle ihm, wie sehr ich mich freue, dass er zu uns kommt, und dass ich jetzt ein bisschen bei ihm bleiben möchte. Ich kann ihn im Arm halten. Er fühlt sich wohl. Ich singe ihm vor."*

Papa singt

Maries Mann arbeitete zu der Zeit sehr viel, um Zeit für die Familie nach der Geburt anzusparen. Marie fühlte sich an das Verlassen werden von ihrem Vater erinnert. Sie zog sich innerlich von ihrem Mann zurück. Damit errichtete sie auch eine Barriere zwischen ihm und dem ungeborenen Kind. Nach einem Gespräch darüber, dass sie sich wieder so verhielt, wie damals als kleines Mädchen, und dass das Baby auch den Vater braucht, besprachen wir eine Hausübung. Die Idee war, dass Maries Mann jeden Abend Zeit mit dem Ungeborenen verbringen sollte. Er selbst konnte herausfinden, wie er das gestalten möchte. Maries Aufgabe dabei war es schlicht, ihm das möglich zu machen.
In der Vorbesprechung erzählte Marie: *„Wir waren abends im Bett. Es war ein bisschen seltsam zu Beginn. Wir waren uns nicht sehr nahe in letzter Zeit. Peter streichelte meinen Bauch und hat dann begonnen für Lukas zu singen. Es war uns anfangs beiden peinlich. Peter singt furchtbar. Das war früher*

immer unser „running gag". Ich musste lachen. Er war dann gekränkt und sauer.
In der Nacht hat mich ein Traum geweckt. Peter war auch wach. Wir haben lange geredet, uns dann aneinander gelehnt und miteinander für unser Baby gesungen. Lukas war munter und kickte wie als Antwort auf unser Singen. Es war wunderschön. Ich habe ein schlechtes Gewissen, dass ich zwischen den beiden gestanden bin. Was sie miteinander haben, erinnert mich an das, was ich nicht hatte."
Marie legte sich hin und richtete ihrer Aufmerksamkeit auf ihre Gebärmutter und das Baby. *„Lukas ist ganz begeistert von der Vateraktion, das war ganz super. Er ist glücklich und fröhlich. Ich erzähle ihm, was ich an seinem Papa so liebe, er ist lebhaft und hat so ein schönes Herz, wie er massiert hat und gesungen, so liebevoll. Ich sage ihm, dass es mir Leid tut, dass ich seinen Papa auf Abstand gehalten habe. Lukas ist in meinem Arm. Er ist entspannt, er fühlt sich gut und sicher."*
Beide genossen die Zeit miteinander bis zum Ende der Stunde.

Es folgte eine Phase, in der Marie immer wieder von eigenen pränatalen Erlebnissen überflutet wurde. Eines davon wurde getriggert, wenn Marie das Gefühl hatte von ihrem Baby ganz aufmerksam betrachtet zu werden. In diesen Momenten empfand sie große Angst, nicht liebenswert zu sein, nicht akzeptiert werden zu können, falsch zu sein, nichts wert zu sein. Sie fühlte dann Schmerz in der Herzgegend, empfand sich klein, hilflos und ausgeliefert.
In der Babytherapie nach Karlton Terry haben übergroße Aufregung, Angst oder Starre, die auftreten, wenn man sich „gesehen" fühlt, oft ihren Ursprung in einem traumatischen prä-, oder postnatalen Erlebnis. Entweder geschah zu dem Zeitpunkt, an dem das Baby soeben geboren und angesehen wurde, etwas Traumatisierendes, oder noch früher, wenn die werdende Mutter das erste Mal realisierte, dass sie tatsächlich schwanger geworden war.
In Maries Familie sind diese Traumata transgenerational. Für Maries Großmutter, war es ein Schock, als sie entdeckte mit Maries Mutter schwanger zu sein. Die Angst, wieder ein Kind zu verlieren, war da. Maries Mutter wurde als viel zu groß, dick und abnormal angesehen, als sie geboren war. Sie wog sechseinhalb Kilo aufgrund des Diabetes der Mutter.
Auch Marie war ein ungeplantes Kind, zur Freude über die Schwangerschaft mischte sich auch Ambivalenz. Maries Mutter war noch jung, studierte und arbeitete parallel dazu. Der Zeitpunkt war nicht ideal. Gerade als Marie geboren wurde, kamen viele Studenten ungefragt in den Kreißsaal und starrten sie an. Es war viel Hektik im Raum, zu einer Zeit in der das Bonding in aller Ruhe zwischen Mutter und Kind hätte stattfinden sollen. Heute mag Marie zwar Präsentationen vor vielen Leuten. Wenn es aber um ihre Person und nicht um ein Sachthema geht, fühlt sie sich hochgradig verletzbar und ausgeliefert.
In den Babystunden dauerte es immer eine Weile, bis Marie die Kraft hatte, zu ihrem eigenen Baby zu kommen. In dieser Zeitspanne meldete Lukas immer wieder zurück, wie wichtig es für ihn war, dass

Papa jeden Abend zu ihm kam. Marie entspannte sich, Lukas konnte sich auch fallen lassen, spielen, sich bewegen. Die Liebe zwischen Vater und Sohn wuchs von Woche zu Woche.

Spiegelspiel

Um die 30. Schwangerschaftswoche spielen Mutter und Baby ein Spiel miteinander. Zuerst zeigt die Mutter dem Baby im inneren Dialog einzelne ihrer äußeren Körperteile wie z.B die Nase, die Ohren, die Füße etc. um ihm anschließend seine eigenen entsprechenden Körperteile zu zeigen. Zum Beispiel: „Das ist meine Nase und das ist deine Nase." Das Herz wird gesondert gezeigt. Am Schluss werden die vollständigen Körper gezeigt. In der darauffolgenden Stunde soll das Baby der Mutter beide Körper zeigen. Das Faszinierende daran ist, dass die gedankliche Übertragung in vielen Fällen funktioniert. Beispielsweise ist es möglich dem Kind zu sagen, es möge eine andere Lageposition einnehmen.

In der letzten Abschlussstunde bittet z.B. die Mutter das Baby, deutlich spürbar mit dem Kopf nach unten zu drücken, um zu signalisieren, dass es bereit für die Geburt ist. Der Sinn des Spiegelspiels ist, dass die Babys ihre eigenen Körpergrenzen von denen der Mutter unterscheiden lernen, sich als noch körperlich durch die Nabelschnur verbunden, aber doch schon als eigene Person wahrzunehmen.

Jenö Raffai konnte in den Psychoanalysen mit psychotischen Jugendlichen zeigen, dass sie sich im Uterus ihrer Mutter als ein Teil des mütterlichen Körpers empfunden hatten. Ihre Körpergrenzen waren nicht ausdifferenziert. Um das zu vermeiden, ersann Jenö Raffai gemeinsam mit seinem Psychonanlytiker György Hidas das Spiegelspiel. Es dient auch dazu, dass die Geburten leichter werden.

Maries und Lukas Spiegelspiel – der Schmerz als Familienidentität

„Lukas genießt das Spiel. Er findet es lustig. Er wundert sich, warum ich keine Nabelschnur habe. Ich sage ihm, dass sein Mund später atmen und essen wird. Er fragt, wieso mein Geschlecht anders aussieht als seines. Ich sage ihm, dass er aussieht wie Papa. Er ist ein Bub, ich bin eine Frau. Jetzt stockt er. Bei den Schultern. Er spürt die kaputte Schulter meiner Mutter, er spürt auch den Schmerz auf meinen Schultern. Er spürt sie als Last auf seinen. (Sie weint) Da sitzt der Schmerz und der Kummer der ganzen Familie. Ich habe die Last von meinen Schultern auf die Schultern der Kinder gelegt. Der Schmerz ist so fest eingebaut. Er gehört zu dieser Familie. Um dazu zu gehören, muss man den Schmerz mitnehmen. Er geht über Generationen, über Jahrhunderte zurück. Er ist unsere Identität. Wenn wir ihn nicht mitnehmen? Wer sind wir dann?

Lukas wartet darauf, dass ich das erledige, er schaut mich mit Erwartung und Vertrauen an. Ich weiß noch nicht wie. Er mag das nicht tragen. Er ist so klein. Ich mag den Schmerz von ihm nehmen."

„Bitte spiegle ihm das. Du siehst, dass er die Last nicht tragen mag. Er darf dir alles, was nicht zu ihm

gehört, zurückgeben. Du wirst dich darum kümmern."
„Lukas lässt die Gefühle zurückströmen. So klar. Er ist so mutig. Ich merke das bisschen gar nicht, aber er ist leichter."
„Bitte wiederhole mit Lukas die Stelle des Spiels mit der Schulter. Versuche zuerst den Schmerz, der deiner Mutter gehörte, von deinen Schultern auf ihre zurück fließen zu lassen, wie Lukas es mit dir getan hat. Sie wird es so wenig spüren wie du den Schmerz, den Lukas dir zurückgegeben hat. Sie trägt ihn sowieso. Dann versuche den Schmerz, der dir als Marie gehört, auf deinen Schultern zu lassen und lass Lukas seine kleinen Babyschultern zeigen. Seine Aufgabe ist es, sich nur um sich zu kümmern, zu spielen und zu wachsen. Um alles andere kümmerst du dich, Stück für Stück."
(Langes Schweigen.) *„Ich habe ihm alles gezeigt. Er war ganz aufmerksam. Ich sehe seine kleinen, zerbrechlichen Schultern. Er war eine Zeit lang ein bisschen zurückhaltend. Er wollte mich schützen. Er ist so voller Licht und trotzdem war da ein schweres Gefühl. Ich habe ihm gesagt, dass ich ihn verstehe, dass ich glaube, dass er sich manchmal einsam fühlt und manchmal Angst hat wenn ich Stress habe oder alte Geschichten hochkommen. Ich spüre die Liebe für ihn, er ist so fein und süß. Er entspannt sich jetzt. Ich kann ihn halten und streicheln. Er ist jetzt friedlich. Er schläft ein."*
In der Nachbesprechung ging es um die negativ konnotierte Identität der Familie. Marie hatte, gemeinsam mit ihrem Mann und ihren Kindern, die Chance die Familienidentität zu verändern, ihr eine neue Wendung zu geben. Es entstand die Idee, eine Familienschatzkiste zu machen. Darin werden aktuelle schöne Erlebnisse, gute Eigenschaften und alles, was ihre Kernfamilie ausmacht, gesammelt.
Marie mochte sich auch die Zeit nehmen, eine Schatzkiste ihrer Herkunftsfamilie zu gestalten. Auch in den früheren Generationen gab es positive Erlebnisse und liebenswerte Eigenschaften, die bisher im Schatten der traumatischen Ereignisse gestanden hatten.

Die Abschlussstunden

Die letzten neun Bindungsanalysestunden vor der Geburt bilden die Abschlussphase. Diese intensive Zeit dient dazu, dass sich Mutter und Kind seelisch auf die Geburt und die Zeit danach einstellen können. Geburt bedeutet Transformation. Um sich gut auf diesen Übergang einlassen zu können, ist es auch hier sehr hilfreich, alle Gefühle wahrzunehmen und anzuerkennen. Geburt bedeutet nicht nur Freude auf das Kind, sondern sie ist auch das endgültige Ende der Schwangerschaft. Die Mutter muss das Kind loslassen, um es dann in die Arme nehmen zu können. Viele Frauen empfinden neben der Vorfreude auch Trauer, wenn die intensive Phase der Verbundenheit in der Schwangerschaft zu Ende geht. Auch für Babys kann sich diese Phase ambivalent anfühlen. Einerseits ist da die Enge um sie herum. Sie fühlen, dass die Zeit in ihrem ersten Zuhause zu Ende geht. Sie können sich in ihrer Umgebung sicher fühlen, das Fruchtwasser als angenehm auf der Haut, die lebendige

Gebärmutterwand als Begrenzung und Orientierung empfinden. Die Gebärmutter als Spielplatz der Entwicklung, die vertrauten Geräusche, der sichere Herzschlag der Mutter. Die Babys spüren, dass es eine Veränderung geben wird. Aus vielen Rückmeldungen der Babys aus Bindungsanalysen und aus zahlreichen pränatalen Selbsterfahrungen von Erwachsenen wissen wir, dass die Babys freudig-neugierig, oder auch ängstlich-besorgt darüber sein können, was sie da draußen erwarten wird.

Mein Herz, dein Herz

Zu Beginn einer Abschlussstunde tauchte bei Marie plötzlich die Sorge auf, dass Lukas' Herz nach der Geburt vielleicht nicht schlagen könnte. Da Jenö Raffai kurz vor seinem Tod noch einmal eindrücklich die Bedeutung der Differenzierung der beiden Herzen als zentrales Element der Körpergrenzen-Differenzierung betonte, beschloss ich, Marie und Lukas das Spiegelspiel mit den Herzen wiederholen zu lassen. Babys haben wesentlich mehr Vertrauen in den Geburtskanal einzutauchen, wenn sie wissen, dass ihr eigenes Herz mit ihnen kommt, obwohl sie sich vom vertrauten Rhythmus des mütterlichen Herzens wegbewegen müssen.

„Ich habe einen Druck auf meinem Herz gespürt. Das ist meine Geschichte. Ich kann Lukas' Herz gut wahrnehmen. Es ist schnell, stark und laut. Er wollte mich beruhigen. Ich habe ihm gesagt: „Das ist nicht deine Aufgabe, dich um mich zu kümmern." Jetzt ist er mit seinem Ohr auf meinem Herz und spürt seines gleichzeitig. Er ist sehr interessiert! Es ist wie ein Spiel für ihn, beides gleichzeitig wahrzunehmen. Das ist die Mama, das bin ich. Er wirkt ganz glücklich mit dem Herzschlagspiel. Er ist ganz vertieft darin."

Marie und Lukas verbringen den Rest der Stunde mit diesem Spiel.

Die Erinnerungsstunde

Die Erinnerungsstunde ist ein Teil der Abschlussphase. Zuerst erzählt die Mutter dem Baby mittels Gefühlen und Bildern, wie sie die Schwangerschaft erlebt hat. Sie zeigt dem Kind vor allem die Erlebnisse und Gefühle, die es selbst und ihr Miteinander betroffen haben.

Dann ist das Baby dran. Die Mutter lauscht und lässt das Baby erzählen.

Maries und Lukas' Erinnerungsstunde

Marie erzählte Lukas von vielen schönen Momenten, die sie in der Schwangerschaft erlebt hatte. Beispielsweise von den Zeiten, als sie Louise ins Bett brachte und Louise sich an den Bauch, in dem Lukas war, angekuschelt hatte. Marie empfand viel Glück und Dankbarkeit in diesen innigen Momenten. Die Abende mit Peter, wenn er den Bauch massierte, gehörten auch dazu. Marie zeigte Lukas auch schwere Gefühle der Verunsicherung, der Sorge und der Einsamkeit.

Als Lukas dran war, hatte Marie Angst davor, was da kommen würde. Sie konnte sich aber trotzdem

öffnen und Lukas ermutigen, ihr seine Sicht zu zeigen.
Marie schwieg lange, weinte leise, beruhigte sich wieder. Ich ließ ihnen Zeit und wartete bis sie schließlich erzählte: *„Er war zornig, er sagte: ‚Warum schickst du mir so schöne Bilder? Es war oft anders, so ein Quatsch, es war oft schwierig!'*
Am Anfang, die Empfängnis. Das war sehr berührend. Er hat uns in die Seele geschaut. Mir, Peter und Louise. Er hat uns rein und lichtvoll gesehen. Unsere Liebe hat ihm gefallen. Da wollte er landen. Danach wurde es aber gefährlich. Die Gebärmutter war noch nicht ganz gesund. Eigentlich hat er drei Kinder vor ihm gespürt, seltsam, nicht zwei. Die Gebärmutter war dunkel und unfreundlich. Er war eine Weile ganz alleine. Dann kam ich immer wieder zu ihm, auch hier in der Bindungsanalyse. Das war gut, aber ich verschwand auch immer wieder.
Er hat all den Mist miterlebt. Ich hatte Gründe und Erklärungen, aber es war trotzdem schwer. Gut war, als die Gebärmutter geheilt war. Ab da war sie wie eine starke Freundin an seiner Seite. Dann war er nicht ganz alleine, wenn ich so mit mir beschäftigt war. Er hat auch Schönes geschickt. Wenn er uns als Familie gespürt hat, wenn die Liebe wieder da war, dann war das wie ein Aha für ihn - ja, deshalb bin ich gekommen. Und Louise. Wenn Louise in der Nähe war, gab ihm das Trost und Hoffnung. Es gibt eine Schwester, die zeigt, dass man leben kann auf dieser Welt."

Lukas' Geburt

Lukas wurde zuhause in der Badewanne geboren. Eine private Hebamme war anwesend. Es gab keine Komplikationen und es wurden keine Medikamente gebraucht. Marie fühlte sich an diesem Tag kraftvoll und hatte Vertrauen, dass Lukas genau wusste, wie er sich durch den Geburtskanal bewegen musste. Sie beschrieb die Geburt als intensives, stärkendes Erlebnis. Lukas wurde ein halbes Jahr voll gestillt und entwickelte sich motorisch und sozial rasch.
Marie nimmt bei Bedarf immer wieder Unterstützung von Psychotherapeutinnen oder Beraterinnen in Anspruch.

Resümee

Die Bindungsanalyse war für Marie ein Mosaikstein auf dem Weg zu mehr Vertrauen in ihre Kompetenz als Mutter, zu einer größeren Fähigkeit der Selbstliebe und zu einer empathischen, authentischen Beziehung zu ihren Kindern.
Mutig und feinfühlig öffnete sie sich für die Perspektive ihres ungeborenen Kindes. Lukas wurde trotz aller emotionaler Hürden seiner Mutter schon in der Schwangerschaft in seiner Freude und seiner Not wahr- und ernstgenommen. Damit durchbrach Marie die transgenerationale Weitergabe von Einsamkeit und Unverständnis für die verletzlichsten, jüngsten Mitglieder der Familie.

10. Fallgeschichte: „Momente der Begegnung und Schlüsselszenen aus drei Bindungsanalysen"

von ***Johanna Jagoditsch***

Der Gegenwartsmoment in der Bindungsanalyse – Schatz der Methode

Um eine tragfähige Beziehung aufbauen zu können, ist es notwendig, unserem Gegenüber immer wieder erneut mit Authentizität und Empathie zu begegnen. Es braucht Ruhe und Entschleunigung, um gegenwärtig und präsent zu sein. Für die Kommunikation mit Babys gilt das ganz besonders, da ihre Reizverarbeitung von Informationen um ein Vielfaches länger dauert, als die von Erwachsenen.

Manchmal erleben wir besondere Momente der Begegnung mit anderen Menschen. Wir alle kennen das. Manchmal fühlt man sich jemandem plötzlich ganz nah, beide haben etwas Wesentliches, Klärendes zum ersten Mal erkannt. Die Beziehung und das Verständnis füreinander haben eine tiefere Ebene erreicht.

Daniel Stern, der bekannte Säuglingsforscher, spricht vom Gegenwartsmoment in zwischenmenschlichen Begegnungen. Der gemeinsam geteilte Gegenwartsmoment ist gemeinsam gelebte Geschichte und durch wechselseitige Aufmerksamkeit gekennzeichnet. Stern bezeichnet diese Momente als Dreh- und Angelpunkt in intimen Alltagsbeziehungen.

Der Sozialwissenschafter Dr. Reinhard Plassmann meint: „Kinder sind in Hinsicht auf das Prinzip Gegenwärtigkeit sehr gute Lehrmeister. Mit allem was sie tun und sagen, warten sie auf die Gelegenheit, ein Heilungsspiel mit uns zu beginnen, im Hier und Jetzt."

Als Bindungsanalytikerin erlebe ich das in jeder Babystunde erneut. Es trifft schon auf Kinder im Bauch ihrer Mutter zu. Sie warten darauf, mit ihrer Mutter in einen heilsamen Dialog zu treten, von ihr wahrgenommen und verstanden zu werden.

In Bindungsanalysen ist immer wieder zu beobachten, wie Mutter und Baby sich auf berührende, zutiefst ehrliche Weise über ihre Empfindungen austauschen. Oft sind es scheinbar kurze Momente des gegenseitigen Erkennens und Wahrnehmens, die ein tiefes Verständnis und eine Veränderung des Blickes der Mutter auf ihr Kind hervorrufen. In diesen feinfühligen, empathischen, authentischen Begegnungen, liegt aus meiner Sicht das heilsame Potential und der Schatz dieser Methode.

Dabei geht es bei Weitem nicht um eine in Watte und Lieblichkeit gehüllte, romantische Visualisierung einer idealen Mutter-Kind-Beziehung, sondern vielmehr, um einen *ehrlichen* Austausch von Empfindungen. Dabei kann es auch einmal heftig zugehen. Wenn die Mutter bereit ist, ein möglichst breites Gefühlsspektrum in sich und bei ihrem Baby differenziert wahrzunehmen und zuzulassen, ermöglicht sie ihrem Kind einen großen Spielraum für die Entwicklung eines stabilen Selbst.

Das Spiegeln der Empfindungen des Ungeborenen durch die Mutter ist ein wesentliches Element. So lernt das Kind, dass es gesehen und verstanden wird.

Schlüsselszenen
Alle vier Schlüsselszenen stammen aus Bindungsanalysen mit psychisch gesunden Frauen. Ich möchte anhand dieser Beispiele zeigen, dass wirklich jede Frau und jedes Ungeborene mit Herausforderungen konfrontiert sein kann. Die Bindungsanalyse schafft Raum und Rahmen, in dem Mutter und Baby gut begleitet durch diese Phasen hindurchgehen können.

Stress in der Schwangerschaft
Stress betrifft jede Frau in verschiedensten Abstufungen. Stress gehört zu unserem Leben dazu. Menschen in der westlichen Welt leben von der Uhr getaktet. Der Tagesablauf ist von Terminen durchsetzt. Die Möglichkeiten es langsam anzugehen, auf die eigene innere Uhr zu hören, der Intuition und nicht der Ratio zu folgen, lassen sich in der Hektik der Zeit allenfalls auf Yogastunden oder Wellness-Urlaube beschränken. Stress gehört zu unserer Leistungsgesellschaft dazu. Wir alle sind so sozialisiert. Auch in der Schwangerschaft scheint es oft unmöglich, aus diesem Hamsterrad auszusteigen.
Stress blockiert jedoch das Einfühlungsvermögen. Stress versetzt den mütterlichen Körper in Alarmbereitschaft. Geschieht dies zu oft, hat das Folgen für das sich bildende Nervensystem und die spätere Regulationsfähigkeit des Ungeborenen. Die genauen Mechanismen bei mütterlichem Stress und dessen Folgen auf das Kind werden in diesem Buch detaillierter an anderer Stelle abgehandelt. Folgend möchte ich ein Beispiel von Stressempfinden durch das ungeborene Kind aus der Praxis zeigen.

Spielball der Hektik versus gemeinsam im selben Rhythmus schwingen
Vorgeschichte
Sabine ist Mutter eines dreijährigen Sohnes und mit ihrem zweiten Sohn hochschwanger. Sie ist selbstständig und hat vor dem Mutterschutz noch ein großes Projekt zu bewältigen. Phasen von Anstrengung und Stress wechseln mit entspannten Phasen des Miteinanders mit ihrer Familie. Sabine hat einen vorwiegend visuellen Dialog mit ihrem ungeborenen Sohn. Im Folgenden bringe ich zwei Ausschnitte von Babystunden, die eindrücklich zeigen, wie unterschiedlich sich ein und dasselbe Kind im Bauch fühlen kann, je nachdem, wie es der Mutter gerade geht.

Spielball der Hektik
Szene nach einem stressvollen Tag im Büro:
Nach den einleitenden Worten zur Tiefenentspannung erzählte Sabine: „*Es ist ganz hektisch. Da ist ein durchsichtiger Ball. Zwei riesige Hände rollen ihn wild hin und her. Im Ball ist eine Holzpuppe. Die Holzpuppe knallt, klick klack, klick klack, ständig an die inneren Ballwände. Oh! So fühlt sich Simon,*

wenn ich Stress habe. Ich muss meine Hände in die riesigen Hände geben. Ich habe Mühe, sie zur Ruhe zu bringen. Ich muss meine Hände selber ganz, ganz ruhig halten. Schweigen. Langsam kehrt Ruhe ein, Geborgenheit, Frieden, langsam spüre ich die Verbindung.

Sabine musste erst ihr Stresslevel senken (ihre imaginären Hände konzentriert zur Ruhe bringen), um die Brutalität des Hin- und Herschleuderns, hervorgerufen durch die Hektik des Tages, zu stoppen. Ihr Kind konnte von der entmenschlichten Form der Holzpuppe zu einem Baby werden. Das durch den Stress blockierte Bindungshormon konnte durch die Entspannung wieder fließen.

Gemeinsam im selben Rhythmus schwingen

Szene nach einem ruhigen Tag:

„Ich sehe ein Licht in der Gebärmutter. Plötzlich sind große Vogelschwingen da und ein Pulsieren, auf und ab. Wir sitzen auf einem riesigen Vogel, wir fliegen. Vor mir sitzt mein Sohn. Ich halte ihn zärtlich, beschützend. Wir sind aneinandergeschmiegt, aber es ist noch neu, nicht so vertraut. Ich sehe blonde Locken. Ich kann ihn spüren. Wir gleiten gemeinsam. So kann es sein."

In der Nachbesprechung findet Sabine, dass es ja wirklich so ist. Die pulsierenden Vogelschwingen sind wie ihr Herzschlag, der sie beide verbindet. Das Blut wird zu ihrem Baby in einem bestimmten Rhythmus gepumpt. Der Rhythmus, in dem sie gemeinsam schwingen und in Resonanz gehen. Er „sitzt" auch wirklich „vor" ihr. In ihrem Bauch, den sie beschützend in und „vor" sich trägt, wohnt ihr Kind.

Der verlorene Zwilling – wenn von Zweien Einer bleibt

Gynäkologen sehen auf den Ultraschallbildern der ersten Schwangerschaftswochen immer wieder zwei, manchmal auch drei Embryonen. Um die werdenden Eltern nicht zu beunruhigen, sagen Gynäkologen erst oft nach dem ersten Schwangerschaftsdrittel, dass eine Zwillingsschwangerschaft vorliegt. Zu einem Zeitpunkt also, an dem sie davon ausgehen, dass beide Kinder überleben.

Embryos können die Gegenwart eines Zwillings im Mutterleib schon sehr früh wahrnehmen. Dr. Sartenaer, Spezialist für pränatale Medizin erklärt in einem Interview: „Wenn sich zwei Embryonen eingenistet haben, hört der Eine den Anderen sehr früh, noch vor der sechsten Schwangerschaftswoche. Er hört den Blutkreislauf des Anderen, noch bevor sein Herz anfängt zu schlagen." Auch der amerikanische Forscher David Chamberlain hat im Ultraschall gesehen, dass bereits zwei Monate alte Embryos bewusst wahrnehmen und reagieren können.

Aus Selbsterfahrungen von Erwachsenen und Therapien von Kindern mit prä- und perinatalen Traumata geht hervor, dass Zwillinge sogar noch früher in der embryonalen Entwicklung eine starke, emotionale Verbindung zueinander haben.

Der frühe Verlust eines Zwillings bleibt von der Umwelt meist unbemerkt. Für den überlebenden

Zwilling kann der Verlust ein traumatisches Ereignis sein und einen lebenslangen Einfluss auf seine Gefühlswelt haben.

In der Bindungsanalyse kommt es immer wieder vor, dass Babys über Bilder oder Emotionen zeigen, dass sie am Anfang zu zweit waren. Für die Mutter ist das oft überraschend.

Für den überlebenden Zwilling bedeutet es eine Erleichterung, wenn seine Erfahrung und seine Trauer gesehen werden. Die Mutter kann das Geschwisterchen nicht ersetzen, aber sie kann ihrem Baby liebevoll und mit Verständnis zur Seite stehen.

Beispiel aus der Praxis:

Ich möchte sein, wo meine Schwester ist – Zwillingsverlust aus Sicht des überlebenden Babys

Vorgeschichte

Lisa kam in der 20. Schwangerschaftswoche zur Bindungsanalyse. Zu Beginn der Schwangerschaft erwartete sie Zwillinge. Einen Buben, Sam, und ein Mädchen, Nora. In der zehnten Woche hatte Lisa eine Blutung. Das Mädchen war gestorben. In dieser Bindungsanalyse gab es viele entspannte, schöne und harmonische Begegnungen zwischen Lisa und Sam. Im Folgenden habe ich zwei Szenen ausgewählt, in denen es um den Verlust des zweiten Kindes ging.

Bevor sie schwanger wurde, hatte Lisa viele Jahre einen unerfüllten Kinderwunsch. Nun war sie froh, dass sie wenigstens *ein* Kind bekommen würde. Traurigkeit wegen des Verlustes des Mädchens kam nur in ruhigen Momenten und in der Bindungsanalyse hoch. Tagsüber erlaubte sie sich das nicht. Im sozialen Umfeld herrschte die Meinung, dass ein Abgang so früh in der Schwangerschaft nicht schlimm sei.

Freude und Wehmut nebeneinander Platz zu machen, war ein Thema in der Bindungsanalyse. Für Lisa überraschend, zeigte auch Sam immer wieder, dass er mit dem Verlust des Geschwisterchens beschäftigt war.

Szene 1

Sam drückt mit dem Kopf nach unten, das ist sehr unangenehm. Lisa bittet ihn weiter nach oben, näher zu ihrem Herzen zu kommen. Der Druck nach unten verschwindet. Nach ein paar Minuten spürt sie ihn wieder nahe am Geburtskanal. Der Druck ist stark. Lisa befürchtet, dass er damit Wehen auslösen könnte. Sam zeigt ihr: „Unten, das ist da, wo Nora sich eingenistet hatte." Er fühlt sich dort geborgen, er möchte bei ihr sein. Lisa versucht, Sam zu trösten. Sie weint. Auch sie ist traurig. Sie erschrickt. Ein Teil von Sam möchte Nora dorthin folgen, wo sie jetzt ist. Er hat solche Sehnsucht. Er fühlt sich so allein. Lisa weint. „Das soll er nicht. Wir lieben ihn doch schon so."

„Was braucht Sam?" frage ich.

„Er will mehr Geborgenheit und Sicherheit. Er braucht Nähe und Umarmung. Er mag die Enge, er mag

fest umschlossen sein. Er hat Angst, dass er sonst verloren geht.“

Szene 2

„Sam ist rastlos, er wirkt unzufrieden, ist unruhig. Es macht mich traurig, dass Sam den Augenblick nicht genießen kann“.

„Spiegle ihm bitte, welche Gefühle du bei ihm wahrnimmst.“

„Nora ist nicht da. Es wäre besser, wenn sie da wäre. Sie würde ihm mehr Ruhe bringen.“

„Wie empfindest du Sam jetzt?“

„Wenn man von Nora spricht, wird er ruhiger, alles wird heller, wenn es um sie geht.“ Lisa weint. *„Er zeigt mir, wie es ohne sie ist. Alles ist dunkler und groß, er ist einsam und rastlos. Es ist schwer, ins Leben zu kommen und gleichzeitig zu trauern. Es ist gut, gemeinsam an sie zu denken. Nora ist bei ihm. Jetzt spürt er das.“*

„Vielleicht braucht er einen Ort, an dem er Nora finden kann, wenn er sich einsam fühlt?“

Schweigen. Lisa lacht: *„Ja, er hat einen Lichtschalter. Wenn Nora kommt wird es ganz hell. So kann er sie rufen. Er möchte, dass auch ich öfter bei ihm bin.“*

Nachbesprechung

Lisa und ihr Mann beschlossen, dass das gestorbene Kind symbolisch einen Platz in der Familie bekommen würde. Sie hängten zwei Schutzengelfiguren im Kinderzimmer auf, eine für Sam und eine für Nora. Sie möchten auch später offen mit Sam darüber reden, dass er am Anfang ein Geschwisterchen hatte. Darüber zu schweigen, würde bedeuten, das Thema zu tabuisieren und Sam mit seinem Erlebten alleine zu lassen. Sollte Sam später scheinbar unangebrachte Gefühle von Einsamkeit und Verlassensein haben, können ihm seine Eltern dabei helfen zu begreifen, woher sie vielleicht kommen könnten. Dadurch würde Sam es später leichter haben, in Beziehungen zu anderen Menschen nicht unbewusst den verlorenen Zwilling zu suchen und damit den Partner heillos zu überfordern.

Intuition und Bauchgefühl

Wenn eine Frau über einen längeren Zeitraum in die Bindungsanalyse kommt, schult sie während der Tiefenentspannung auch ihre Tiefenwahrnehmung. Ihr Sensorium für körperliche und psychische Vorgänge verfeinert sich. Viele Frauen berichten, dass sie durch die Bindungsanalyse ein größeres Vertrauen in ihre Intuition, in ihr Bauchgefühl bekommen haben. Einerseits erzählen sie von einem intuitiven, entspannteren Umgang mit ihren Babys vor und nach der Geburt, als sie es mit den älteren Geschwisterkindern hatten. Andererseits haben sie auch einen selbstverständlicheren, wertschätzenderen Zugang zu ihrem eigenen Körper erlangt.

Immer wieder kommt es vor, dass Schwangere durch unklare pränataldiagnostische Befunde verunsichert werden. Manche Frauen mit ausgeprägtem Sensorium für innere Vorgänge bleiben trotzdem ruhig, wenn sie intuitiv erfassen, dass es ihrem Kind gut geht.
Umgekehrt erlebe ich, dass Frauen unruhig und ängstlich werden, obwohl scheinbar alles in Ordnung ist. Intuition ist kein Röntgenbild. Intutition ersetzt keinesfalls medizinische Diagnostik. Manche Frauen erahnen jedoch, dass etwas nicht stimmt, auch wenn sie nicht genau sagen können, was es ist. Meist bewahrheitet sich das Bauchgefühl, wie sich später herausstellt.

Ein Beispiel aus der Praxis möchte ich hier kurz anführen.
Silvia hat schon einen eineinhalb jährigen Sohn, als sie mit dem zweiten Kind in die Bindungsanalyse kommt. In den Abschlussstunden kommt bei Silvia immer wieder sehr klar und eindrücklich viel Angst vor der bevorstehenden Geburt hoch. Ihr erstes Kind wurde mit einem Notkaiserschnitt geboren. Angst vor einer neuerlichen Geburt ist in so einem Fall nichts Ungewöhnliches.
Wir verbringen einige Stunden damit, auf ihre Gefühle einzugehen und das belastende Erlebnis aufzuarbeiten. Die Angst kommt jedoch jedes Mal erneut hoch, wenn sie emotionalen Kontakt zu ihrer Gebärmutter aufnimmt. Sie wird so stark, dass mir Zweifel kommen, ob sich Silvias Muttermund während einer vaginalen Geburt würde öffnen können.
Silvias Ärztin strebt eine vaginale Geburt an. Silvia selbst wollte ursprünglich auf natürlichem Weg gebären, nun aber denkt sie über einen geplanten Kaiserschnitt nach. Die Angst, die immer wieder klar im Raum steht, veranlasst mich, Silvia in ihrem Wunsch zu bestärken, die Ärztin zu einem Kaiserschnitt zu überreden. Für mich als Bindungsanalytikerin ist das eine absurde Situation.
Eines der Ziele der Bindungsanalyse ist die Prävention von Geburtstraumen. Ein Kaiserschnitt ist ein wesentlich traumatischeres Erlebnis für ein Baby, als eine komplikationslose, vaginale Geburt. Die Sterblichkeitsrate für Mutter und Kind ist bei einem Kaiserschnitt erhöht, genauso das Risiko für das Kind, später an Asthma oder Diabetes zu erkranken. Trotz allem sagen Silvias Bauchgefühl und meine Intuition, dass der Kaiserschnitt in diesem Fall der bessere Weg sein kann.
Nach dem Kaiserschnitt ruft mich Silvia an. Sie ist so froh, sich für die Operation entschieden zu haben. Die durch den ersten Kaiserschnitt entstandene Narbe auf der Gebärmutter war aufgegangen und diese Öffnung war mit der Wand ihrer Blase verwachsen gewesen. Man nennt das eine gedeckte Uterusruptur. Hätten die Wehen eingesetzt, wäre die Verbindung gerissen und Mutter und Kind hätten innerhalb kürzester Zeit verbluten können. Auch die Ärztin zeigte sich erleichtert, auf Silvias Wunsch eingegangen zu sein. Silvia hat auf ihre Intuition gehört. Sie und ihr Baby sind gesund.

In Vitro Fertilisation – Ich wurde in den Bauch gebracht, wer holt mich jetzt ab? Hat der Weg in die Gebärmutter Einfluss auf die Geburt?

Vorgeschichte:

Sara war 40 Jahre alt, als sie zur Bindungsanalyse kam. Sie konnte aus medizinischen Gründen nicht auf natürlichem Wege schwanger werden. Nun war sie mit Hilfe der künstlichen Befruchtung mit Jonas schwanger. Die Bindungsanalyse verlief gut. Sara ist eine herzliche, feinfühlige Frau. Jonas erhielt viele Möglichkeiten, seine Empfindungen mit seiner Mutter zu teilen.

In der letzten Abschlussstunde fand die Generalprobe für die Geburt statt. Die Mutter sollte das Baby auffordern, sich mit seinen Beinchen an der Uteruswand abzustoßen, und sein Köpfchen so fest nach unten zum Geburtskanal zu drücken, dass die Mutter das deutlich spüren kann. So kann das Baby der Mutter zeigen, dass es verstanden hat, wie die Geburt beginnen wird, und dass es bereit dazu ist.

Szene aus Saras und Jonas Generalprobe:

Sara schweigt und lacht schließlich: *„Jonas steht da. Wie ein kleiner Junge, der darauf wartet, dass er abgeholt wird. Fix und fertig angezogen, bereit zu gehen. Aber er geht nicht. Er wartet. Er wartet darauf, dass ich ihn abhole, dass die Wehen ihm helfen und die Geburt für ihn starten. Er bewegt sich keinen Zentimeter. Ich spüre auch keinen Druck am Geburtskanal.“*

„Bitte gib ihm die Information, dass *er* den Geburtsbeginn auslösen kann, wenn *er* bereit dazu ist. Er muss auf niemanden warten. Bei seiner Reise in die Gebärmutter musste er passiv sein. Diese Reise kann er *aktiv* antreten“. (Anm. der Autorin: Die Eizelle wurde durch eine Kanüle aus dem Eierstock abgesaugt, statt durch das Platzen des Follikels aus dem Eierstock in den Fimbrientrichter des Eileiters geschleudert zu werden. Die Samenzelle musste nicht mit aller Kraft den gefährlichen Marathon durch das saure Milieu der Scheide, durch den Muttermund, quer durch die Gebärmutter und den Eileiter hinauf durchstehen, um zur Eizelle zu gelangen. Die Samenzelle schwamm in einer Lösung in der Petrischale wo sie sehr einfach auf die Eizelle treffen konnte. Die befruchtete Eizelle rollte nicht den langen Eileiter hinunter und fiel dann hinab in die Gebärmutter, sondern wurde künstlich in den Uterus eingebracht).

Sara schweigt lange, schließlich sagt sie: *„Er hat ganz aufmerksam zugehört. Ich glaube er hat verstanden. Ich bitte ihn noch einmal, mit dem Kopf nach unten zu drücken. Oh! Er drückt nach unten!“*

In der darauffolgenden Nacht begannen die Wehen.

Ist jedes mittels künstlicher Befruchtung gezeugte Kind verwirrt und weiß nicht, wie es die Reise aus der Gebärmutter in die Außenwelt antreten kann? Ich denke, dass diese Fragestellung ein spannendes Thema für weitere Erfahrungssammlungen in den Abschlussstunden der Bindungsanalysen ist.

Jede Frau und jedes Baby mit ihrer Geschichte sind einzigartig und ein Schatz, aus dem wir weitere Erkenntnisse über das Erleben der Kinder schöpfen können. Wir werden sehen, was uns künstlich gezeugte Babys erzählen werden und was sie brauchen, um selbstbewusst ihren eigenen Weg gehen zu können.

Kapitel 9
Spiegelneurone
von ***Gerda Kosnar-Dauz***

Emotionale Zu- oder Abwendung beeinflusst die Ausbildung neurologischer Strukturen beim ungeborenen Kind, die später ihrerseits wieder für die Fähigkeit zu Zuwendung und Bindung verantwortlich sind.

Ursprünglich wurden die Spiegelneurone durch den Neurobiologen Giacomo Rizzolatti bei Untersuchungen an Affen entdeckt. Bei Handlungen können zwei Neuronengruppen unterschieden werden, die im Abstand von 100 Millisekunden aktiv sind: Die sogenannten Planungsneurone kennen den vollständigen Plan einer Handlung und feuern, wenn diese Handlung ausgeführt werden soll, also eben geplant wird.

Die sogenannten Handlungsneurone sorgen für die entsprechende motorische Koordination und feuern bei der tatsächlichen Ausführung der Handlung. Wenn wir eine Handlung planen und ausführen, feuern zuerst die Planungsneurone und 100 Millisekunden später die Handlungsneurone.

Sehen wir jemand anderem beim Ausführen einer Handlung zu, so feuern unsere Planungsneuronen ebenso. Das ist eine der Erklärungen dafür, dass Lernen bis zu einem gewissen Grad auch ausschließlich durch Beobachtung erfolgen kann.

Eine Überaktivität der Spiegelneurone könnte zu einer „Echo"-Erkrankung führen, also beispielsweise Echolalie (Gehörtes wird nachgesprochen) oder Echopraxie (beobachtete Handlungen werden nachgeahmt). Hier feuern die Handlungsneurone, obwohl die Handlung eigentlich nur beobachtet wird. Eine Unteraktivität der Spiegelneurone könnte hingegen im Bereich der Autismus-Störungen gefunden werden. Nun wissen wir aber mittlerweile, dass spiegeln auch ohne visuelle Beobachtung funktioniert. Im Ultraschall wurde folgendes beobachtet:

Der Vater streichelt den Bauch seiner schwangeren Frau, das Baby bewegt sich zu dieser Stelle hin. Das ist ein Spiel, das viele werdende Eltern kennen. Es gibt aber auch die Version: Der Vater küsst den schwangeren Bauch, das Baby spitzt die Lippen wie zum Kuss. Woher weiß es, dass der Vater geküsst hat? Es hat noch nie in seinem Leben einen Kuss gesehen, aber vermutlich ab seiner Zeugung schon viele miterlebt.

Aktives Spiegeln erfordert ein hohes Maß an Empathie und Sensibilität. Die spiegelnde Person versucht, die Perspektive des Gegenübers einzunehmen und spiegelt das Verstandene zurück. In der Bindungsanalyse bedeutet das, die Mutter nimmt Emotionen des Kindes wahr und spiegelt dem Kind in eigenen Worten zurück, was sie verstanden hat. Dadurch erfährt sich das Kind in seinem individuellen Erleben als wahrgenommen und im Optimalfall auch als angenommen.

Resonanz und geteilte Aufmerksamkeit machen glücklich und „binden"

Spiegelneurone zeigen besonders starke Aktivität, wenn sich eigene und beobachtete (= gespiegelte) Handlung entsprechen. Hier entsteht eine besonders starke „Resonanz" (Widerhall, Anklang), die im Fall positiver Spiegelungen, bei gelungener „Zuwendung", sogar „Glücksgefühle" auslösen können, was auf einer vermehrten Freisetzung körpereigener Botenstoffe, hier der Endorphine und des sogenannten Bindungshormones Oxytocin, zu beruhen scheint.

Eigenes Erleben und von der Umwelt gespiegeltes Verhalten scheinen dann identisch zu sein. Zugleich sind eigene und fremde Aufmerksamkeit auf den gleichen Inhalt gerichtet, so dass man sich mit dem anderen verbunden fühlt, letztendlich also „Bindung" entsteht. Vermutlich erlebt man sich in einer solchen Situation auch als besonders „wirksam". Spiegelneurone sind somit auch wichtige „Kontaktorgane", die abtasten und zu erfühlen versuchen, was den anderen gerade bewegt. So lassen sie soziale Verbundenheit erleben.

Nicht zuletzt wird so verständlich, warum Zuwendung Schmerzen besser ertragen lässt. Durch den Einfluss von emotionaler Bindung (enge Beziehung, Verlieben und Mutter-Neugeborenes) wird das „*Resonanzmuster, das Nahestehende in uns hervorrufen... innerhalb kurzer Zeit zu einer festen Installation.*" Wir haben dann „*so etwas wie einen weiteren Menschen in uns.*" Allerdings eben nicht 100 Prozent identisch!

In der Bindungsanalyse nennen wir das den Mutter-Repräsentanten. Durch immer wiederkehrende Spiegelung verinnerlicht das Kind das, was es während der Schwangerschaft von der Mutter erlebt. Es verinnerlicht das Bild, das die Mutter vom Kind hat und entwickelt so eine Selbstrepräsentanz, die aber nicht seine tatsächliche Wirklichkeit abbildet, sondern das, was die Mutter dem Kind gegenüber empfindet.

Absichtlich verweigerte Spiegelung, also ein Sich-Nicht-Einlassen und damit auch Nicht-Aufnehmen von Signalen, führt zu massiven Unlustreaktionen (Irritation, Weinen, Abwenden). Bei Kindern führt solche Spiegelungsverweigerung sehr bald zu innerer Abkehr. Die Motivation, als biologischer Impuls für die Entwicklung der Spiegelsysteme erlahmt, die Systeme stagnieren. Das biologische System erkennt, dass in dieser Umwelt die geplante Entwicklung nicht zu erreichen ist, wir schalten auf Rückzug und Selbstversorgung. Unterversorgung des Säuglings mit freundlicher Spiegelung hat verheerende Folgen, solche Interaktionen, z.B. auch vernünftige und rational kontrollierte, vermögen die Fähigkeit des Kindes, mit anderen Menschen emotional in Kontakt zu kommen, stark zu beeinträchtigen.

Einen Schritt in der Zeit zurück sind wir in der pränatalen Zeit. Auch hier können wir davon ausgehen, dass, wenn die Mutter sich dem ungeborenen Kind nicht ausreichend zuwenden kann, die Spiegelsysteme bereits in dieser frühen Zeit unterversorgt werden und ihre Entwicklung nicht gefördert wird.

Hier schließt sich der Bogen, denn durch innere, emotionale Zu- oder Abwendung wird die Ausbildung neurologischer Strukturen beeinflusst, die später ihrerseits wieder für die Fähigkeit für Zuwendung und Bindung verantwortlich sind.

Die Ursachen für eine unzureichende innere Zuwendung sind vielgestaltig und alltäglich und werden nur allzu leicht übersehen: Eigene, emotionale Überforderung der Mutter, Ängste, Depressionen, übermäßiger Stress, unbewusste Ablehnung der Schwangerschaft. Wenn in der Bindungsanalyse die Mutter dem Kind zugewandt ist und das Kind der Mutter, dann feuern die Spiegelneurone beider. Es entsteht ein intensives Bindungserlebnis, wodurch die neurologischen Grundlagen für spätere Bindungsfähigkeit geschaffen und weiter gefestigt werden.

11. Fallgeschichte „Und die Schweinshaxe hat sogar geschmeckt!“
von ***Christa Balkenhol***

Die Anmeldung zu dieser Bindungsanalyse erfolgte über eine kurze E-Mail, die nicht erahnen ließ, welche Herausforderung mich mit dieser neuen Klientin erwartete. Melanie hatte mir nur geschrieben, dass sie sich von der Bindungsanalyse eine leichtere Geburt erhoffte. Als ich sie das erste Mal sah, bekam ich einen großen Schrecken. Vor mir stand eine junge Frau von 37 Jahren im Körper einer äußerst schlanken, um nicht zu sagen sehr dünnen 14-jährigen, die ihr zweites Kind erwartete und jetzt in der 19. Schwangerschaftswoche war.

Im Rahmen einer sehr langen Anamnese erzählte Melanie mir, dass sie seit ihrem 17. Lebensjahr massive Essstörungen hätte, demzufolge seither keine Menstruation mehr, was wiederum bedeutete, dass sie sich einer langwierigen Hormonbehandlung unterziehen musste, um schwanger werden zu können. Jetzt bereits das zweite Mal. Ihr erster Sohn, zum damaligen Zeitpunkt drei Jahre, war auch erst nach einer neunmonatigen Hormonbehandlung gezeugt worden.

Beide Hormonbehandlungen hatte sie als äußerst stressig und unangenehm empfunden und sie wünschte sich jetzt, eine stressfreie Schwangerschaft zu durchlaufen, mit den bestehenden Belastungen besser umgehen zu können und vor allem eine vollkommen andersgeartete Geburt zu erleben. Bezeichnenderweise durfte niemand in ihrer Familie wissen, dass sie sich mit der Bindungsanalyse begleiten ließ. Sie hatte weder ihrem Mann noch ihrer Mutter oder Schwiegermutter davon erzählt. Auch ihre Gynäkologin und Hebamme sollten nichts davon erfahren.

Melanie ist Justizbeamtin, hatte aber bereits aufgehört zu arbeiten, da sie als Risikoschwangere eingestuft wurde und demzufolge für sie ein totales Beschäftigungsverbot galt. Zu Beginn der Anamnese befassten wir uns ausführlich mit Beginn und Ursache ihrer Essstörung. Als sie 17 Jahre alt war, trennte sich ihr damaliger Freund von ihr. Melanie beteuerte, dass es nicht das Verlassen werden an sich war, das sie in eine Essenskrise gestürzt hatte, auch nicht die Tatsache, dass ihr Freund schon längere Zeit eine andere Freundin hatte, sondern die Essprobleme wurden durch die Information ausgelöst, dass dieser Freund allen Bekannten Ultraschallbilder von seinem ungeborenen Kind zeigte.

Zu diesem Zeitpunkt dachte ich das erste Mal an die Möglichkeit, dass Melanie eventuell ein überlebender Zwilling ist. Im Laufe dieser Krise hatte sie so viel an Gewicht verloren, dass ihre Eierstöcke die Hormon-Produktion vollständig einstellten und selbst nachdem sie nach einer gewissen Zeit ihr Normalgericht wieder erreicht hatte, nie wieder aufnahmen.

2007 heiratete sie einen sehr erfolgreichen Anwalt. Als ihr Mann und sie beschlossen, Kinder zu bekommen, unterzog sie sich 2013 einer sehr schmerzhaften Hormonbehandlung, bei der ihr in regelmäßigen Abständen Spritzen in den Unterleib verabreicht wurden. Während der

Hormonbehandlung litt sie unter starken Nebenwirkungen. Es war schon mehr als erstaunlich, dass sie trotz dieser Strapazen und einer ziemlich dramatischen ersten Geburt unbedingt ein zweites Kind haben wollte.

Melanie erwähnte immer wieder, dass die Bindungsanalyse ihre letzte Chance sei, ein gesundes Kind austragen zu können. Hier drängte sich mir erneut der Gedanke auf, dass sie vielleicht ein überlebender Zwilling sein könnte. Diese Annahme verstärkte sich, als sie mir erzählte, dass der Gynäkologe bei ihrer ersten Schwangerschaft anfangs zwei Herzen schlagen gehört hatte. In der zehnten Schwangerschaftswoche jedoch war der zweite Herzschlag weg.

Es ist oft so, dass Großmütter, Mütter und deren Töchter ähnliche Probleme mit Schwangerschaft und Geburt haben. Raffai nennt deshalb die Gebärmutter einen „Mehrgenerationenraum". Ich fragte Melanie, ob sie traurig darüber gewesen sei, eventuell ein Kind verloren zu haben. Sie entgegnete, dass sie nichts empfände. Gefühle zu spüren und sie zu äußern, sei ihr fremd.

Während der ersten Schwangerschaft hatte Melanie sehr stark unter Schwangerschaftsübelkeit gelitten, was sich dramatisch auf ihr Körpergewicht auswirkte. Sie hatte bis zur Geburt zehn Kilo verloren und wog nur noch 40 Kilo, bei einer Größe von 1,64 m. Ihr Mann und ihre Mutter machten ihr heftige Vorwürfe, sie würde sich nicht richtig ernähren und dadurch ihr Baby schädigen. Das hatte ihr sehr zugesetzt, sodass sie sich entschloss, eine dreiwöchige Kur anzutreten.

Zu Beginn des sechsten Schwangerschaftsmonats ging es ihr allerdings so schlecht, dass sie vier Wochen in einem Krankenhaus künstlich ernährt werden musste. Die Geburt des ersten Kindes erfolgte zwar zu dem errechneten Termin, dauerte aber über 12 Stunden, begleitet von heftigsten Schmerzen. Melanie erhielt sowohl eine PDA als auch einen Wehentropf. Durch das bestehende Untergewicht war sie so sehr geschwächt, dass sie ihr Baby nicht herauspressen konnte.

Die Hebamme wandte den sogenannten Kristeller Griff an, was bei Melanie nach der Geburt wochenlang Inkontinenz von Darm und Blase nach sich zog. Außerdem hatte das Baby die Nabelschnur um den Hals, die mit jeder Presswehe immer enger wurde. Nach zwölfstündiger Tortur wurde endlich ihr Sohn geboren.

Nach dieser Schilderung konnte ich mir sehr gut vorstellen, dass sie alle Hoffnung in die Bindungsanalyse setzte, dieses Mal eine anders verlaufende Schwangerschaft und Geburt zu erleben. Ich sagte ihr, dass sie trotz dieses Erlebnisses sehr mutig sei, sich ein zweites Kind zu wünschen. Interessant ist die Angabe, dass sich auch Melanies Mutter einer Hormonbehandlung hatte unterziehen müssen, um schwanger zu werden. Und auch sie hatte im ersten Trimester Blutungen, was in mir wiederum die Vermutung, dass Melanie ein überlebender Zwilling war, verstärkte.

In einer der ersten Babystunden sprachen wir über ihre Beziehung zum Partner, die Melanie als schwierig bezeichnete. Sie hatte sich von ihm angezogen gefühlt, weil sie gleiche Interessen hätten, beide viel Sport trieben und dieselben Ansichten über einen gewissen Lebensstandard hätten. Beide

seien Kopfmenschen und gäben Gefühlen wenig Raum. Der Ehemann zeigte wenig Freude über die zweite Schwangerschaft. Auch beim ersten Kind war er schon recht distanziert gewesen und hatte sich überhaupt nicht um das Baby gekümmert. Er hatte es weder gefüttert noch gewickelt oder auf den Arm genommen. Mit anderen Worten, er hatte, zumindest zu Beginn, keine emotionale Beziehung zu seinem Sohn aufgebaut.
Die erste große Krise in Melanies Beziehung zu ihrem Mann wurde ausgelöst durch den Tod des heiß geliebten Vaters, ein Jahr nach Melanies Eheschließung. Sie fiel in eine tiefe Depression und wurde drei Jahre lang mit hohen Dosen von Antidepressiva behandelt. Sie bezeichnet ihren Vater als unglaublich liebevoll, der seine Frau, also ihre Mutter, „auf Händen getragen hätte." Melanies Ehemann zeigte keinerlei Mitgefühl für ihre Trauer und der Schwiegervater hatte sogar auf seinen Sohn eingewirkt, sich von seiner Frau zu trennen. Der Schwiegervater verunglückte 2012 tödlich.

Die Beziehung zu ihrer Mutter beschrieb Melanie als recht lieblos, emotional ausgesprochen kühl. Ihre Mutter sei ein Mensch, für den sogenannte „man-Regeln" sehr wichtig waren. Außerdem sei sie nicht besonders stark. Nach dem Tod ihres Mannes hätte sie sich als sehr unselbstständig gezeigt. Da sie ihrer Mutter nichts von der Bindungsanalyse erzählen wollte, war es schwierig Informationen über ihre eigene Schwangerschaft und Geburt zu bekommen.
Melanie wollte mit ihrer Mutter über dieses Thema nicht sprechen, da keine Vertrautheit zwischen den beiden bestünde. Die einzigen Informationen, die sie hatte, betrafen die erwähnten Blutungen im ersten Trimester und die Tatsache, dass ihre Geburt eingeleitet wurde. Nach der Geburt wurde sie von ihrer Mutter sofort getrennt, nur zum Füttern zu ihr gebracht, gestillt wurde sie nie.
Zu Beginn der Bindungsanalyse kamen bei ihr sehr starke Empfindungen hoch, mit denen sie nicht umzugehen wusste und die sie auch nicht eindeutig beschreiben konnte. Sie empfand sie sowohl als faszinierend als auch erschreckend. Wir hatten insgesamt 16 Babystunden und vier Geburtsvorbereitungssitzungen. Es fiel ihr jeweils sehr schwer, einfach nur ruhig dazuliegen, sich zu entspannen und nach innen zu gehen. Ihre Gedanken drifteten immer wieder ab.
Die Bilder, die sie sah, waren nebulös und verschwommen. Sie sah irgendeine Gebärmutter und irgendeinen Fötus, aber eine Verbindung zu ihrem Baby hatte sie nicht gespürt. Nur als sie um Einlass in ihre Gebärmutter bat, fühlte sie, wie sich ihr Baby bewegte. Sie selber empfand dabei aber nur Hilflosigkeit, Abgegrenztheit und eine gewisse Ohnmacht.
Einmal sagte sie in dem Gespräch nach der Entspannung, dass sie ihr ganzes Leben lang immer den Wunsch gehabt hätte, jemand möge sich um sie kümmern. Mit der Essensverweigerung damals habe sie steuern können, dass man sich um sie kümmerte. Wir sprachen eingehend über die Begriffsbedeutungen der Wörter „sich kümmern um" und Essstörungen, im vorliegenden Fall also kein Verlangen nach Nahrung. Ich erläuterte ihr, dass sie das eigentliche Verlangen, jemand möge

sich um sie kümmern, wohl auf eine andere Ebene transportiert hätte, nämlich auf die des Essens. Sie war offensichtlich nicht in der Lage, dieses starke Bedürfnis nach Zuwendung, das sie verspürte, zu äußern und jemanden unmittelbar zu bitten, sich um sie zu kümmern. Sie reagierte zugleich erstaunt und verwirrt, als ich ihr erklärte, dass sie sich heute als Erwachsene selber „bemuttern" könne, sich selber um ihre Bedürfnisse und deren Erfüllung kümmern und vor allem sich selber nähren könne. Das hat sie sehr zum Nachdenken angeregt und ich bat sie, bis zur nächsten Sitzung das „Sich-Selber-Bemuttern" zu üben.

In den folgenden Babystunden, die immer mit einem Gespräch darüber begannen, wie es ihr in der Woche zuvor ergangen war, bat ich sie, sich in der Entspannungsphase ihr Baby in ihrer Gebärmutter vorzustellen, es zu begrüßen, es anzulächeln, dann hochzunehmen, auf ihre Brust zu legen und den kleinen Körper in Gedanken sanft von oben bis unten zu streicheln.

Ein erster Kontakt war damit hergestellt und diese Übungen schienen ihr und ihrem Baby besonders gut zu tun. Melanie erzählte, dass sie meiner Empfehlung gefolgt sei, sich des Öfteren hingelegt und ihrem Baby vom Alltagsgeschehen erzählt hätte.

Und wann immer sie in einer stressigen Situation war, hatte ich ihr geraten, sollte sie sich kurz zurückziehen, in die Entspannung gehen und ihrem Baby deutlich sagen: „Ich habe jetzt Stress, aber das hat nichts mit dir zu tun. Das sind meine Probleme und du sollst dich nicht davon betroffen fühlen." Das ist eine der wichtigsten Übungen überhaupt, denn die Botschaft, dass der mütterliche Stress nichts mit dem Baby zu tun hat, kommt bei dem Baby an!

In ihrer zweiten Schwangerschaft erhielt Melanie wenig emotionale Unterstützung, weil offensichtlich weder Ehemann noch die eigene Mutter ihren Wunsch nach einem zweiten Baby nachvollziehen konnten. Melanie berichtete auch über viel Stress mit ihrem ersten Sohn, der gewisse Verhaltensauffälligkeiten, wie zum Beispiel Schlafstörungen und Aggressionen, zeigte. Er boxt und schlägt nach anderen Kindern wie auch nach seiner Mutter, was nicht verwunderlich ist, denn offensichtlich reinszeniert er damit sein eigenes Geburtserlebnis (Stichwort: Kristeller Griff der Hebamme). Melanie gab zu, mit seinen Verhaltensauffälligkeiten nicht umgehen zu können, was ihr sehr zusetzte. Sie konnte sich aber gut vorstellen, dass sein Benehmen im Zusammenhang mit den Schwierigkeiten seiner Geburt stehe.

In einer weiteren Babystunde befassten wir uns mit dem Thema Bindung. Ich fragte Melanie, was sie sich darunter vorstellen würde. Sie wusste keine Antwort, meinte aber spontan, dass sie zu ihrer Mutter keine gefühlsmäßige Bindung hätte. Ich erklärte ihr, dass Bindung Sicherheit, Schutz und genährt werden bedeutete und fragte sie, ob sie diese Erfahrung in ihrem Leben irgendwann einmal gemacht hätte. Sie verneinte das und wurde ganz traurig. Sie sagte dann, dass sie auch ständig von der Angst begleitet sei, irgendetwas könnte mit ihrem Baby nicht in Ordnung sein und die Angst, es zu verlieren, sei stets sehr präsent. Ich sprach daraufhin die Thematik des verlorenen Zwillings noch einmal an und fragte Melanie ob sie sich vorstellen könnte, dass ihre Angst, ihr Baby zu verlieren, daher rühren könnte. Sie fand den Gedanken aber sehr abstrus und wollte sich nicht näher damit befassen.

Am Tag vor der siebten Babystunde hatte Melanie einen Nierenstau. Sie ließ sich diesbezüglich im Krankenhaus untersuchen und man sagte ihr, die Ursache läge in der Tatsache, dass sie nicht genügend Flüssigkeit zu sich nähme. Ich erinnerte sie wieder daran, dass es ihre Aufgabe war, sich zu „Bemuttern". Dazu gehöre auch, dass sie sich ordentlich ernähren und genügend Flüssigkeit zu sich nehmen sollte.

In der nächsten Babystunde berichtete Melanie, dass die Aggressivität ihres älteren Sohnes immer mehr zugenommen hätte und er sich ständig und überall auf den Boden werfen würde. Sie müsste ihn dann immer hochheben und wegzerren. Dadurch hätte sich ihr Gebärmutterhals verkürzt und das Baby drückte nach unten. Während der Entspannungsübung empfahl ich ihr, sie sollte jeden Tag mit der inneren Hand ihren Gebärmutterhals so massieren, dass er geschmeidiger würde und damit wieder länger. Bei der nächsten Kontrolle bei ihrer Gynäkologin hatte sich der Gebärmutterhals tatsächlich wieder verlängert.

Als sie sich in der Babystunde darüber beklagte, der Kopf des Kindes würde im unteren Bereich drücken, sagte ich ihr, sie solle das Baby bitten, nach oben zu rutschen zu ihrem Herzen hin. Und als sie spürte, dass sich das Baby nach oben bewegte, bekam sie Atemnot und erzählte später, dass sie die Vorstellung, ihr Baby würde nach oben rutschen, als sehr unangenehm empfunden hätte. Ich fragte sie, ob es irgendetwas oder jemanden gäbe, das oder der ihr im Moment die Luft nahm. Sie antwortete, dass sie einfach zu viel Arbeit hätte und damit allein gelassen würde. Sie müsste die Handwerker beaufsichtigen, die das Kinderzimmer fertigstellen sollten. Ihr Mann käme jeden Tag sehr spät aus dem Büro, weil er dort ebenfalls viel zu tun hätte. Ihre Mutter hatte keine Hilfe angeboten, von der Schwiegermutter ganz zu schweigen.

Sie hätte auch im Moment das Problem, einen anderen Kindergarten für ihren Sohn suchen zu müssen und sie fühlte sich einfach vollkommen überfordert. Sie beklagte sich, sie müsse sich um alles kümmern. Darüber war es zu einem heftigen Streit mit ihrem Ehemann gekommen, der drei Tage dauerte. Sie hatte zuvor von ihrem Mann eingefordert, „schwanger sein zu dürfen!"

Ihr Ehemann warf ihr vor, ihre Schwangerschaft zum Vorwand zu nehmen, alle Verantwortung auf andere abzuwälzen. Melanie empfand seine Bemerkungen als sehr verletzend, fühlte sich aber außerstande, sich gegen seine Beschimpfungen abzugrenzen. Sie fühlte sich sehr angespannt, eigentlich rundherum unglücklich, auch sehr schlapp, ihr Blutdruck lag bei 50/70, Tendenz sinkend. Sie sagte mir, dass sie am nächsten Tag Geburtstag hätte und dass ihr schon jetzt vor der Lieblosigkeit ihres Mannes graute, der ihr einziges Geburtstagsgeschenk, einen Smoothie Mixer, bereits in die Küche gestellt hatte.

Ich regte an, sie solle ihren Geburtstag mit sich selber so richtig feiern, sich ein Geschenk kaufen und den ganzen Tag sehr liebevoll mit sich umgehen. Sie sagte, sie wüsste nicht, wie sie das anstellen sollte. Wir haben ein paar Ideen gesammelt, wie sie ihren Geburtstag gestalten könnte. Der Kontakt zum Baby war während der anschließenden Entspannungsübung gut, Melanie konnte sich vorstellen, dass sie mit ihm auf einer Wiese spielte. Zuvor hatte sie ihn an die Hand genommen und ihm sein Zuhause gezeigt. Wie immer berichtete sie, dass sie dabei keinerlei Empfindungen oder Gefühle verspürte.

Zur nächsten Babystunde kam sie vollkommen aufgelöst und berichtete, dass ihr Geburtstag eine einzige Katastrophe gewesen wäre, alles wäre schiefgelaufen, die Verabredung mit Freunden annulliert worden, weil deren Kind krank geworden war, der gemütliche Filmabend mit Ehemann fand nicht statt, weil der falsche Film gekauft worden war und das einzige Geburtstagsgeschenk ihres Mannes war kaputt. Sie erhoffte sich aber ein gemütliches Wochenende eine Woche später, weil sie mit ihrem Mann drei Tage verreisen wollte.

Ab der zwölften Babystunde wurde Melanie immer unwilliger, sogar aggressiver und der Bindungsanalyse gegenüber skeptischer. Ich hatte mich von ihrer häufig vorherrschenden schlechten Laune nicht beeindrucken lassen, sie immer wieder in ihren Vorhaben unterstützt, ihr vor Augen geführt, wie stark sie im Grunde sei und dafür Beispiele genannt. Mehrere Versuche, sie mental in die Gebärmutter ihrer Mutter zu führen, scheiterten. Melanie war allerdings nicht gewillt oder daran interessiert, nach den Ursachen für diese Blockade zu forschen.

Ich habe mich dann überwiegend darauf konzentriert, dass es dem Baby gut geht. Ich gewann aber den Eindruck, dass ihr meine Konzentration auf das Baby nicht passte und sie gerne im Mittelpunkt gestanden hätte. Ich wollte aber keine Art Ersatzmutter sein, die sich um sie kümmert, sondern ich habe mich bemüht, Melanies Selbstständigkeit zu fördern, sowie ihre Bereitschaft und Fähigkeit bei anderen das einzufordern, was sie brauchte. Wir haben auch oft die Themen Weiblichkeit und Mütterlichkeit behandelt und dazu viele Gedanken ausgetauscht.

Nach der Reise berichtete Melanie, dass diese gut verlaufen sei und sie sich ein wenig hätte ausruhen können. Wir hatten in der Sitzung zuvor das Spiegelspiel gespielt und in dieser Sitzung ging es darum, dass das Baby ihr seine Körperteile zeigen sollte. Aber Melanie bekam keine Bilder von ihrem Baby. Sie wurde darüber sehr ungehalten und fand, sie sei eben kopflastig und ihr Verstand würde die Übung blockieren. Sie könnte sich halt nicht vorstellen, dass ihr Baby ihr mentale Bilder schicke.

In der folgenden Sitzung sprachen wir über ihre Großmutter mütterlicherseits. Großmutter und Mutter seien wie von ihren Gefühlen abgeschnitten gewesen. Ich wies sie darauf hin, dass sie das gleiche von sich behauptete, was sie sehr erstaunte. Auf meine Frage, warum sie ein zweites Kind haben wollte und was sie empfände, wenn sie spielende oder herumtollende Kinder sähe, gab sie zur Antwort: „Man möchte auch sowas." Ich fragte sie: „Welche Gefühle kommen bei Ihnen auf, wenn Sie

Kinder beobachten, wenn sie Ihnen begegnen?“ Antwort: „Ich wollte immer schon eine Großfamilie, in der enge emotionale Bindungen herrschen. Dann würde ich mich geborgen fühlen.“

Sie erkannte intellektuell die emotionale Leere an, die ihre Mutter in ihr hinterlassen hatte, ließ aber niemals das Gefühl dieser Leere zu. Wir versuchten während der Entspannungsübung ein weiteres Mal in die Gebärmutter der Mutter zu gehen. Was passierte? Melanie beschrieb den Versuch, die Gebärmutter ihrer Mutter aufzusuchen als „Hausfriedensbruch“. Sie sagte, es hätte sich vollkommen falsch angefühlt in einen Körperteil ihrer Mutter zu gehen. Sie hatte große Probleme, ihre aufkommenden Gefühle zu beschreiben und sagte nur, sie hätte ein starkes Gefühl von Unwohlsein empfunden, sie könnte diesen intimen Kontakt nicht ertragen und nur ein Gedanke sei hochgekommen: „Ich will nicht.“

Eine Woche später, am Tag vor der 14. Babystunde, war Melanie auf der Treppe in ihrem Haus gestürzt. Die sofortige Untersuchung bei der Gynäkologin hatte gezeigt, dass alles in Ordnung war. Melanie war sehr müde, hatte die ganze Nacht nicht geschlafen und war allgemein sehr schlecht gelaunt und gereizt. Sie hatte niedrigen Blutdruck, starke Rückenschmerzen und war im Grunde überhaupt nicht bereit, sich auf die innere Reise zu ihrem Baby zu machen.

Während fast aller Babystunden hatte Melanie immer eine andere Begründung dafür, warum sie nicht in Kontakt zu ihrem Baby kann. Stress war das häufigste Argument und die Unfähigkeit sich zu entspannen, weil sie alleine zu viel Arbeit zu bewältigen hatte und ihr zu wenig Verständnis von Seiten ihres Ehemannes und ihrer Mutter entgegengebracht wurde.

Auf meine Frage, ob sie das Hochkommen unangenehmer Gefühle fürchtete, gab sie zur Antwort, sie hätte keine Ahnung, welche Gefühle das denn sein sollten? Emotionen fehlten völlig, obgleich sie sich selber als einen sehr emotionalen Menschen beschrieb.

In der 15. Babystunde erklärte Melanie, sie fühle sich seit der letzten Babystunde mit der Bindungsanalyse sehr unwohl. Seitdem ihr bewusstgeworden war, dass sie keinen Kontakt zum Baby bekommen würde, fühlte sie sich blockiert und im Grunde mit der Bindungsanalyse nicht mehr wohl. Sie empfand Schuldgefühle deswegen und hatte den Eindruck, alle setzten ihr nur zu, kritisierten sie und auch bei mir hatte sie plötzlich das Gefühl, nicht mehr so sein zu dürfen, wie sie war. Alle sagten ihr nur, sie sollte aufhören an sich zu denken und mehr an das Baby, dabei würde sie nur an ihr Baby denken.

Ich versuchte ihr zu erklären, dass sie möglicherweise nur an sich als Baby dachte. Sie brach das Gespräch ab und ließ mich wissen, dass sie darüber nachdenken würde, die Bindungsanalyse abzubrechen.

Da wir im Grunde nur noch die Geburtsvorbereitungstexte durchzunehmen hatten, beschloss ich spontan, ihr in dieser Sitzung, alle Texte auf einmal vorzulesen. Ich wollte vermeiden, dass ihr zweites

Baby dieselbe traumatische Geburt wie der Bruder durchmachte und war mir sicher, dass Melanie, nachdem sie die Texte gehört hatte, sich entscheiden würde, zu den Geburtsvorbereitungsstunden zu kommen. Sie zeigte sich tatsächlich beeindruckt von den Texten und wir vereinbarten insgesamt vier Geburtsvorbereitungssitzungen. Ich verabschiedete sie nach diesen vier Sitzungen mit der Empfehlung, die Geburtsvorbereitungstexte jeden Tag bis zur Geburt zu üben.

Zusammenfassend lässt sich sagen, dass es sich um eine sehr schwierige Bindungsanalyse gehandelt hat. Wie staunte ich, als ich Melanie einige Monate nach der Geburt sah, mit ihrem Baby, einem bezaubernden, strahlenden und ausgeglichenen kleinen Jungen. Umso erstaunter war ich, als sie mir die Geburt schilderte, die vier Tage vor dem errechneten Termin erfolgt war, um 2:00 Uhr nachts. Am späten Abend zuvor hatte sie die ersten Wehen gespürt. Sie fühlte sich absolut ruhig, denn sie hatte die Geburtsvorbereitungstexte tatsächlich jeden Tag fleißig mit ihrem Baby geübt.

Sie ließ sich gegen 22:00 Uhr von ihrem Mann zum Krankenhaus fahren, dort nahm sie ganz entspannt ein Bad. Die Wehen wurden stärker, sie musste aber nur zwei bis dreimal pressen, dann war das Baby da. Sie benötigte weder Narkose noch Schmerzmittel. Ihr kleiner Sohn war von Anfang an völlig entspannt, schlief gut, hatte einen gesunden Appetit und Melanie hatte mehr Milch zum Stillen als nötig, was bei ihrem ersten Sohn überhaupt nicht der Fall gewesen war!

Einige Monate später sagte sie mir allerdings, dass er gewisse Selbstregulierungsstörungen aufwies, die, so erklärte ich ihr, meistens in Zusammenhang mit einer bestimmten Bindungsproblematik stünden. Sie erzählte mir, dass sie meinen Vorschlag, sich nach der Geburt einer Psychotherapie zu unterziehen, aufgreifen würde, da sie jetzt verstanden hätte, dass dies notwendig sei.

Als sie mich mit ihrem Baby besuchte, legte sie ihn während unseres Gespräches bäuchlings auf ihre Brust und berichtete strahlend, dass dies sein Lieblingsplatz sei! Ich musste lächeln, denn wir hatten diese Übung in jeder Babystunde gemacht, ganz einfach deshalb, weil sie die einzige Übung war, bei der sich Melanie wirklich mental vorstellen konnte, wie sie in ihre Gebärmutter ging, ihrem Sohn zulächelte, ihn auf den Arm nahm, ihn sich auf die Brust legte, ihn sanft streichelte und ihm zuflüsterte, wie sehr sie ihn liebte. Jedes Wort war bei dem kleinen Kerlchen angekommen! Und meine Stimme hatte er auch erkannt. Ich habe ihn angeschaut, mit ihm gesprochen und er hat mich angelächelt. Da wussten seine Mutter und ich, dass es der Mühe wert gewesen war, die Bindungsanalyse bis zum Ende durchgeführt zu haben.

Am Ende unseres Gespräches erzählte sie mir übrigens, dass sie am Tag zuvor mit ihrem Mann in einem Restaurant mit großem Appetit und Genuss eine ganze Schweinshaxe verspeist hätte!

Ich denke, das war trotz der Schwierigkeiten eine gelungene Bindungsanalyse.

Kapitel 10
Pränatale Bindungsentwicklung aus Sicht der Gehirnforschung
von ***Maria Reiter-Horngacher***

Die Entwicklung des embryonalen Gehirns

Die Entwicklung des Gehirns und die Entwicklung der Psyche stehen miteinander in enger Verbindung. Genetische Bedingungen und Umwelterfahrungen bilden dafür die Voraussetzung. Bereits dreieinhalb Wochen nach der Empfängnis entstehen die ersten Anlagen vom Hirnstamm, die Basis für alle Überlebensfunktionen. Das Rückenmark, der Gehirnstamm und Teile des limbischen Systems, dem Zentrum für die Wahrnehmung der Gefühle, starten sehr früh mit der Gehirnfunktion. Der Cortex mit dem Sitz für das Bewusstsein, der Vernunft und das Sprachvermögen entwickeln sich langsamer und erst viel später während der Schwangerschaft.

Ein menschliches Gehirn hat ca. 100 Milliarden Nervenzellen. Ab der achten Schwangerschaftswoche entwickeln sich ca. 250 000 Nervenzellen pro Minute, bis ca. 200 Milliarden Nervenzellen vorhanden sind. Diese Anzahl halbiert sich im Sinne eines Reifungsprozesses bis zur Geburt wieder, sodass ein Baby mit ca. 100 Milliarden Nervenzellen geboren wird. Synapsen stellen Informationsverbindungen im neuronalen Netzwerk dar. Neurotransmitter sind Botenstoffe, die für den Informationsfluss verantwortlich sind.

Der Gehirnforscher Prof. Dr. Gerhard Roth bezeichnet die Transmitter als die „Sprache der Seele", weil sie innerhalb von Millisekunden Informationen in den Synapsen übertragen. Dr. Nicole Strüber, eine Gehirnforscherin, bezeichnet sie als „neurochemische Kommunikation", weil sie die Art, wie wir Dinge wahrnehmen, beeinflussen. Durch die Aktivität der vorhandenen Synapsen entwickeln sich wieder neue Synapsen, somit entsteht ein dynamischer, aktivitätsabhängiger Prozess. Die Anzahl der Synapsen ist je nach Lebensalter unterschiedlich. Es wird bis zur 20. Schwangerschaftswoche im Durchschnitt eine Synapse pro Neuron gebildet. Dies steigert sich bis zum Geburtstermin auf bis zu 2.500 Verbindungen pro Neuron.

Das Gehirn ist aktivitätsabhängig

„Use it or lose it" drückt die Aktivitätsabhängigkeit des Gehirns aus. Das Gehirn kann – ähnlich wie ein Muskel – durch Training aufgebaut werden. Die Erzeugung von neugebildeten Neuronen und deren Verbindung sind ein dynamischer Prozess. Dabei kommt es zu einer Interaktion mit der Umgebung, der Gebärmutter, in der sich der Embryo entwickelt. Der Gehirnforscher Prof. Dr. Gerald Hüther, beschreibt die Entwicklung des Gehirns als einen Spiegel der Verhältnisse, unter deren Einfluss es gewachsen ist.

Um den Menschen in den verschiedensten Umgebungen das Überleben sichern zu können, hat das Gehirn eine hohe Anpassungsfähigkeit entwickelt, die in der Gehirnforschung als Neuroplastizität benannt ist. Das Gehirn bildet sich so, wie wir es benutzen und es kann rasch neue Vernetzungen ausbilden. Es reagiert zeitlebens auf Signale von innen und von außen. Durch biochemische Botenstoffe werden die Gefühle der Mutter über die Nabelschnur und die Plazenta an den Fötus weitergeleitet. Dies bildet eine Erfahrung und Vernetzung für den Gehirnstamm, die Basis unserer Instinkte und unseres Antriebes.

Das limbische System

Neurobiologen, wie Roth und Strüber, beschreiben das limbische System als Sitz des Psychischen einschließlich der bewussten und unbewussten Gefühle. Alle Erlebnisse, die wir erfahren, werden in positive oder negative Erfahrungen eingeteilt und bilden so die Basis für unser weiteres Verhalten. Das limbische System ist ein sehr komplexes Netzwerk, das alle Teile im Gehirn erreicht. Es wird in drei Ebenen, die untere, die mittlere und die obere Ebene eingeteilt. Während die obere limbische Ebene bewusste Gefühle und Handlungen, Erziehung und Sozialisation beinhaltet, wird die mittlere limbische Ebene durch frühkindliche Bindungserfahrung und konditioniertes Lernen geprägt.
Vorgeburtlich ist die untere limbische Ebene am interessantesten. Diese Ebene steuert in Zusammenarbeit mit der Hypophyse lebenserhaltende, vegetative Körperfunktionen. Hier sind angeborene Verhaltensweisen, wie Flucht und Aggression, Regulation von Stress und affektive Gefühlszustände, wie Freude, Wut und Trauer verankert. Diese Funktionen sind genetischen Ursprungs, aber auch vorgeburtliche Erfahrungen in der Schwangerschaft haben eine beeinflussende Wirkung.
Laut Strüber bilden allerfrüheste Erfahrungen die Grundlage der unteren limbischen Ebene und sind dadurch an der Entstehung unseres Temperamentes beteiligt. Die emotionalen Erfahrungen, die eine Mutter in der Schwangerschaft erlebt, lösen eine Ausschüttung von Neuromodulatoren, Neuropeptiden und Neurohormonen aus. Diese gelangen über die Blutbahn zum fötalen Gehirn und haben dadurch einen Einfluss auf die Gehirnentwicklung. Auch die tief in uns liegende Erfahrung der eigenen Geburt liegt hier verankert.

Embryonale Bindungsprogrammierung

Bindung aus biologischer Sicht bildet die Basis des Überlebens. Bindung aus psychologischer Sicht ermöglicht das Regulieren von Emotionen. Die Bindungserfahrung während der Schwangerschaft stellt eine wichtige Voraussetzung für das ganze Leben dar. Früheste Erfahrungen können durch biochemische Reaktionen in den Zellen gespeichert werden. Das autonome Nervensystem wird in den ventralen Vaguskomplex (VVC), den dorsalen Vaguskomplex (DVC) und das sympathische

Nervensystem (SNS) eingeteilt. Der VVC ermöglicht es uns, mit der Umwelt in Verbindung zu sein.
Er bildet das soziale, kommunikative und selbstberuhigende System in uns, welches bei der Geburt durch Augenkontakt, Schreien und Lachen bereits vorhanden ist. Für die Entwicklung des VVC vor und nach der Geburt sind ein sicheres Umfeld und eine sichere Bindung wichtig. Sind diese nicht gegeben, dann wird der Kampf- oder Fluchtmechanismus (fight or flight) des SNS aktiviert. Bei lebensbedrohlicher Gefahr wird der DVC aktiviert, es kommt zur Erstarrung. Dieser ist der älteste neuronale Teil, der die Organe unterhalb des Zwerchfells „ruhigstellen" kann, damit die Nährstoffe lebenserhaltend vorrangig für das Herz und das Gehirn eingeteilt werden können.
Dieser Schutzmechanismus ist bereits beim Fötus wirksam, wenn es bei verminderter Sauerstoffzufuhr zu einer Gefahr kommt und somit kann diese Immobilisierungsreaktion bereits pränatal vorprogrammiert werden. Die ersten Verknüpfungen im embryonalen Gehirn sind Nervenzellverschaltungen, die für die Steuerung einfacher körperlicher Prozesse und Regelkreise verantwortlich sind. Sie bilden die Basis für die weitere Gehirnentwicklung.
Im Gehirn sind es zwischenmenschliche Erfahrungen, die die neuronalen Verschaltungsmuster vorantreiben. Ein Kind empfängt von Anfang an über die Nabelschnur Wahrnehmungen von außen, es ist auf Kontakt, auf Verbindung, auf Beziehung ausgerichtet. Wenn man einen Fötus im Ultraschall beobachtet, kann man gut erkennen, dass neben den körperlichen Bewegungen (Saugen an den Fingern, Spielen mit der Nabelschnur) auch Emotionen beobachtbar sind.

Die Wechselwirkung von Genen und Umwelt

Mittlerweile erklären Gehirnforscher die Komplexität des faszinierenden Wechselspieles zwischen den genetischen Anlagen und der Umwelt. Für Hüther sind die Eltern „nicht nur die physische, sondern auch die emotionale Matrix, die ein ungeborenes Kind erlebt." Lange Zeit hat der alleinige Blick auf die Gene offensichtlich vieles an Erkenntnissen verhindert.
Gene und Umwelt stehen in einer Wechselwirkung zueinander. Das bedeutet, dass Gene bestimmen, wie intensiv Erfahrungen wirken, und Erfahrungen wiederum bestimmen, welche Gene aktiviert werden. Hüther beschreibt die Wichtigkeit der ersten neun Monate als Prägung und Entwicklungsvoraussetzung für das ganze Leben. Er sieht das Wesentliche nicht in der Macht der Gene, sondern darin, wie es der Mutter geht. Die Lernerfahrungen des Embryos im Mutterleib bilden eine Grundlage, auf der nach der Geburt dazugelernt wird.

Generationsweitergabe von epigenetischen Veränderungen

Zu Beginn des 21. Jahrhunderts konnte die Wissenschaft die DNA vollständig sequenzieren und man entdeckte, dass diese zu fast 99 % identisch mit denen der Schimpansen ist. Mit ca. 30.000

Genen besitzt der Mensch gleich viele genetische Anlagen wie ein Wurm. Durch genauere Analysen von fossilen, menschlichen Überresten konnte festgestellt werden, dass es am menschlichen Genom seit über 100.000 Jahren keine Veränderungen gegeben hat.
Die Weitergabe von Fähigkeiten an die nächste Generation wird als „transgenerationelle Weitergabe erworbener Eigenschaften" bezeichnet. Treten epigenetische Veränderungen in den Keimzellen auf, können diese auf die nächste Generation weitergegeben werden. Dies konnte anhand von Tierversuchen nachgewiesen werden. Wenn Mäuse die Erfahrung machen, dass sie nach einem gewissen Geruch einen Schmerz erfahren, weil zum Beispiel ein leichter Stromschlag folgt, reagieren diese mit Angst und Stress, sobald sie diesen Geruch wahrnehmen. Auch deren Nachkommen reagieren mit derselben Furcht auf diesen Geruch, ohne jemals die Schmerzerfahrung selbst erlebt zu haben. Es konnte herausgefunden werden, dass das Gen für diesen Geruchsrezeptor bereits im Spermium eine Veränderung in seiner Markierung aufweist. Dadurch kommt es zu einer Weitergabe dieser Erfahrung.

Prä- und perinatale Bindungsentwicklung

Menschliche Bindung und seelische Entwicklung gehören untrennbar zusammen. Wir Menschen sind soziale Wesen und leben in Verbindung mit anderen. Eine Bindung besteht schon vor der Geburt. Auch aus diesem Grund wird sie „Ent-bindung" genannt. Bindungsgefühle sind tief in uns verwurzelt und haben einen biologischen Sinn, wir erleben sie zu den engsten Menschen, die uns im Leben begleiten.
Durch Bindung entsteht ein Raum, in dem wir uns mit unseren Bedürfnissen und Gefühlen in Resonanz mit anderen erleben können. Bindungserfahrungen prägen sich tief in uns ein und bestimmen, wie wir uns und die anderen wahrnehmen. Eine positive Bindungserfahrung ist für den Säugling eine lebenswichtige Voraussetzung dafür, dass er sich körperlich entspannen und aus dieser Sicherheit heraus die Umwelt entdecken kann. Die Bindungsfähigkeit der werdenden Eltern hängt auch von den Erlebnissen ab, die sie in ihrer eigenen pränatalen Entwicklung und in ihrer Kindheit gemacht haben.

Bindungsentwicklung aus Sicht der Gehirnforschung

Neuroplastizität ist eine der wesentlichsten Erkenntnisse der Gehirnforschung. Die Entwicklung von Nervenzellverknüpfungen ist vielfältiger, als man bisher angenommen hat. Das Gehirn bildet sich so, wie wir es benutzen. Dadurch entstehen Vernetzungen und es reagiert zeitlebens auf Signale von innen und außen. Hüther beschreibt, dass das kindliche Gehirn lange vor der Geburt die Fähigkeit des Lernens besitzt. Er erklärt es damit, dass der Embryo Erfahrungen von der Beschaffenheit der intrauterinen Lebenswelt macht und diese im Gehirn durch Verschaltungsmuster der dort

entstehenden Nervenzellen gespeichert werden. Für ihn ist die wichtigste Aufgabe des Gehirns das Herstellen und Gestalten von Beziehungen.
Wenn ein Baby geboren wird, kommt es mit Fähigkeiten auf die Welt, die es bereits im Mutterleib erlernt hat. Durch jede Wahrnehmung entsteht im Gehirn ein Aktivierungsmuster und ein inneres Wahrnehmungsbild. Dadurch werden im Laufe der fötalen Entwicklung individuelle Verschaltungsmuster als innere Bilder gespeichert. Das erklärt, warum jeder Mensch trotz durchaus ähnlicher Entwicklungsprozesse und Gene doch so einzigartig ist.

Die Welt vor der Geburt entdecken

Die ersten neun Monate, die wir im Mutterleib verbringen, sind für die Wissenschaft noch ein großes Geheimnis. Man kann es nur erahnen, wie ein Embryo die Welt, in die er hineinwächst, im Mutterleib wahrnimmt. Wir alle haben diese Erfahrung durch Schwangerschaft und Geburt gemacht. Es gibt kein bewusstes Erinnerungsvermögen an diese Zeit, aber immer mehr spricht dafür, dass diese erfahrungsreiche Zeit tief in uns verwurzelt ist.
Mutter und Kind stehen auf vielfältige Art von Anfang an miteinander in Beziehung. Die hormonelle Kommunikation ist messbar, aber es gibt auch andere seelische und kommunikative Ebenen, die eine besondere Verbindung darstellen. Durch Ultraschallbeobachtungen können körperliche Reaktionen des Fötus auf Emotionen der Mutter beobachtet werden.
Die embryonale Entwicklung der Anatomie und Funktion des Körpers verläuft nicht nacheinander, sondern gleichzeitig. Während der strukturellen Entstehung des Herzens beginnt es bereits zu schlagen und während sich Arme und Beine ausbilden, beginnen sie auch schon sich zu bewegen. Der Embryologe Prof. Dr. Erich Blechschmidt findet, dass ein Mensch nicht erst zum Menschen wird, sondern dass er sich von Anfang an als Mensch verhält. Und für ihn beginnt das bereits nach der Befruchtung.
Durch die befruchtete Eizelle entfalten sich die aus väterlichem und mütterlichem Genom zusammengewürfelten Erbanlagen. Und diese entwickeln sich in einer intrauterinen Welt, die es nur einmal gibt, verbunden mit der Befindlichkeit, den Lebensumständen und den Emotionen der Mutter.

Die Erfahrungen eines ungeborenen Kindes

Ein Baby erlebt seinen inneren Körper gemeinsam mit dem äußeren Körper der Mutter. Die Gebärmutter ist der primäre Erfahrungsort eines entstehenden Kindes. Für Hüther ist die Gebärmutter ein Teil des beseelten, lebendigen mütterlichen Organismus. Dazu kommen viele unterschiedliche Erfahrungen, je nach Lebenssituation der Mutter, die ein Kind im Mutterleib miterlebt. Welche Ängste, Sorgen, Vorstellungen, Freuden usw. begleiten die werdende Mutter? Das Wohlbefinden der

Mutter entsteht in einem Wechselspiel mit dem Wohlgefühl des Babys.
Alle Gedanken und Vorstellungen darüber, wie das Kind und das Elternsein die eigene Persönlichkeit und die Partnerschaft verändern werden, haben eine Auswirkung auf die emotionale Bindung. Zusätzlich kommen noch die Fantasien der werdenden Eltern hinzu. In der Schwangerschaft setzen sich Eltern mit vielen Idealen auseinander. Die „perfekte Schwangere" hat den Anspruch weiterhin hübsch zu bleiben, sie hat keine Beschwerden und eine bedingungslose Vorfreude auf das Baby. Darauf folgt zum richtigen Zeitpunkt die schnelle, nicht zu schmerzhafte Geburt eines gesunden Kindes mit einer Wunschhebamme in einer Privatklinik.
Und dann ist das Wunschbaby da. Es ist ruhig und ausgeglichen, trinkt gut, schläft bald durch und entwickelt sich prächtig, den anderen gleichaltrigen Babys immer ein wenig in seiner Entwicklung voraus. Dies kann einerseits motivierend sein, sich auf die Elternschaft einzulassen, aber andererseits kann dadurch viel Druck oder Enttäuschung entstehen.
In der Wissenschaft gab es Zeiten, in denen man ein neugeborenes Baby als emotionsloses Wesen gesehen hat. Durch die Säuglingsforschung und viele Studien der Bindungsforschung wurde entdeckt, wie „kompetent" der Säugling von Anfang an ist. Und jetzt findet offensichtlich ein Paradigmenwechsel hinsichtlich des Verständnisses für die vorgeburtliche Zeit statt. In ihren Forschungsergebnissen kommen Neurobiologen, Psychologen, Stressforscher und Verhaltensbiologen zu der Erkenntnis, dass ein ungeborenes Kind bereits im Mutterleib Bindungserfahrungen und neben den körperlichen auch psychische Entwicklungen erfährt.
Die Bindung zwischen Mutter und Kind ist die intensivste Beziehung, die wir haben. Wir sind aufs Engste mit dem mütterlichen Organismus verbunden und völlig abhängig davon, dass dieser uns nährt, schützt und Umstände zur Verfügung stellt, die wir zum Leben brauchen.
Bereits 1840 beschrieb der englische Arzt Samuel Taylor Coleridge die Bedeutung der pränatalen Zeit mit folgenden Worten:
„Die Geschichte eines Menschen in den neun Monaten vor seiner Geburt wäre vermutlich viel interessanter und würde viel bedeutendere Ereignisse enthalten, als die gesamte Lebensspanne, die darauffolgt."

12. Fallgeschichte: Sabine kommt seit Beginn ihrer Schwangerschaft mit ihrem Leben überhaupt nicht mehr zurecht

von *Christine Karrasch*

Ich möchte gerne bei der folgenden Fallbeschreibung eine Frau, Sabine, vorstellen, die durch ihre Schwangerschaft in eine tiefgreifende Lebenskrise gerät und - ausgelöst durch die Schwangerschaft – psychisch akut schwer erkrankt. Es geht bei dieser psychotherapeutisch durchgeführten Bindungsanalyse um die Bewältigung dieser Lebenskrise bis zur Geburt ihres Kindes. Die Bindungsanalyse beginnt in der 22. Schwangerschaftswoche und endet in der 38. Schwangerschaftswoche mit der Geburt ihres Sohnes. Der chronologisch erzählte Verlauf ihrer Bindungsanalyse zeigt sehr detailliert, wie eine Bindungsanalyse ganz praktisch „funktioniert". Er zeigt aber auch, wie unmittelbar und wie stark das ungeborene Kind emotional auf Zuwendung, auf Ablehnung und auf emotionalen Stress reagiert und wie sehr es in seinem psychischen Erleben von der psychischen Befindlichkeit der Mutter beeinflusst wird.
Wörtliche Zitate von Sabine sind kursiv und in Anführungszeichen dargestellt.

Wichtige Informationen über Sabine und ihr Leben
Sabine war 36 Jahre alt und in der 22. Schwangerschaftswoche, als sie sich bei mir meldete. Sie rief aus einer psychosomatischen Klinik an. Sie hatte in der Klinik eine Bindungsanalyse begonnen und wollte diese ambulant fortsetzen. Sabine wirkte beim ersten Termin sehr offen, vertrauensvoll, neugierig und zart, auch mädchenhaft. Sie ist sehr groß und sehr schlank. Ihr Bauch war kaum zu sehen. Sie hat sich schon seit sechs bis sieben Jahren ein Kind gewünscht, schon vor der Beziehung zu ihrem jetzigen Partner, Stefan. Ihre letzte Beziehung war auseinandergegangen, weil ihr damaliger Freund keine Kinder wollte.
Auf meine Frage, ob sie diese Beziehung innerlich abgeschlossen hat, antwortet sie, dass das nicht so sei, weil sie an diesen Mann immer wieder zurückdenke. Mit Stefan war sie erst eineinhalb Jahre zusammen. Er hätte sich *„später"* schon ein Kind vorstellen können, aber nicht so schnell. Er hatte schon drei Kinder zwischen acht und fast 18 Jahren, zwei Söhne und eine Tochter. Das Kind war nicht geplant. Die jetzige Schwangerschaft war ihre erste. Ihre erste Reaktion auf die Schwangerschaft war ein Schock und der Gedanke *„Jetzt ist es soweit."* Sie hatte das Gefühl, in einer Falle zu sitzen.
Seit sie schwanger war, war sie krankgeschrieben. An dem Tag, an dem sie sicher war, schwanger zu sein, hatte sie eine sehr schwere Symptomatik entwickelt: Sie konnte weder essen noch trinken und musste sich ständig übergeben. Sie kam deshalb für zehn Tage in eine Klinik, wo sie über einen Tropf ernährt wurde. Da die Symptomatik nicht besser wurde, wiederholte sich das mehrere Male. Sie wurde zunehmend hoffnungslos und verzweifelt, zog sich stark zurück und entwickelte

verstörende und quälende, aggressive Zwangsgedanken in Bezug auf ihr ungeborenes Kind. Sie hatte die Vorstellung, dass sie ihm weh tun müsste.
Nach einigen Wochen war sie zu ihren Eltern „*zurückgegangen*", hielt es nach kurzer Zeit bei ihnen aber nicht mehr aus, war auch nicht in der Lage, mit Stefan Kontakt zu haben. Ihr Zustand besserte sich nicht und sie kam wieder in eine Klinik. So vergingen die ersten Monate der Schwangerschaft. Schließlich machte ihr eine Ärztin den Vorschlag, in eine psychosomatische Klinik zu gehen und sie bekam auch direkt einen Platz. Dort bekam sie Psychotherapie und begann eine Bindungsanalyse. Sie sagt, dass diese psychosomatische Klinik ihre „*Rettung*" war.
Bei ihrem sechswöchigen stationären Aufenthalt konnte sie sich psychisch deutlich stabilisieren und sie fing an, intensiv über ihre psychischen Probleme nachzudenken. Ihr wurde dabei klar, dass ihre Beziehung zu ihren Eltern nicht so ideal war, wie sie bis dahin dachte und dass sie zu ihnen dringend Abstand brauchte. Ihre Eltern akzeptierten diesen Wunsch aber erst, nachdem sie ihnen einen Brief geschrieben hatte.
In der ganzen Zeit, in der sie in der Klinik eine Bindungsanalyse gemacht hatte, war es ihr nicht gelungen, zu ihrem Baby in einen liebevollen Kontakt zu kommen. Sie sagte, dass sie es sehr schlimm finde, dass es ihr egal sei, „*ob das Baby lebt oder stirbt*" und dass sie für das Baby keinerlei positive Gefühle habe. In den sogenannten Babystunden der Bindungsanalyse war es so, dass sie anfing zu zittern, wenn sie versuchte, das Baby in ihrer Vorstellung zu streicheln. Sie konnte „*ihre Hände nicht unter Kontrolle bekommen*" und wurde von Bildern gequält, dem Baby weh zu tun und es zu quälen.

Sie hatte vor den Babystunden Angst gehabt. Wenn die Bilder zu bedrohlich und übermächtig wurden, hat sie die Babystunde abgebrochen. Im Anschluss an die Babystunde hat sie dann mit der behandelnden Bindungsanalytikerin über ihre Bilder und ihre Aggressionen dem Baby gegenüber gesprochen. Diese wurden aber nicht kleiner. Außerhalb der Babystunden hat sie keinen emotionalen Kontakt zu ihrem Baby.
Sie wusste seit kurzem, dass es ein Junge werden würde und war darüber zunächst sehr enttäuscht. Typische und wiederkehrende Gedanken in Bezug auf das Baby waren: „*Das Kind ist schuld, dass es mir schlecht geht.*" und „*Es ist ja ein Teil von meinem Freund.*" Mittlerweile hatte sie aber ab und zu auch positive Phantasien.
Sabine war bei ihren Eltern alleine aufgewachsen. Die Mutter war 66 Jahre alt, der Vater 74. Aus der ersten Ehe des Vaters stammt eine 15 Jahre ältere Halbschwester, mit der sie sich gut versteht. Bis zu ihrem Klinikaufenthalt dachte sie, dass die Beziehung zu ihrer Mutter „*gut, intensiv und sehr eng*" war, wenn auch „*eher kühl*". Nun erlebte sie die Mutter als „*übergriffig*". Die Beziehung zum Vater ist „*ein bisschen distanzierter*", „*er hat immer drunter gelitten, dass wir so eng sind.*" Auch ihn erlebte sie als „*kühl*", „*übergriffig*" und „*dominant.*"

Als er erfahren hatte, dass sie schwanger war, hatte er gesagt: *„Und wie nennen wir das Kind?“* Sie sagte, dass die Zeit, in der sie wieder bei ihren Eltern wohnte, für diese sehr schwer gewesen sein musste: *„Es war das erste Mal für sie, dass sie mich nicht mehr kontrollieren konnten.“* Denn als kleines Mädchen war sie ein *„sehr braves Mädchen.“* Sie erinnerte sich, dass es für ihre Eltern vollkommen unverständlich war, als sie im Alter zwischen drei und sechs Jahren angefangen hatte, *„Vorhänge zu zerschneiden“* und *„Aggressionen zu entwickeln“*. Sie hatten Angst vor ihrer Aggression. Sie hat ein abgeschlossenes Studium in Wirtschaftswissenschaften. Sie hat nach dem Studium bis zur Schwangerschaft als Kundenberaterin in einem Verkaufsbüro gearbeitet.

Über ihre eigene Schwangerschaft weiß sie wenig. Ihre Mutter hatte einen halben Tag geweint, nachdem sie von der Schwangerschaft mit ihr erfahren hatte. Sowohl Sabines Großmutter mütterlicherseits als auch Sabines Großmutter väterlicherseits hatten auf ihre Schwangerschaft lieblos und abweisend reagiert.

Sabines Partner Stefan war 50 Jahre alt und seit fünf Jahren geschieden. Er wohnte wenige Kilometer von Sabine entfernt. Sie zweifelte oft an ihrer Beziehung und empfand ihn als *„wankelmütig“* und *„sehr unzuverlässig“*. Sie stritten oft, kamen aber bei *„Grundthemen“* nicht weiter. Sie sagte, dass sie beide *„Angst vor Nähe“* und *„große Verlustängste“* hätten. Sie sah *„kein sicheres Fundament für ihre Beziehung“*.

Sabine war vor zweieinhalb Jahren aus der Großstadt in ein Dorf gezogen, mit *„Pferden vor der Haustür“*. Sie lebte in einer Einzimmerwohnung und genoß es, alleine zu wohnen. Vor der Schwangerschaft war ihr Wunsch, zu Stefan zu ziehen trotzdem sehr groß, aber jetzt konnte sie sich ein Zusammenziehen nicht vorstellen.

Die Bindungsanalyse

Rahmenbedingungen der Bindungsanalyse mit Sabine

Sabine kam regelmäßig zweimal pro Woche alleine. Am Anfang jeder Sitzung sprachen wir erst über aktuelle Entwicklungen, Belastungen und Schönes in ihrem Alltag. Es folgte dann eine Phase, in der wir intensiv therapeutisch an ihren psychischen Problemen arbeiteten. Sabine saß mir dabei gegenüber. Danach begann die so genannte „Babystunde“, in der es um den direkten und unmittelbaren emotionalen Kontakt zu ihrem Baby und den Bindungsaufbau geht.

In den Babystunden lag Sabine mit geschlossenen Augen auf einer Couch und ich saß hinter ihr. Der Kontakt zwischen Sabine und ihrem Baby war „innerlich“, das heisst., sie erzählte mir, was sie in ihrem Inneren erlebte. Wenn ich sie aufforderte, etwas zu ihrem Baby zu „sagen“, dann „sagte“ sie es über eine „innere Stimme“. Ich konnte es also nicht hören. (Anmerkung: Das ist wichtig zu wissen. Das bedeutet, der Kontakt und der „Dialog“ zwischen einer Mutter und ihrem ungeborenen Baby findet bei einer Bindungsanalyse nicht äußerlich wahrnehmbar, direkt und verbal, sondern auf einer

sehr tiefen emotionalen inneren Erlebnisebene statt.)
Nach ein paar Wochen begannen wir parallel zu diesen Einzelsitzungen auch paartherapeutische Sitzungen mit ihrem Partner zusammen. Die Paarsitzungen fanden in größeren Abständen statt (alle zwei bis drei Wochen). Auf diese Weise kam ein sehr intensiver Entwicklungs- und Veränderungsprozess sowohl für Sabine als auch für sie und Stefan als Paar zustande.
Ich beschreibe hier (neben knappen Erläuterungen zu aktuellen Ereignissen und unserer therapeutischen Arbeit) vor allem die Beziehung und die Veränderungen zwischen Sabine und ihrem Baby, wie sie in den Babystunden sichtbar und erlebbar wurden. Es ist aber wichtig, die dazugehörige sehr intensive einzel- und paartherapeutische Arbeit zu berücksichtigen, die das therapeutische Fundament für den Bindungsaufbau zwischen Sabine und ihrem ungeborenen Baby darstellten.

Meine grundsätzliche Arbeitsweise mit Sabine während der Babystunden

Nachdem ich Sabines Leben und ihre bisherigen Erfahrungen mit den Babystunden kennen gelernt hatte, schlug ich ihr folgende Änderung vor: Bisher hatte sie ja immer die Babystunde abgebrochen, wenn es mit den quälenden Bildern für sie *„zu schlimm"* wurde. Auf diese Weise hatten sich aber weder ihre inneren Bilder noch ihre Beziehung zu ihrem Baby verbessert. Deshalb war es mir wichtig, während der Babystunde mit ihr in einem ununterbrochenen und für sie ganz sicheren emotionalen Kontakt zu bleiben, um sie aktiv dabei zu unterstützen, mit ihren quälenden Bildern, dem Baby und sich selbst anders umzugehen. So musste sie die Babystunden vielleicht nicht mehr abbrechen. Ihr gefiel dieser Vorschlag gut.

22. Schwangerschaftswoche (eine Sitzung)

Babystunde: Bei der Einleitung zur ersten Babystunde sagte Sabine: *„Jetzt geht es schon wieder los."* Sie erzählte mir, was sie erlebte. Sie hatte das Bild, dass sie die Gebärmutter mit ihren Händen zerdrücken musste. Dann war sie in der Gebärmutter und hatte das Bild, dass sie das Baby *„zwicken und zwacken"* und ihm wehtun müsse. Die Bilder wurden immer schlimmer. Sie sollte dem Baby folgendes mitteilen: „Es tut mir sehr leid, dass ich dich vielleicht gerade erschrecke. Das, was gerade passiert, hat nichts mit dir zu tun. Ich verspreche dir, dass niemand dir wehtun wird und ich dich beschützen werde. Ich habe gerade große Aggressionen, aber die sind nicht gegen dich gerichtet. Ich habe mich sehr auf dich gefreut. Ich schaffe es noch nicht, diese Aggressionen dahin zu lenken, wo sie hingehören. Aber ich werde daran arbeiten. Ich bitte dich, mit mir Geduld zu haben. Ich möchte eine gute Mutter für dich sein."
Sie beschrieb mir danach, was sie weiter erlebte. Sie war sehr unglücklich darüber, dass sie das Baby nicht anfassen und streicheln konnte, dass ihre inneren Aggressionen immer schlimmer wurden und es ihnen ausgesetzt war. Ich fragte sie, ob sie sich innerlich selber ganz sehen könnte oder nur ihre

Hände. Sie sah nur ihre Hände. Ich forderte sie auf, den Rest ihres Körpers auch wahrzunehmen. Sie sagte: *„Jetzt wird es noch schlimmer. Jetzt spüre ich meine Füße und muss das Baby treten."* Sie weinte.

Es ging eine Weile so weiter und die quälenden Bilder wurden nicht weniger. Ich sagte ihr, dass sie nun direkten Kontakt zu ihrer Aggression aufnehmen und ihrer Aggression folgendes mitteilen sollte: „Es ist gut, dass du da bist. Ich brauche dich überlebensnotwendig und du bist ein wichtiger Teil von mir. Ich brauche dich, damit ich zu meinen Eltern Abstand bekommen und eine gute Mutter werden kann. Du bist nicht böse und du gehörst zu mir. Du hilfst mir, ein eigener Mensch zu werden. Aber ich muss lernen, dir eine andere Richtung zu geben."

Sabine sagte: *„Nun wird es besser."* Auch die Übelkeit wurde weniger. Ich fragte sie, wie ihre Gefühle dem Baby gegenüber nun wären. Sie sagte, dass sie ein ganz schwaches Gefühl von Zuneigung empfinde. Ich sagte ihr, dass sie ihm dieses Gefühl schicken und sich dann von ihm verabschieden solle.

23. Schwangerschaftswoche (zwei Sitzungen)

Therapie: Sabine ging es nicht gut, weil sie einen Streit mit Stefan hatte. Er hatte gesagt, dass er sich nicht auf das Baby freuen könne, weil es ihr immer schlecht gehe.

Babystunde: Sabine fiel es schwer, sich auf das Baby zu konzentrieren. Sie sagte, dass sie daran denken müsse, dass ihre Mutter, wenn sie mit dem Vater Streit hatte, immer versucht hatte, sie auf ihre Seite zu ziehen und sie gegen den Vater einzunehmen und dass sie Angst habe, dass sie das jetzt auch mit dem Baby mache, weil sie und Stefan ja auch Streit hatten. Sie wolle das Baby nicht ausnutzen. Ich sagte ihr, dass es kein Ausnutzen wäre, wenn sie versuchte, mit ihm in Kontakt zu kommen und herauszufinden, wie es ihm gehe. Dann sah sie es. Sie sagte: *„Es ist nackig und fröhlich."* Ich fragte sie, was sie wahrnehme. Es lag und es bewegte sich.

Ich fragte sie, ob sie es ansprechen könne. Das konnte sie. Ich sagte ihr, dass es sich sehr freue, wenn sie ihm erzähle, was sie an ihm wahrnehme. Sie erzählte ihm etwas. Dann sagte sie: *„Ich weiß nicht, ob es darauf reagiert. Aber es ist ganz fröhlich."* Ich fragte sie: „Freuen Sie sich, wenn es so fröhlich ist?" Sie antwortet. *„Ja."* Ich sage: „Erzählen Sie dem Baby, dass Sie sich freuen." Das machte sie. Dann fragte ich sie: „Freut sich das Baby mit sich alleine oder freut es sich über den Kontakt zu Ihnen?" Sie antwortete: *„Es freut sich über den Kontakt."*

Wir besprachen danach, was sich verändert hatte. Sie sagte, dass sie auf diese Weise zum ersten Mal zum Baby einen Kontakt hatte und ich sagte ihr, dass es unsere weitere gemeinsame Aufgabe sei, diesen Kontakt weiter aufzubauen und uns mit all dem auseinander zu setzen, was diesen Kontakt zu zerstören drohe.

Therapie: Sabine sagte, dass sie sich wieder mehr übergeben musste. Ein Sohn von Stefan lehnte das Baby ab. Sie konnte das verstehen, fühlte sich aber trotzdem verletzt.

Babystunde: Bei Sabine tauchten wieder bedrohliche Bilder auf. Sie hatte wieder das Bild, dass sie die Gebärmutter zerdrücken müsste. Ich forderte sie auf, mir genau zu beschreiben, was sie sah. Sie sagte, dass es vor allen Dingen die rechte Hand wäre und dass diese Hand wie eine kleine Kinderhand aussah. Ich sagte, dass in dieser kleinen Kinderhand ihre ganze seit der Kindheit aufgestaute Wut war. Sabine weinte heftig. Sie wünschte sich so sehr, dem Baby nahe sein zu können. Sie war verzweifelt. Es gelang ihr trotz vieler verschiedener Versuche nicht, in ihrer Vorstellung in die Gebärmutter zu ihrem Baby zu kommen. Ihre Hände wären so bedrohlich.

Dann forderte ich sie auf, zu versuchen, ob sie ohne ihre Hände in die Gebärmutter kommen könnte und sie sagte, dass sie ein Loch sehe, in das sie hineingehen könnte und dass sie dann beim Baby wäre. Sie ging auf diese Weise in die Gebärmutter, hielt aber zum Baby großen Abstand. Ich fragte sie, was sie alles erkennen könne: Sie sah das Baby, sie konnte sich auch selber sehen. Sie wagte nicht, sich dem Baby zu nähern. Ich fragte sie, ob sie mit ihm sprechen könne. Das ging.

Ich sagte zu ihr, sie solle es fragen, was es sich von ihr wünschte. Es wünschte sich mehr Kontakt und Nähe. Es wollte gern gehalten werden. Ich sagte ihr, dass sie ihm sagen möge, dass auch sie sich mehr Kontakt und Nähe wünsche und dass auch sie sich wünsche, es halten zu können. Sie wollte ihm so gerne nahe sein und sagte, dass sie am liebsten ihre Hände auf den Rücken binden würde, damit sie es nicht verletze.

Dann fiel ihr ein, dass sie in einer früheren Bindungsanalysestunde in der Klinik schon einmal so eine Vorstellung hatte, dass sie dann aber das Bild hatte, dass sie das Baby dann beißen würde. Ich sagte ihr, sie möge aus der Entfernung weiter mit ihm sprechen und ihm ihre Liebe zeigen. Das machte sie. Sie sagte: „*Komisch, das Baby hat mehr Verständnis für mich als ich es selber habe. Es ist nicht böse auf mich.*" Ich sagte ihr, dass ihr Baby ihre Liebe spüren könne.

24. Schwangerschaftswoche (zwei Sitzungen)

Therapie: Wir setzten uns intensiv mit Sabines Aggressionen auseinander, um deren Bedeutung in den Babystunden besser verstehen zu können. Auf meine Frage, welche Aggressionen zu Stefan und welche zum Baby gehören würden, sagte sie, dass sie das Baby ablehnte, weil es ja die „*Gene vom Papa*" habe und dann wahrscheinlich genauso wie sein Vater würde, also „*seine schlechten Eigenschaften erbte.*" Was zu Stefan gehörte, ist ihre Angst, mit ihm in Erziehungsfragen nicht zusammenzukommen, ihre Kommunikationsprobleme mit ihm und die Ungewissheit, was aus ihrer Beziehung werden würde. Wir sprachen über ihre Aggressionen dem Baby gegenüber. Bis heute konnte sie nicht wirklich zu ihm stehen und sie versteckte die Schwangerschaft und ihren Bauch vor allen Menschen.

Babystunde: Beim Einleitungstext fühlte sich Sabine sehr entlastet. Sie sagte: *„Ach, heute ist es viel leichter. Ich fühle mich so entlastet."* Sie kam gut in die Gebärmutter hinein und sie konnte das Baby zum ersten Mal streicheln. Sie war sehr glücklich darüber. Es lag zusammengerollt vor ihr und genoß es, von ihr berührt zu werden. Sie sagte, dass es voller Vertrauen wäre und überhaupt keine Angst vor ihr habe. Sie war vorsichtig beim Streicheln, aber sie hatte keine Aggressionen.

Therapie: Ich erarbeitete mit Sabine den Zusammenhang zwischen dem Auftreten ihrer Übelkeit, ihrer mangelnden Abgrenzungsfähigkeit und ihren Gefühlen von Ohnmacht und Hilflosigkeit. Sie war seit der letzten Sitzung zu weiteren Erkenntnissen gekommen: Sie sagte, dass sie inzwischen auch glaubte, dass das Baby oft der falsche Adressat ihrer Aggressionen wäre: Sie konnte ihrem Exfreund immer noch nicht verzeihen. Sie war voller Zorn- und Rachegedanken ihm gegenüber. Sie dachte immer noch, dass sie lieber von ihm als von Stefan ein Kind gehabt hätte.
Nach der Trennung hatte er einmal zu ihr gesagt: *„Hättest du doch einfach die Verhütung abgesetzt. Ich hätte dich schon nicht verlassen, wenn du schwanger geworden wärst."* Sie trauerte dieser Beziehung immer noch nach. Mit Stefan war alles so schwierig. Er hatte ihr versprochen, am Wochenende mit ihr wandern zu gehen und hatte dann ganz kurzfristig abgesagt. Das war typisch für ihn. Zum ersten Mal war es ihr allerdings gelungen, mit einer solchen Situation zurechtzukommen. Sie hatte es geschafft, den Tag für sich alleine schön zu gestalten. Sie war sehr stolz darauf.

Babystunde: Sie kam gut in die Gebärmutter hinein und konnte das Baby sehen. Es lag tiefer und viel weiter weg als sonst. Seine Augen waren geschlossen und es wirkte distanzierter. Es hatte schwarze Haare und war etwas größer als beim letzten Mal. Sie erzählte ihm etwas von ihren inneren Kämpfen. Sie hatte den Eindruck, dass es sich dafür nicht sonderlich interessierte. Sie sagte, dass es zu ihr großes Vertrauen hatte. Sie wunderte sich darüber. Sie konnte es zwar nicht berühren, aber sie konnte mit ihm sprechen. Sie teilte ihm mit, was sie sich für sein Leben wünschte.
Aber auch hier hatte sie den Eindruck, dass das ihm nichts zu bedeuten schien. Ich sagte ihr, dass das einzige, was es wirklich interessierte, ihre Liebe zu ihm war und ihre sichere Verbindung zueinander. Sie sagte, dass sie sich genauso verhielt wie sie eigentlich nie werden wollte: Sie fand Eltern, die sich ganz an ihr Kind anpassten und versuchten, all seine Erwartungen und Wünsche zu erfüllen, eigentlich blöd.

25. Schwangerschaftswoche (zwei Sitzungen)

Therapie: Wir arbeiteten an ihrer Beziehung zu ihren Eltern. Die Eltern hatten ihren Wunsch, Distanz zu ihr zu halten, nicht mehr akzeptiert. Ich fragte, wie sie in ihrem bisherigen Leben mit Konflikten umgegangen war, die zwischen ihr und ihren Eltern aufgetreten waren. Sie hatte sich bisher mit ihnen wenig auseinandergesetzt und die Rolle der *„hilflosen Tochter"* fand sie zum Teil auch ganz *„schön und bequem."*

Erst seit der Schwangerschaft waren solche Konflikte für sie wirklich erkennbar zu einem Problem geworden, vorher konnte sie ihnen aus dem Weg gehen. Sie sagte, dass ihre Mutter *„durch sie lebt."* Ich fragte, ob ihre Mutter kein eigenes Leben habe. *„Nein."* Aber auch die Beziehung zum Vater war schwierig. In ihrem Veränderungswunsch war sie sehr ambivalent: Einerseits wollte sie gerne erwachsener und selbstbewusster werden, andererseits wollte sie anstrengende Auseinandersetzungen vermeiden.

Ich stellte den Zusammenhang zwischen ihrer Beziehung zu ihren Eltern und der zu ihrem Baby her: Manchmal erlebte sie ihr Baby genauso als „zu nah" wie ihre Eltern, manchmal aber auch als genauso hilflos wie sie sich selbst: Einmal stand das Baby also für ihre Eltern, einmal für sie selbst. Sie konnte das Baby noch nicht als einen eigenen Menschen sehen.

Babystunde: Sabine konnte nicht in die Gebärmutter, weil sie sich nicht unbefangen fühlte. Aber die Gebärmutter war heute ganz dünnhäutig: Durch die dünne Haut konnte sie das Baby sehen. Sie konnte mit ihm in Kontakt treten. Ich sagte ihr, dass sie ihm ihre Liebe und ihre Wärme schicken könnte und dass sie beobachten möge, ob das bei ihm ankomme. *„Ja."* Ich bat sie, es zu fragen, was es ihr gegenüber fühlte. Sie sagte, dass es noch nicht sprechen könne, aber es fühlte ihre Liebe, das wusste sie. Ich fragte sie, ob sie mit ihm in einen wechselseitigen Kontakt kommen könne: Ob sie ihm etwas schicken und ob es etwas zurückschicken könne. Das war für sie schwierig.

Es tauchten wieder aggressive Bilder auf. Ich ließ mir ihre Bilder beschreiben. Wenn sie versuchte, ihm ihre Liebe zu schicken, schickte sie ihm stattdessen ein Messer oder einen Pfeil. Sie hatte auch den Eindruck, dass sie es wieder treten müsse. Wenn diese Bilder kamen, zog sie sich innerlich vor ihm zurück und schweifte mit den Gedanken ab. Ich sagte ihr, dass es für das Baby schlimm wäre, wenn sie den Kontakt zu ihm abbrechen würde und dass es besser wäre, mit ihm in Kontakt zu bleiben und ihm zu erklären, was da gerade passierte und dass sie es liebte. So ging es hin und her.

Therapie: Sabine war am Wochenende bei ihren Eltern und hatte sich überwiegend wohl gefühlt. Sie war stolz darüber, ihren Eltern ihren Bauch zu zeigen. Ihre Eltern hatten sich sehr gefreut, sie zu sehen. Über ihren Vater hatte sie sich aber dann direkt wieder geärgert und sie hatte ihn wieder als übergriffig erlebt. Auf meine Frage, ob es ihr schon gelingen würde, sich in solchen Situationen direkt mit ihm auseinanderzusetzen, antwortet sie mit *„nein.“* Ich fragte sie, was in solchen Situationen denn mit ihrem Ärger machte, wo der hinwanderte. Sie sagte, dass sie ihren Ärger runterschluckte und dann höchstens zickig würde.

Babystunde: Heute war der Kontakt zum Baby noch schwieriger als beim letzten Mal. Sie kam nicht in die Gebärmutter hinein. Diese erschien ihr undurchdringlich. Sie fühlte sich nicht offen für das Baby, sie bekam keinen Abstand zu ihren Eltern.

26. Schwangerschaftswoche (eine Sitzung)

Therapie: Die Beziehung zu Stefan war ständig sehr angespannt. In Bezug auf seine Kinder war er nicht souverän. Sie konnten ihn leicht um den Finger wickeln. Sie wussten genau, was sie sagen mussten, damit sie irgendetwas erreichten oder bekämen. Mit ihren Eltern konnte sie nicht über ihre Probleme mit Stefan sprechen: Sie hörten es nicht gerne, wenn sie ihn kritisch sah. *„Das ist doch so ein netter Mann.“*

Ich fragte, mit wem – außer mit ihren Therapeuten in der Klinik und mit mir – sie überhaupt über ihre Probleme, Ängste, Zweifel und Sorgen sprechen konnte. Sie dachte gründlich nach, aber es gab wirklich niemanden. Ich fragte sie, was ihr denn in ihrer jetzigen Situation Halt, Sicherheit und Stabilität gab, wenn so viele Unsicherheiten und Probleme in den engen Beziehungen vorherrschten.

Sie fühlte sich, seit sie schwanger war, zum ersten Mal in der Lage, die Probleme in ihrem Leben zu erkennen. Vorher wusste sie nicht, dass sie überhaupt Probleme hatte. Trotz der vielen Probleme in den letzten Monaten war sie zuversichtlich. Sie hatte das Gefühl, dass sie immer stärker wurde, auch wenn es ihr manchmal sehr schlecht ging. In der letzten Zeit kam es manchmal vor, dass sie zuhause saß und eine tiefe Ruhe verspürte und tiefe Glücksgefühle. Das war neu für sie.

Babystunde: Sie kam gut in die Gebärmutter hinein. Das Baby lag ganz nah, mit geschlossenen Augen. Es schlief nicht, es bewegte sich ein bisschen. Sie wagte es nicht, es anzufassen, weil aggressive Vorstellungen über ihre Hände und ihre Füße ihr wieder Angst machten. Ich schlug vor, dass sie ihre Gebärmutter bitten könne, sich so zu erwärmen, dass sie ihm ihre Liebe und Wärme schicken könne. Sie bekam Angst, dass die Gebärmutter zu heiß würde und dass sie es beschädigen könne. Ich forderte sie auf, zu spüren, ob es sich mit der aktuellen Wärme wohl fühlte. *„Ja, gerade ist es gut.“*

Ich sagte ihr, dass sie ihm ihre Wärme und Liebe mit Worten schicken könne. Das ging. Dann bat ich sie, es zu fragen, was es für sie empfinde. Sie sagte, es bewege sich mehr, *„ich glaube, es freut sich“*. Dann schlug ich vor, dass sie probieren könne, mit ihm einen „Liebesdialog“ zu führen. Sie könnte ihm ihre Wärme schicken, dann könnte es etwas zurückschicken. Das klappte. Aber sie fand es sehr anstrengend. Dann verabschiedete sie sich von ihm. Sie sagte: *„In der Babystunde ist es wie in meiner* *aktuellen Lebenssituation. Alles ist bedroht und alles ist sehr empfindlich.“*

30. Schwangerschaftswoche
(zwei Sitzungen nach einem lange geplanten zweiwöchigen Klinikaufenthalt)

Therapie: Sabine sagte, dass sie in der Klinik viel selbstbewusster und stärker geworden war. Sie hatte keine Angst mehr vor Stefans Söhnen und konnte sich seiner Exfrau gegenüber besser abgrenzen. Sie hatte die Bindungsanalyse in der psychosomatischen Klinik fortgesetzt. Die Bindungsanalytikerin hatte ihr vorgeschlagen, ihre Aggression zu personalisieren. Das war gut. Sie hatte das Bild entwickelt, dass die Aggression ein kleines trotziges Mädchen war.
Dieses Mädchen hatte sie zu Beginn der Babystunden weggeschickt. Ich fragte, ob das Mädchen alleine oder in Begleitung war. Es war alleine. Ich schlug vor, dass jemand sich um das kleine trotzige Mädchen kümmern sollte. Sabine fand es gut, wenn das trotzige Mädchen nicht alleine war. Ihre Halbschwester sollte das machen. Wir vereinbarten, dass ich das von nun an in die Einleitungsformel mit aufnehmen würde.

Babystunde: Das trotzige kleine Mädchen war weg, aber Sabine sah nun eine wütende erwachsene Frau. Ich sagte ihr, dass auch in ihrem erwachsenen Teil viel Wut und Aggression war und dass es verständlich war, dass sie so viel Wut hatte, wo noch so vieles ungeklärt und anstrengend war. Sie fing an zu weinen. Sie fühlte sich alleine gelassen. Sie sah das wütende Mädchen und die wütende Frau. Beide konnte sie fühlen. Sie sah auch die emphatische Frau, aber die konnte sie nicht fühlen. Sie konnte sich dem Baby nicht nähern.
Ich sagte ihr, sie möge ihm sagen, dass sie ihm mit dem Körper nicht näherkommen könnte, dass sie ihm aber ihre Gedanken schicken könne. Das tat sie. Sie musste weiter weinen. Sie war voller Befürchtungen, Zweifel, Unlust. Ihr war schlecht. Sie hatte keine Kraft. Dann war sie beim Baby. Sie hatte das Gefühl, dass sie sich bei ihm entschuldigen müsste. Das tat sie. Dann hatte sie Angst, dass es Schuldgefühle bekäme, so wie sie früher.
Ich sagte ihr, dass das nicht passieren würde, weil sie für sich selbst die Verantwortung übernähme und sie nicht dem Baby gebe. Nun saß sie bei ihm. Es lag. Sie musste vor Rührung weinen, aber auch vor Glück. Es war so schön, ihm nah zu sein. Sie konnte sein Gesicht sehen. Sein Gesichtsausdruck war positiv. Es freute sich, dass Sabine es sah.

Therapie: Sabine erzählte, dass sie manchmal große Panik bekam, wenn sie an die Zeit nach der Geburt dachte. Sie hatte das Baby für einen Krippenplatz im Wohnort von Stefan angemeldet. Wenn sie sich vorstellte, nach der Geburt mit Stefan zusammen zu wohnen, bekam sie Panik.

Babystunde: In der Einleitung bat ich Sabine, das trotzige kleine Mädchen und die wütende erwachsene Frau wegzuschicken. Das gelang ihr. Nur die fürsorgliche erwachsene Mutter durfte in die Gebärmutter. Als sie in die Gebärmutter wollte, kamen Panikgefühle. Es fiel ihr schwer, diese Gefühle ohne Kontrolle zuzulassen, aber sie tat es. Die Gefühle verschwanden wieder. Dann hatte sie Angst, das kleine trotzige Mädchen und die wütende erwachsene Frau könnten zurückkommen.
Ich schlug vor, dass sie vor der Gebärmutter jemanden postierte, der die beiden abfangen würde. Sie postierte drei Therapeutinnen, aber es war ihr trotzdem schlecht und sie war angespannt. Dann schlug ich vor, dass sie Kontakt zu ihrer Gebärmutter aufnehmen und sie um Mithilfe bitten sollte. Das gelang. Sabine sah das Baby. Sie konnte es nur als Kontur erkennen. Sie sah sich und das Baby von außen. Sie sah, dass sie sich zum Baby neigte, das auf dem Boden lag. Es war sehr klein. Es sah heute klein, hilflos und allein gelassen aus.
Ich sagte, sie sollte es fragen, wie es sich fühlte. Es war zurückhaltend. Es hatte sonst gelacht und sich mehr bewegt. Ich fragte sie, ob sie es auf den Arm nehmen könne. Das gelang ihr. Nun ging es ihm schon besser. Es war entspannter. Ich sagte ihr, sie sollte ihm mitteilen, dass sie sich darüber freute. Das tat sie. Es war müde. Es sah nicht nur müde aus, es sah ein bisschen kränklich aus. Ich sagte ihr, sie sollte es wiegen und trösten und ihm etwas vorsingen. Das tat sie. Sie sagte: *„Wir sind beide ein bisschen krank heute.“* (Sie war an dem Tag erkältet.)
Sie sagte, dass es immer besser würde, mit dem Kontakt zum Baby und dass es ihr so guttat, dass sie der Bindungsanalytikerin in der Klinik und mir immer mehr von sich zeigen könne. Am Anfang hatte sie so viel zurückgehalten, hatte das Weinen unterdrückt und alles in sich verschlossen und gedacht, dass sie das nicht sagen dürfe und vieles war so verwirrend. Nun konnte sie viel leichter etwas ausdrücken und verstehen und sie merkte, dass alles da sein durfte.

31. Schwangerschaftswoche (zwei Sitzungen)
Therapie: Sabine hatte mit Stefan eine gute Zeit. Sie fühlte sich viel klarer und kraftvoller. Sie konnte deutlicher sagen, was sie mochte. Sie konnte aber auch besser aushalten, wenn etwas, das sie sich von Stefan wünschte, nicht direkt klappte. Zwischen Stefan und einem Sohn gab es zurzeit wieder große Probleme. Es gelang ihr, ihn zu unterstützen und dabei zu Konflikten zwischen den beiden emotionalen Abstand zu halten. Am kommenden Wochenende wollten Sabines Eltern für sie, Stefan und seine drei Kinder etwas kochen.
Sie befürchtete, dass das ein Desaster würde, weil sich jetzt schon zwei Kinder weigerten, zu kommen. Sie sagte, dass sie früher immer versucht hatte, Stefan vor ihren Eltern und ihre Eltern vor Stefan zu beschützen. Das war sehr belastend und anstrengend. Das tat sie nicht mehr. Dieses neue Verhalten war für sie anstrengend. Sie merkte, dass ihr dann oft wieder schlecht wurde und dass sie dann auch wieder spucken musste. Aber das war ok.

Babystunde: In der Einleitung schickte Sabine das wütende Mädchen und die wütende Frau weg. Sie konnte beide gut unterbringen. Sie war schnell beim Baby. Es sah ganz ruhig aus. Es war ganz klein, lag auf dem Rücken, hatte die Augen geschlossen und war gekrümmt. Sie konnte es wie durch eine Glasscheibe wahrnehmen. Ich sagte ihr, dass sie ihm ihre Gefühle spiegeln sollte und abwarten möge, ob sie eine emotionale Reaktion von ihm erkennen konnte. Von ihm kam keine emotionale Reaktion.

Sie fragte, was sie mit ihm jetzt machen sollte. Ich fragte sie, ob sie es auf den Arm nehmen könnte. Nein, das konnte sie nicht, es wäre ja festgewachsen. Könnte sie sich hinter es legen? Nein, auch das ging nicht. Aber sie konnte es vorsichtig streicheln. Sie teilte ihm ihre Gefühle mit. Ich sagte ihr, sie könnte es fragen, wie es ihm ginge und was es sich wünschte. Sie sagte, ihm wäre es gerade lieber, wenn sie es nicht berührte. Es wollte lieber in Ruhe gelassen werden. Sie sagte, das war bei ihr früher auch so, diese Fragen hatten sie genervt, sie wollte auch ihre Ruhe haben.

Ich fragte sie, woran sie denn erkennen würde, wenn das Baby etwas von ihr wolle. Sie sagte, dass sie das spüren könnte. Ich sagte ihr, dass sie also mit ihm auch dann in einem emotionalen Kontakt bleiben konnte, wenn es in Ruhe gelassen werden möchte. *„Ja, das glaube ich auch."* Das Baby schwieg und hatte ein ruhiges Gesicht.

Therapie: Nach den letzten beiden Babystunden war für mich erkennbar oder zumindest ein Risiko erkennbar, dass das Baby sich emotional zurückziehen würde, weil es ihm psychisch nicht gut ging. Ich fragte Sabine, ob wir heute auf die Babystunde verzichten sollten, um vielleicht noch einmal grundsätzlich ihre Beziehung zum Baby zu betrachten und zu verändern. Sie war damit einverstanden.

Ich fragte sie, wie ihre gegenwärtige Grundhaltung dem Baby gegenüber wäre. Sie sagte: *„Das Baby muss mich daran erinnern, dass es da ist, dann freue ich mich. Von alleine gehe ich aber nicht auf das Baby zu."* Ich bat sie, sich vorzustellen, wie es ihm dabei wohl ginge, wenn sie sich so verhielt. Sie konnte nachempfinden, dass es sich auf diese Weise sicher oft einsam und alleine fühlte, vielleicht auch abgelehnt.

Wir schauten noch einmal auf ihre biographischen Erfahrungen mit ihren Eltern. Der Kontakt zu ihnen war für sie oft „zu viel und zu nah." Sie versuchte das Problem, die Nähe in der Beziehung zum Baby zu regulieren, dadurch zu lösen, dass sie das Gegenteil von dem tat, was sie selber bekommen hatte. Aber das Gegenteil war genauso schädlich wie das, was sie selber bekommen hatte. Es bedeutete nämlich für das Baby im Kontakt zu ihr „zu wenig und zu weit weg." Das könnte erklären, wie es sich in den letzten beiden Babystunden verhalten hatte. So hatte Sabine das noch nie betrachtet.

Wir erarbeiteten, wie sie mit ihren Erfahrungen von „zu viel und zu nah" anders umgehen könne als bisher. Wir fanden heraus, dass die Aggressionen dem Baby gegenüber den Kontakt zu ihm verhinderten. Wenn sie aggressive Phantasien entwickelte, hatte sie noch keinen unmittelbaren emotionalen Kontakt zu ihm. Sie bekam dann auch keinen, weil sie innerlich am liebsten weglaufen würde. Sabine sagte, dass sie das so in ihrem bisherigen Leben immer gemacht hatte: Wenn es schwierig wurde, war sie innerlich und äußerlich weggelaufen.

Nun verstanden wir, dass die aggressiven Phantasien zu ihrem alten Muster des Weglaufens gehörten: Wenn die Phantasien auftraten, wollte sie den Kontakt zum Baby vermeiden und weglaufen. Der Kontakt machte ihr Angst. Sie hatte Angst, dass der Kontakt für das Baby oder für sie auch „zu viel und zu nah sein könnte." Sie hatte noch kein Bild davon, wie sie als Mutter ein emotional verträgliches Maß an Nähe und Distanz herstellen und regulieren könnte. Deswegen überließ sie die Kontaktaufnahme dem Baby.

So hatte sie bisher versucht, ihre eigenen Kontaktprobleme mit ihm zu lösen. Auf diese Weise war es aber emotional unterversorgt. Wir erarbeiteten, dass sie diese aggressiven Phantasien als Hinweis darauf nutzen könnte, dass sie noch gar nicht im Kontakt zu ihm war und dass sie sich dann dafür entscheiden könnte, ihre Angst vor dem Kontakt und ihre Angst vor den Gefühlen, die im Kontakt auftreten, auszuhalten und zu bewältigen. Auf diese Weise konnte sie ihre Angst da bewältigen lernen, wo sie auftrat. Wir vereinbarten, unsere heutigen Erkenntnisse für die nächsten Babystunden zu nutzen.

32. Schwangerschaftswochen (zwei Sitzungen)

Therapie: Sabine erzählte, dass das Wochenende mit den Eltern gut war. Es war ihr gelungen, das, was geschah, mit Abstand zu betrachten. Es gab verschiedene schwierige Situationen zwischen Stefan und ihrem Vater und auch zwischen ihren Eltern, aber sie hatte es geschafft, sich da heraus zu halten. Ich schlug ihr vor, dass sie mit den Erkenntnissen aus der letzten Stunde versuchen könnte, anders als bisher mit ihren aggressiven Phantasien umzugehen. Ich erklärte ihr, dass sie zu wenig gelernt hatte, ihre Bedürfnisse nach Nähe und Distanz psychisch und wechselseitig zu regulieren und bisher versucht hatte, diese stattdessen körperlich und einseitig zu regulieren. Ich könnte sie dabei unterstützen, ihre Impulse und ihre Körpersprache in psychisches Erleben zu übersetzen. Vielleicht gelänge es ihr dann besser, mit dem Baby in Kontakt zu kommen. Sie war damit einverstanden.

Babystunde: Es gelang ihr heute direkt, in die Gebärmutter zu kommen. Sie sagte: *„Meine Beine machen sich schon wieder selbstständig."* Sie hatte die Phantasie, dass sie am liebsten weglaufen wollte. Ich sagte ihr, sie sollte versuchen, das in psychisches Erleben zu übersetzen. Sie wollte, dass ich ihr zeigte, wie das gehen würde. Ich sagte ihr, dass sie dem Baby folgendes mitteilen sollte: „Ich habe Angst, mich dir emotional zu nähern." Sabine begann, heftig zu weinen: *„Was bin ich für eine Mutter,* *dass ich das dem Baby sagen muss?"*

Ich sagte ihr, dass das Baby auf diese Weise erleben könnte, dass es selber nicht daran schuld wäre, dass sie zu ihm oft so viel emotionale Distanz hatte. Sabine beruhigte sich. Dann sagte ich ihr, dass sie dem Baby jetzt folgendes mitteilen sollte: „Ich versuche jetzt trotzdem, dir emotional näher zu kommen, obwohl ich solche Angst habe." Sabine klang nun erwachsen, als sie sprach. Sie kam mit dem Baby in einen direkten emotionalen Kontakt.

Dann forderte ich sie auf, mit dem Baby ein Spiel zu machen. (Anmerkung: Es ist das „Spiegelspiel", eine wichtige Technik aus der Bindungsanalyse, die dazu dient, dass das ungeborene Baby ein Bild davon entwickeln kann, dass es einen eigenen, von der Mutter getrennten Körper hat. Das dient dem Aufbau seines eigenen Körperbildes und das ist für seine gesunde psychische Entwicklung sehr wichtig.) Das gelang.

Es gelang ihr, dem Baby ihren Körper und all ihre Körperteile zu zeigen. Dann bat sie es, ihr seinen Körper zu zeigen. Als es damit anfing und ihr seinen Kopf vorstellte, hatte Sabine Angst, dass es sich verletzen könnte. Ich sagte ihr, sie solle ihm folgendes mitteilen: „Ich habe jetzt Angst, dass du dir weh tun kannst, aber ich weiß, dass du selber gut auf dich aufpassen kannst." Die Angst verschwand. Sabine hatte den Eindruck, dass es nicht richtig bei der Sache war und dass es nicht wusste, wofür es das machen sollte. Es war zögerlich.

Ich sagte ihr, sie solle ihm folgendes mitteilen: „Es ist wichtig, dass wir das machen, damit du siehst, dass wir zwei verschiedene Körper haben und dass du deinen eigenen Körper hast." Sabine erzählte später, dass das Baby sehr aufmerksam war, als sie angefangen hatte, ihm ihren Körper zu zeigen. Es war erwartungsvoll. Aber als sie wollte, dass es das auch machte, wollte es zuerst *„ausbüchsen."* Als beide mit dem Spiegelspiel fertig waren, sagte ich zu Sabine, sie solle ihm folgendes mitteilen: „Ich bin sehr froh, dass ich den Mut hatte, mich dir emotional zu nähern." Das tat sie. Dann sollte sie es fragen, wie es ihm jetzt ginge. Ihm ging es ein bisschen gut, aber nicht ganz. Es war verlegen und unsicher. Ich sagte ihr, sie sollte ihm folgendes mitteilen: „Wir sind beide unsicher. Wir müssen uns noch besser kennen lernen." Das tat sie.

Therapie: Sabine ging es gar nicht gut. Sie sagte, dass sie heute Morgen viel geweint hattte. Die letzten Tage waren eigentlich schön und seit der letzten Paarsitzung gab es ein paar positive Veränderungen. Stefan bemühte sich sehr, ihr gegenüber offener und verbindlicher zu sein. Er hatte zum ersten Mal in ihrer Beziehung ein Bewusstsein für seine eigenen Probleme in ihrer Beziehung entwickelt und war dabei, dafür mehr Verantwortung zu übernehmen. Sie konnten zum ersten Mal mit Konflikten anders als bisher umgehen.

Es gelang ihnen, wechselseitig nicht direkt in eine vorwurfsvolle Haltung zu geraten, sondern mit mehr Abstand auf ihre emotionalen Probleme zu schauen. Aber heute Morgen gab es so viele

Konfliktsituationen hintereinander, dass sie irgendwann emotional zusammengebrochen war und sich andauernd übergeben musste. Sie hatte das Bild, dass ihre ganze Lebenssituation vollkommen unsicher war.
Sie wusste nicht, ob ihre Kräfte reichten, wenn das Kind erst einmal da wäre. Zwischen den Babystunden gelang es ihr nicht, mit dem Baby emotional in Kontakt zu kommen. Sie wollte aber heute unbedingt eine Babystunde machen und sich jetzt nicht mit ihren Beziehungsproblemen beschäftigen.

Babystunde: Sabine fiel es schwer, sich auf das Baby einzustellen. Sie kam nicht in die Gebärmutter. Sie erzählte ihm von ihrem Tag. Sie konnte es nicht richtig sehen. Ich sagte ihr, dass es für das Baby am wichtigsten sei, was sie ihm gegenüber empfinden würde und dass sie noch einmal probieren solle, ob sie nun in die Gebärmutter hineingehen könnte. Es gelang ihr. Sie sagte, es sehe heute ganz anders aus als sonst, es habe schwarze Haare und wäre ihr nicht so vertraut. Es war ihr heute ganz fremd, sie konnte es gar nicht wiedererkennen.
Ihr fiel da eine weitere Situation vom Morgen ein. Stefan war da so misstrauisch ihr gegenüber, dass er seine Vaterschaft angezweifelt hatte und meinte, das Kind könne ja auch von einem anderen Mann sein. Danach war das Baby vor ihr und es war ganz nah. Ich sagte, sie solle herausfinden, wie es ihm gehe, wie es aussähe, wie seine Körpersprache und der Kontakt zu ihm wäre. Sie sagte, ihm gehe es *„so mittel."* Ich fragte sie, ob sie es auf den Arm nehmen könnte. Ja, das konnte sie. Ich sagte ihr, sie sollte es ein bisschen wiegen und schauen, ob es zwischen ihnen vertrauter würde. Sabine sagte, es wäre müde, genau wie sie. Dann sah sie sich mit ihm gemeinsam auf dem Bett liegen. Sie lagen nah beieinander und es war etwas vertrauter.

33. Schwangerschaftswoche (zwei Sitzungen)
Therapie: Sabine ging es gut. Sie sah entspannt und zufrieden aus. Mit Stefan lief es gerade gut. Er hatte angefangen, sein Verhalten der Exfrau gegenüber zu verändern, sich mehr von ihr abzulösen und sich mehr mit ihr auseinanderzusetzen. Sie war froh, dass er nun begonnen hatte, über manches mehr nachzudenken. Trotzdem war ihr bewusst, wie viel Arbeit noch vor ihnen als Paar lag. Sie sagte, dass sie nun manchmal trotz aller Fortschritte eine riesengroße Wut auf ihn verspürte, auf alles, was er ihr angetan hatte und auf alle Verletzungen. Sie war dann voller Rachegedanken. Ich sagte ihr, dass es gut wäre, dass sie diese Wut spürte. Diese Wut war ihr Entwicklungsmotor und sie war kostbar. Das entlastete Sabine. Sie dachte, dass die Wut nicht so groß sein dürfte. Sie konnte sie nun in einem anderen Licht betrachten.

Babystunde: Sabine kam ohne Probleme in die Gebärmutter. Das Baby lag auf ihrer Schulter und sie waren in einem liebevollen Kontakt. Nach einer Weile schweiften ihre Gedanken ab und sie spürte wieder eine große Wut. Ich sagte ihr, dass sie nun den Kontakt zum Baby verloren hätte. Sie konzentrierte sich auf das Baby. Sie sagte, wenn sie sich entspannen würde, ginge es wieder. Sie versuchte, mit ihm in Kontakt zu bleiben. Aber es war schwer. Sie sollte folgendes zu ihm sagen: „Ich laufe jetzt nicht weg. Ich bleibe jetzt da. Ich halte jetzt diese Gefühle aus." Sabine probierte es. Sie schwieg eine Weile, dann seufzte sie und sagte: *„Jetzt wird mir ganz schlecht."*

Therapie: Sabine sagte, dass es ihr gut ginge, obwohl sie mit Stefan gestern einen riesengroßen Streit hatte und sie seitdem keinen Kontakt hatten. Aber damit käme sie gut zurecht. Er hatte ihr vor zwei Wochen schon angeboten, sie zur Bindungsanalyse zu fahren, damit sie sich nicht mehr so sehr anstrengen müsste. Deswegen hatte sie ihn gebeten, sie heute zu fahren. Er hatte dann aber gesagt, dass das seinen ganzen Tag durcheinanderbringen würde und aufgezählt, was er alles heute tun müsste. Sie war aufgebracht und fühlte sich wieder von ihm unverbindlich behandelt. Sie war wütend, weil er das oft machte, irgendetwas zu versprechen und es dann nicht einzuhalten.

Babystunde: Sabine kam gut in die Gebärmutter und war sofort beim Baby: *„Ich bin beim Baby und ich komme ihm ganz nah."* Sie erlebte intensive Glücksgefühle. Es kamen ein paar bedrohliche Bilder, aber die konnte sie gut aushalten. Das Baby fühlte sich wohl. Seine Augen waren geschlossen. In der Gebärmutter war es heller als sonst. Ich fragte sie, ob sie Körperkontakt zu ihm aufnehmen könnte. Ja, das konnte sie. Sie sah Bilder, dass sie es stillte. Ich sagte, dass sie sich nun beide immer mehr auf die Zeit nach der Geburt vorbereiten sollten.

Ich sagte ihr, sie möge ihm möglichst viele emotionale Mitteilungen machen. Das tat sie. Es lag immer noch an ihrer Brust. Es kamen wieder bedrohliche Bilder. Sie hatte Angst, sie könnte es fallen lassen. Ich sagte ihr, dass dann der Kontakt weg wäre, wenn diese Bilder kämen. Sie sollte mit ihm sprechen. Sie sollte ihm mitteilen, was sie erlebte und ihm sagen, wenn es mit ihm nichts zu tun hatte. Dann wurde es wieder schwieriger mit dem Kontakt zwischen ihr und dem Baby. Sie schweifte mit ihren Gedanken ab.

Aber das Baby war noch da, nuckelte an ihrer Brust und lag in ihrem Arm. Es war zufrieden und ruhig. Sie wollte sich von ihm verabschieden. Nach der Babystunde redeten wir noch eine Weile. Ich sagte, dass es verständlich wäre, dass ihre Probleme so viel Raum einnehmen würden und dass es ein Glück wäre, dass es nun trotzdem immer öfter diese intensiven Glücksmomente zwischen ihr und dem Baby geben würde und sie beide seelisch dabei wachsen würden und sich nahe sein könnten. Sabine sagte, dass diese Glücksmomente ihr zeigten, wie schön es zwischen ihr und dem Baby nach der Geburt sein könnte.

34. Schwangerschaftswoche (zwei Sitzungen)

Therapie: Sabine kam heute mit zwei „*schlimmen*“ Themen, sagte sie und wollte mit dem „*schlimmeren*“ anfangen. Sie begann zu weinen. Sie sagte, dass es sie gestern wie ein Blitz getroffen hatte, als ihr klargeworden war, was sie getan hatte. Sie hatte Stefan wegen der Verhütung angelogen. Die Schwangerschaft war nicht einfach passiert, sie hatte monatelang nicht verhütet und sie war deshalb schwanger geworden.

Das andere schlimme Thema war, dass sie in den letzten Nächten manchmal ganz schreckliche Gewaltphantasien hatte, aber diesmal waren es Erwachsene, die anderen Gewalt antaten, es war kein wütendes Kind mehr. Diese Phantasien kamen auch in ihren Träumen vor. Als Sabine mir von ihren schlimmen Phantasien erzählte, weinte sie noch heftiger. Ich schlug Sabine vor, dass wir uns für ihre beiden Themen die ganze Stunde Zeit nehmen würden und keine Babystunde machten.

Sabine sagte, dass sie nicht nur Stefan angelogen hatte. Sie hatte alle angelogen. Sie hatte allen erzählt, dass die Schwangerschaft ungeplant war. Aber das stimmte nicht. Ich sagte, dass es gut wäre, dass sie diese große psychische Last, die sie nun monatelang alleine getragen hatte, endlich mit jemandem teilte. Sie hatte bisher mit niemandem darüber gesprochen. Ich regte an, dass wir uns einmal in Ruhe anschauten, welche Konsequenzen diese Lüge für sie und ihr Leben, für Stefan und für das Baby hatten und wie sie mit diesem Problem nun weiter umgehen könnte und wollte.

Wir betrachteten ihre Lebenssituation zu dem Zeitpunkt, als sie diese Entscheidung getroffen hatte: Sie waren als Paar noch nicht so lange zusammen gewesen und Stefan wollte erst in einigen Jahren ein weiteres Kind. Sie hatte eine schwierige Beziehung hinter sich und erst nach der Trennung hatte ihr damaliger Freund eben gesagt: „Hättest du es halt drauf ankommen lassen.“ Aber da war es schon zu spät. Diesen Fehler wollte sie nicht noch einmal machen.

Sie hatte Angst, dass sie in ein paar Jahren für eine Schwangerschaft zu alt sein könnte und dass ihr Kinderwunsch dann nicht mehr erfüllbar wäre. Sie hatte aber nicht den Mut, sich über all das mit Stefan auseinander zu setzen. Diese Entscheidung hatte sie damals alleine und mit allen Konsequenzen für ihr weiteres Leben als erwachsene Frau getroffen. Das entlastete sie.

Dann arbeiteten wir an ihren Schuldgefühlen. Die Schuldgefühle dem Baby gegenüber waren im Moment am wichtigsten. Konnte es sein, dass ihre Schuldgefühle es ihr schwergemacht hatten, ihm mit uneingeschränkter Liebe zu begegnen? Konnte es sein, dass sie ihm einen Teil der Schuld gegeben hatte? Könnten wir ihre Aggressionen ihm gegenüber auch so verstehen, dass seine Existenz sie ständig an ihre Lüge erinnert hatte und sie deswegen böse auf das Baby war? Es hatte ihre Lüge verkörpert. Das konnte für ihr Baby eine große Last gewesen sein. Es konnte sich nicht für seine eigene Zeugung entscheiden. Sie hatte die Entscheidung getroffen. Wenn sie zu ihrer Entscheidung stand, könnte sie beginnen, das Baby bedingungslos zu lieben. Wir verstanden nun noch besser, was es mit ihren Aggressionen dem Baby gegenüber auf sich hatte.

Wir arbeiteten weiterhin daran, wie sie mit ihren Schuldgefühlen ihrem sozialen Umfeld und Stefan gegenüber umgehen konnte. Es wurde schnell klar, dass Sabine in der Beziehung zu Stefan etwas ändern wollte. Sie hatte ein Bedürfnis nach Klarheit und Offenheit. Sie mochte das nicht mit sich alleine ausmachen, sie wollte ihm bald von ihrer Lüge erzählen. Es wäre schwer für sie gewesen, mit dem Baby alleine zu bleiben, falls Stefan sich dann von ihr trennen wollte, aber sie traute es sich zu. Sie fühlte sich stark genug für einen solchen Schritt.
Dann arbeiteten wir am zweiten Thema. Die aggressiven Phantasien hatten etwas mit Stefans jüngerem Sohn zu tun. Stefan hatte ihr erzählt, dass der Sohn einmal vor ein paar Jahren gesagt hatte, wenn er jemals noch einmal ein Kind mit einer anderen Frau bekommen würde, würde er erst das Kind und dann sich selbst umbringen. Ich sagte ihr, dass es vor diesem Hintergrund verständlich wäre, dass sie solch schrecklichen Phantasien hatte. Sie konnte die Entscheidung treffen, nur dann zu Stefan zu ziehen, wenn sie ganz sicher wäre, dass von niemandem für das Baby eine Gefahr ausgehen würde.

Therapie: Sabine erzählte, dass ihnen beiden die letzte Paarsitzung sehr geholfen hatte. Stefan fühlte sich sehr gestärkt und verhielt sich seinen Kindern gegenüber deutlich anders. Zum ersten Mal in ihrer gesamten Beziehung stand er zu ihr. Sie sagte, dass sie die aktuelle Lebenssituation nicht für den richtigen Zeitpunkt hielt, ihn über ihre Lüge zu informieren, aber sie suchte nach einem guten Zeitpunkt.

Babystunde: Sabine kam gut in die Gebärmutter hinein und hielt ihr Baby. Es ging ihnen beiden gut miteinander. Wenn leichte Anflüge von Aggression auftraten, erklärte sie ihm, was gerade passierte. Sie konnte dabei den emotionalen Kontakt zu ihm aufrechterhalten. Allerdings schweiften ihre Gedanken manchmal ab und sie dachte über die vielen Dinge nach, die sie noch erledigen musste. Sie konnte aber auch all die positiven Veränderungen in ihrem Leben als inneres Bild betrachten und sich darüber freuen. Einmal trat die Phantasie auf, dass der jüngere Sohn von Stefan dem Baby etwas antun wollte. Sie nahm es fester in den Arm und beschützte es. Der Sohn ging dann wieder weg. Ich fragte Sabine, ob sie mit ihm nicht ein bisschen spielen könnte. Es wäre für sie beide so vieles so schwer in den letzten Monaten. Vielleicht wäre es gut, wenn sie auch etwas Fröhliches und Leichtes miteinander erleben könnten. Sabine gelang es, mit ihm zu spielen. Sie genoß das Spielen und die Nähe.

35. Schwangerschaftswoche (zwei Sitzungen)
Therapie: Sabine kam ziemlich aufgebracht in die Praxis und erzählte, dass es seit dem Wochenende mit Stefan wieder ganz schwierig wäre. Er hatte sie zu ihrem Stillvorbereitungskurs gebracht und

wollte sie wieder abholen. Sie kam eine Viertelstunde zu spät und er war darüber wütend. Sie hatte ihm vorgeworfen, dass er ständig selber zu spät käme, da bräuchte sie ja kein schlechtes Gewissen zu haben.
Das war der Anfang eines heftigen Streits, der dann immer weiter eskalierte. Seither war Funkstille. Wir arbeiteten an dem Unterschied zwischen konstruktiver und destruktiver Auseinandersetzung. Sabine mochte sich auf keinen Fall mehr unterwerfen, wußte aber oft nicht, was sie stattdessen tun könnte. Ihr wurde nun klar, dass sie das Bild hatte, dass ihre Rachegedanken und ihr daraus resultierendes Verhalten hilfreich für sie beide wären. Sie verstand aber nun, dass sie Stefan damit keine Grenze setzte, sondern ihn stattdessen oft tief verletzte und ihn ihrerseits abwertete. Damit zerstörte sie aber das Vertrauen zwischen sich und Stefan.

Babystunde: Sabine bekam sofort Kontakt zum Baby, sagte aber, dass sie ihm emotional nicht nahe kommen könnte. Sie war noch so aufgewühlt und so weit weg. Ich bat sie, mit sich selbst etwas Geduld zu haben und auf seine Signale zu achten und herauszufinden, was es sich wünschte. Es mochte mehr Nähe. Nach einigen Minuten gelang es Sabine, es emotional an sich heranzulassen. Dann sagte sie: *„Jetzt ist es schon fast zu nahe. Das Gesicht des Babys ist ganz nah an meinem."* Ich sagte ihr, dass sie die Nähe zu ihm regulieren könnte, indem sie ihm ihre Bedürfnisse mitteilte und sich in einem Dialog mit ihm austauschte. Auf diese Weise gelang es ihr, längere Zeit mit ihm in Kontakt zu bleiben. Dann drängten sich wieder ihre Probleme mit Stefan in den Vordergrund.

Therapie: Wir arbeiteten weiter an Sabines Themen.

Babystunde: Sabine kam direkt in die Gebärmutter hinein und sah ihr Baby so, wie sie es sich direkt nach der Geburt vorstellte: Es war mit Käseschmiere überzogen. Es war zappelig und unruhig. Ich sagte zu Sabine, dass sie an das Baby weitergeben sollte, dass sie noch viel Zeit haben würden, sich mit der Geburt und mit der Zeit danach zu beschäftigen und dass sie ihm ganz genau erklären würde, was passieren wird und was es machen könne und sollte. Es beruhigte sich aber nicht. Es warf den Kopf hin und her, *„fast aggressiv."* Ich sagte Sabine, sie sollte es fragen, ob es vor der Geburt Angst hätte. Nein, das war es nicht, aber es fühlte sich nicht wohl. Es beruhigte sich nicht.
Im Gegenteil, es wurde immer unruhiger und begann zu schreien. Ich sagte, sie sollte ihm folgendes sagen: „Ich verstehe, dass du brüllst. Du hast in der Schwangerschaft so viel aushalten müssen." Sabine begann heftig zu weinen. Sie sagte: *„Es tut mir so leid, dass du so viel aushalten musstest. Ich bin darüber so traurig. Ich schäme mich dafür und ich kann nicht garantieren, dass es nach der Geburt leichter wird."* Sie weinte sehr.
Ich sagte Sabine, sie möge ihm folgendes sagen: „Du bist nicht schuld, dass es für uns beide so schwer

ist." Sabine weinte weiter. Sie sagte: *„Da ist wieder diese Lüge."* Ich sagte ihr, sie sollte ihm folgendes sagen: „Du weißt, dass ich gelogen habe, als du entstanden bist. Aber was keine Lüge ist, ist meine ganze Liebe zu dir." Das Baby beruhigte sich nach und nach. Sabine sagte, dass es ihm nun besser ginge. Sie teilte ihm mit, dass es nun bald um die Vorbereitung der Geburt besser ginge.

37. Schwangerschaftswoche: Vier Sitzungen und Beginn der Geburtsvorbereitung nach einer zweiwöchigen Pause:
Therapie: Sabine ging es gut. Sie sah entspannt und ausgeglichen aus. Sie sagte, dass sie eine gute Zeit hatte. Allerdings berichtete sie auch von Problemen aus dieser Zeit, die sie aber gut bewältigt hatte. Sabine konnte sich inzwischen sowohl Stefan als auch ihren Eltern gegenüber gut abgrenzen und sie fand es ganz erstaunlich, wieviel sich in den letzten beiden Monaten, seit sie aus der psychosomatischen Klinik zurück war, schon geändert und weiterentwickelt hatte.

Babystunde Geburtsvorbereitung: Diesmal ging es um die emotionale Auseinandersetzung von Sabine und ihrem Baby mit der bevorstehenden Trennung durch die Geburt:
Schon ziemlich am Anfang des Textes begann Sabine heftig zu weinen. Sie sagte, dass sie sich so sehr gewünscht hätte, dass das Baby in eine andere Umgebung hineingekommen wäre. Sie empfand einen heftigen Schmerz und große Trauer. Sie hatte Angst, was nach der Geburt auf sie zukäme. Nach einer Weile beruhigte sie sich wieder und überließ sich ihren Gedanken.
Dann las ich den Text für das Baby vor. Sie sagte, dass auch das Baby recht heftig reagierte, auch körperlich. Dann hatte sie Bilder davon, wie es nach der Geburt an ihrer Brust lag, sich anschmiegte und sich wohl fühlte. Sie sagte: *„Vielleicht macht mich das Baby auch noch stärker."* Sie hatte das Bild, dass sie beide eine starke Einheit bildeten und dass sie sehr viel Kraft hatte und dass sie für all das, was kommen würde, stark genug wäre und es beschützen könnte. Sie fühlte sich gut und mit ihm sehr verbunden.

Therapie: Stefan hatte mit seinen Söhnen gesprochen, um Veränderungen im Zusammenleben mit Sabine auf den Weg zu bringen.

Babystunde Geburtsvorbereitung: Diesmal ging es um die möglichen schwierigen Gefühle des Babys in Bezug auf die Geburt:
Sabine sagte nach dem Einleitungstext, dass sie nicht glauben würde, dass das Baby das so erleben würde: *„Wir haben schon so viel zusammen bewältigt."* Sie selber hatte auch keine heftigen Gefühle. Sie hatte das Baby nicht als Bild vor Augen, fühlte sich ihm aber sehr nah. Sie empfand für das Baby Liebe und Bewunderung.

Außerdem war sie manchmal ganz stolz auf ihren Sohn, weil er schon so viel bewältigt hatte. Ich sagte ihr, dass sie ihm das mitteilen könnte. Das tat sie. Sabine sagte, dass es ganz entspannt dalag und weiche Gesichtszüge hatte. Sie genoss den Kontakt sehr. Es bewegte sich. Es war eine friedliche Atmosphäre. Als sie sich von ihm verabschieden sollte, sagte sie: „*Eigentlich brauche ich mich ja gar nicht zu verabschieden, er ist ja immer da und ich bin es auch.*"

Therapie: Sabine sagte, dass es ihnen nach den Paarsitzungen immer gut gehen würde und sie sich ein ganzes Stück näherkämen. In den letzten Wochen waren viele positive Veränderungen auf den Weg gekommen.

Babystunde Geburtsvorbereitung: Diesmal ging es darum, dass Sabine sich an die ganze Schwangerschaft noch einmal erinnert:
Sabine kam gut in Kontakt zum Baby. Zunächst fiel es ihr schwer, an die frühe Zeit der Schwangerschaft zu denken, wo vieles so schwer war. Aber es kamen keine heftigen Gefühle mehr auf und es gelang ihr, dem Baby von all ihren Erinnerungen zu berichten. Dann sagte sie: „*Jetzt habe ich dem Baby alles erzählt.*"

Therapie: Sabine war mit Stefan bei seiner Schwester und ihrem Mann zum Essen. Dabei konnten Stefan und seine Schwester einen tiefen und Jahrzehnte alten Konflikt klären. Stefan war ganz begeistert, wie sehr sich Sabine dabei für ihn eingesetzt hatte. Er hatte gesagt, dass er so etwas noch nie erlebt hatte, dass eine Frau sich so für ihn einsetzte und das ihm das sehr viel bedeutete.

Babystunde Geburtsvorbereitung: Diesmal ging es darum, dass das Baby sich an die ganze Schwangerschaft noch einmal erinnert:
Nachdem ich den Einleitungstext für das Baby gesprochen hatte, sagte Sabine: „*Ich bin plötzlich so müde. Ich könnte auf der Stelle einschlafen.*" Über das Baby sagte sie, dass es heute ganz wach wäre und aufmerksame Augen hätte. Es schien nicht müde zu sein, die Müdigkeit gehörte wohl eher zu ihr. Sie schweifte ständig mit ihren Gedanken ab und hatte große Mühe, sich auf das Baby zu konzentrieren. Sie machte sich Gedanken darüber, was das bedeuten könnte. Sie vermutete, dass sie Angst hatte, dass von ihm etwas Negatives in Bezug auf seine Schwangerschaft kommen könnte. Andererseits wunderte sie sich, dass es ganz zufrieden an ihrer Brust lag. Es kuschelte sich an. Sabine sagte: „*Vielleicht ist das Baby schon weiter als ich. Vielleicht konnte es sich schon abgrenzen und die Einflüsse abwehren.*"

38. Schwangerschaftswoche (zwei geplante Sitzungen)
Therapie: Diese Stunde fand nach einem verlängerten Wochenende statt, an dem alle Kinder von Stefan für zwei Tage da waren. Sabine erzählte, dass einiges schön war, dass es aber auch große Probleme gab und sie sich am Abend zuvor deshalb mit Stefan heftig gestritten hatte. Sie wusste nicht, wie das nach der Geburt werden sollte, wenn sie mit Stefan zusammenziehen wollte. Sie war sehr verzweifelt. Wir arbeiteten nur an den Problemen und machten keine Babystunde.

Zwei Tage später: Anruf von Sabine morgens auf dem AB: Sabine sprach mir aufs Band, dass sie nachts einen Blasensprung hatte und nun in der Klinik war und hoffte, dass die Geburt bald losginge. Sie meldete sich dann nicht mehr. Einen Tag später telefonierte ich mit Stefan und er sagte mir, dass Sabine inzwischen das Baby geboren hatte und dass die Geburt gut geklappt hatte, auch wenn es zwischendurch Probleme gab. Ihr und dem Baby ging es gut. Es war sehr ruhig und friedlich.

Fünf Tage später: Sabine freute sich über meinen Anruf und erzählte mir ihren Geburtsverlauf. Nach dem Blasensprung, den sie mitten in der Nacht hatte, war sie alleine in die Klinik gefahren, da sie Stefan nicht erreichen konnte. In der Klinik wurde ihr gesagt, dass nach 24 Stunden das Baby geholt würde, wenn es bis dahin nicht von alleine kommen würde. Sie fühlte sich deshalb ziemlich unter Druck, konnte aber trotzdem noch einige Stunden schlafen.
Die Wehen kamen nicht und morgens hatte sie dann ein wehenverstärkendes Mittel bekommen. Dann kam Stefan und sie gingen zusammen spazieren. Als er sich einmal kurz entfernt hatte, setzten die Wehen ziemlich heftig ein und als er zurückkam, waren sie schon sehr stark. Sie hatte zunehmend Probleme, die Schmerzen zu ertragen und fing an zu schreien und zu hyperventilieren. Die Hebamme hatte ihr gesagt, dass sie damit aufhören sollte und sie hatte ihr klare Anweisungen gegeben, was sie tun sollte. Das empfand sie als sehr entlastend.
Sabine kam aber weiterhin nicht gut mit den Wehen zurecht. Die Hebamme hatte daraufhin den Vorschlag gemacht, ihr eine Peridurale zu legen. Sie war erleichtert und hatte zugestimmt. Ein weiteres Problem war, dass das Baby, obwohl es die ganzen letzten Wochen über mit dem Kopf nach unten gelegen hatte, sich plötzlich gedreht hatte und ihr gesagt wurde, wenn es sich nicht nach unten drehen würde, gäbe es einen Kaiserschnitt. Sie wollte das auf keinen Fall. Sie fühlte sich aber gar nicht so beunruhigt und als das Baby angefangen hatte, sich nach und nach wieder in die richtige Position zu drehen, dachte sie, dass sie es gemeinsam schaffen könnten.
Die Wirkung der Peridurale ließ irgendwann nach und sie durfte anfangen zu pressen. Sie hatte damit aber Probleme, weil sie kein Gefühl in den Beinen hatte. Aber trotzdem ging es einigermaßen. Ein Arzt hatte ihr auf den Bauch gedrückt, damit das Baby leichter herauskam. Das fand sie zwar unangenehm, aber nicht so schlimm. Dann war das Baby da. Sie sagte: *„Von einer Minute auf die*

andere war alles, was vorher schwierig gewesen war, wie weggeblasen."
Das Baby hatte sofort an ihrer Brust getrunken und sie war überglücklich und stolz. Nun war Sabine seit einem Tag aus der Klinik. Ihre Mutter war da, war aber nun wieder gefahren und sie war mit dem Baby alleine in ihrer Wohnung. Sie fühlte sich gut damit und sie hatte auch keine Angst davor, nachts mit ihm alleine zu sein. Sie fühlte sich allem gewachsen und sie fühlte sich in ihrer Mutterrolle sehr sicher.
Zwischen ihr und dem Baby gab es kaum Kommunikationsprobleme. Manchmal wusste sie nicht ganz genau, was es jetzt wollte. Aber sie wusste, dass sie sich schon irgendwie verständigen würden. Sie wurde überhaupt nicht unruhig oder nervös. In der Klinik hatte sie zwischen sich und anderen Müttern einen großen Unterschied gesehen. Sie fühlte sich dem Baby so nah und so vertraut und anderen Müttern waren ihre neugeborenen Kinder so fremd. Sie hatte sogar schon einige Stunden ganz alleine für sich Zeit gehabt und fühlte sich ausgeglichen, fröhlich und unbeschwert.
Das Baby war überhaupt nicht anstrengend. Es war ganz ruhig und zufrieden. Da hatte sie gemerkt, wie intensiv sie sich in der Zeit der Bindungsanalyse kennen gelernt hatten und was sie gemeinsam schon bewältigt hatten. Sie hatten schon in der ganzen Zeit der Schwangerschaft so viele Probleme miteinander bewältigt. Ihr wurde bewusst, wie nah sie sich dabei gekommen waren und wie viel Vertrauen sie zueinander entwickelt hatten. Sie war sehr glücklich und dankbar.

Kapitel 11

Epigenetik

Was bedeutet die Epigenetik für das ungeborene Leben?

von ***Christa Balkenhol***

Die Frage, ob wir durch unsere Umwelt oder von den ererbten Genen zu dem gemacht werden, was wir sind, hat Wissenschaftler schon lange beschäftigt. Die Antwort darauf liefert heute die Epigenetik. Die Vorsilbe epi- stammt aus dem Griechischen und bedeutet „über etwas hinaus", also über die eigentliche Genetik hinausgehend.
Das menschliche Genom ist inzwischen vollständig entschlüsselt. Aber es gibt noch eine zweite Ebene neben den Genen, die Informationen enthalten und weitertragen. Neben der DNA-Sequenz gibt es die sogenannten epigenetischen Programmierungen, die ein Verbindungsglied zwischen Umwelt und Genom bilden. Wie hoch der jeweilige Anteil des Einflusses von Umwelt und Genen ist, hängt natürlich von vielen Faktoren ab. Wichtig ist aber festzustellen, dass Gene durch die Umwelt beeinflussbar sind, ja sie steuert in der Tat die Gene, indem sie sie an- und ausschalten kann. Die neu entstehenden Schaltmuster vererben wir sogar an unsere nachfolgenden Generationen weiter.

Beispiel:
Es ist nicht mehr strittig, dass Rauchen während der Schwangerschaft nicht nur für die Mutter schädlich ist, sondern in hohem Maße auch für das ungeborene Baby. Wissenschaftler der University von Los Angeles haben festgestellt, dass sich dieser Schaden auch längerfristig auswirkt. Im Blut von Kindern rauchender Mütter wurde festgestellt, dass noch viele Jahre nach der Geburt bestimmte epigenetische Schalter umgestellt waren. Was bedeutet das?
Diese Kinder tragen ein erhöhtes Risiko, im späteren Leben an Asthma zu erkranken. Hinzu kommt auch noch die neue Erkenntnis, dass bei den Kindern, deren Väter vor der Zeugung lange geraucht haben, ebenfalls das Risiko steigt, an Asthma zu erkranken. Forscher der Epigenetik gehen davon aus, dass dieser epigenetische Einfluss über die Spermien an die Kinder und vermutlich ebenfalls an die Kindeskinder weitergegeben wird.

Ein anderes Beispiel:
Leidet eine Schwangere an Unterernährung, ist die Folge eine dauerhafte epigenetische Veränderung in den Keimzellen des Fötus. Ein sehr bekanntes Beispiel hierfür liefert der niederländische Hungerwinter 1944/45. In den Niederlanden war kaum noch Essen vorhanden, weil die Nationalsozialisten alle Nahrungsmitteltransporte dorthin gestoppt hatten. Auch heute noch sind die Folgen der damals

entstandenen Hungersnot zu spüren. Frauen, die während dieses Hungerwinter schwanger waren, bekamen kleinere Babys.

Die Babys bekamen natürlich mit, dass Nahrungsmangel herrschte, da sie von der Mutter Informationen über die Umwelt erhielten. Sie investierten dann nicht so viel in energiefordernde Gewebe wie Muskeln, sondern sie bauten so viel Fett wie möglich auf, um über schlechte Zeiten hinwegzukommen. Das war der Grund, warum diese Kinder später übergewichtig wurden, häufiger Diabetes und Herz-Kreislaufprobleme bekamen. Noch auffälliger ist allerdings, dass die Kinder dieser Kinder auch heute noch ein niedrigeres Geburtsgewicht aufweisen und ebenfalls zu Diabetes und Übergewicht neigen.

Spürt der Fötus im Mutterleib beispielsweise, dass das Leben draußen wahrscheinlich hart sein wird, wird er sein Wachstum verlangsamen. Er bildet weniger Nierenkörperchen, wodurch sein Blutdruck steigt. Er produziert auch mehr insulinbildende Zellen in der Bauchspeicheldrüse. Die markantesten Auswirkungen finden jedoch im Hirn statt. Nervenknoten verändern sich dauerhaft und da ihre Funktion darin besteht, die Energiereserven im Körper zu überwachen und Hungergefühle auszulösen, verspürt das Baby mehr Appetit. Und schon ist der Grundstein für Übergewicht und Zuckerkrankheit gelegt. Was folgt, ist ein generationsübergreifender Teufelskreis. Diabetes erzeugt Fettleibigkeit in den Nachkommen und Fettleibigkeit führt zu Diabetes in der nächsten Generation.

In einer Sendung des Deutschlandfunks, die unter dem Titel lief „Weichenstellung im Mutterleib", wurde sehr anschaulich folgendes Experiment beschrieben: „An der McGill Universität im kanadischen Montreal züchteten Forscher Ratten, die ihren Nachwuchs entweder besonders intensiv oder aber kaum leckten. Rattenmütter kümmern sich um ihren Nachwuchs unter anderem so, dass sie ihn häufig ablecken. Dieses Lecken hat nicht nur hygienische Gründe, sondern es ist eine Form der Zuwendung, die die Jungen widerstandsfähiger gegen spätere Belastungen macht. Häufig geleckte Ratten sind mutiger und gesünder, das hat man festgestellt. Dieses spezielle Verhalten der Ratten wird an die Nachkommen weitergegeben."

Die Forscher wollten klären, auf welchem Weg dies geschieht. Dazu tauschten sie die Würfe von guten und schlechten Rattenmüttern aus und fanden heraus, dass nicht die biologische Mutter, sondern in diesem Fall die Adoptivmutter entscheidend war. Der Pflegetrieb wird also nicht über die Gene vererbt, sondern über das tatsächliche Verhalten der Mütter weitergegeben. Nicht nur der Stoffwechsel, auch das Gehirn reagiert auf epigenetische Prägungen. Bei den Rattenjungen beeinflusst das Lecken der Mütter kurz nach der Geburt vor allem die Stressreaktion. Das Forscherteam untersuchte das Gen eines Stresshormonrezeptors und fand Unterschiede in der epigenetischen Programmierung.

Das bedeutet also, dass die Epigenetik den Schwellenwert für eine Stressreaktion festlegt und beispielsweise dafür sorgt, dass ein nur wenig umsorgtes Rattenjunges sein ganzes Leben lang über ängstlich bleibt und schnell überfordert ist. Die Forscher haben das gesamte Genom untersucht und dabei festgestellt, dass nicht nur ein Gen verändert wurde, sondern ganze Regionen auf den Chromosomen reagieren. Die Pflege durch die Mutter hat nicht nur einen Einfluss auf den Stresshormonrezeptor, sondern bei mangelnder Pflege wird ein Signal an das vollständige Genom gesendet mit der Folge, dass es auf eine Weise umprogrammiert wird, die es dem Nachwuchs ermöglicht, mit dieser Situation fertig zu werden. Das ist auch der Grund für die Veränderungen auf allen Chromosomen, denn das einzelne Genom wird als Netzwerk neu organisiert.

Wir wissen natürlich inzwischen, dass und wie sich mütterlicher Stress während der Schwangerschaft auf das ungeborene Baby auswirkt. Wissenschaftler von der Universität Edinburgh haben die Kinder von Schwangeren untersucht, die sich am 11. September 2001 in der Nähe des World Trade Center in New York aufhielten. Sie haben folgendes ermittelt: Am ersten Geburtstag dieser Kinder fanden die Wissenschaftler veränderte Stresshormonwerte. Die Babys waren reservierter, spielten weniger mit ihren Altersgenossen und mieden Gesellschaft. Die erhöhten Stresshormonwerte wiesen aber nur die Babys auf, deren Mütter a) unter einer lang anhaltenden posttraumatischen Belastungsstörung gelitten hatten und b) wenn diese in das letzte Drittel der Schwangerschaft fiel. Denn zu diesem Zeitpunkt entwickeln sich die wichtigen Hirnregionen, wie der Hippocampus, in dem neue Gedächtnisinhalte verarbeitet werden, sowie die Amygdala, die für das Gefühl von Furcht zuständig ist.

In Langzeitstudien wird wahrscheinlich nachgewiesen werden können, dass auch die Nachkommen dieser Kinder eine epigenetische Umprogrammierung erfahren werden. Denn nach den neuesten Erkenntnissen der modernen Biologie ist ein generationsübergreifendes Zellgedächtnis denkbar. Erwartet die Frau ein Mädchen, entwickeln sich im Körper dieses ungeborenen Mädchens bereits in der achten Schwangerschaftswoche die Eizellen, diese Eizellen befanden sich viele Jahre im Körper der eigenen Mutter. Und davor, während die eigene Mutter noch ein ungeborenes Kind ist, viele Monate lang zusätzlich auch noch im Körper der eigenen Großmutter. So kann also das Habitat der schwangeren Großmutter ganz direkt Einfluss auf die Keimzellen haben, aus denen später einmal die Enkelkinder entstehen.

Auch menschliche Beziehungen haben nachdrücklichen Einfluss auf das Epigenom und somit auf die Gesundheit. Erhält ein Säugling zum Beispiel zu wenig Liebe, Geborgenheit und Fürsorge, entstehen nicht nur Bindungsprobleme, sondern auch biologisch nachweisbare Störungen im Stresshormonsystem. Der Depressionsforscher Florian Holsboer meint dazu: „Traumata sorgen nicht nur für Narben in der Seele, sondern auch für Narben im Erbgut. Und da diese Narben auch Bestandteil des Erbguts in den Keimzellen sind, ist die Wahrscheinlichkeit, dass sie vererbt werden, sehr hoch.“

„Der Mensch hat mehr als 200 Zelltypen und in fast jeder Zelle ist dieselbe DNA Sequenz, aber nicht in jeder Zelle sind alle Gene aktiv“, sagt Thomas Jenuwein vom Max-Planck-Institut für Immunbiologie und Epigenetik. Die primäre Information, die einen Menschen ausmacht, ist zwar die Gensequenz, sonst wären eineiige Zwillinge nicht genetisch identisch und sich äußerlich so ähnlich. Doch epigenetische Veränderungen sorgen dafür, dass nur ein Zwilling eventuell anfälliger für beispielsweise Diabetes wird. Die Frage also, warum ein Mensch Alzheimer bekommt und ein anderer nicht gut mit Stress umgehen kann, warum zwei Menschen das gleiche Krebs-Gen aufweisen, aber nur einer von ihnen auch wirklich an Krebs erkrankt, kann die Epigenetik beantworten.

Spanische Forscher haben genetisch identische Zwillingspaare im Alter zwischen drei und 74 Jahren untersucht. Die jüngsten Zwillinge unterschieden sich in ihrem epigenetischen Code kaum, die ältesten Zwillinge hingegen sehr stark. Im Laufe des Lebens machen Zwillinge andere Erfahrungen, entwickeln andere Gewohnheiten oder befinden sich in anderen Lebensumständen. Demzufolge entwickeln sich auch ihre epigenetischen Codes in verschiedene Richtungen.

Wie sieht ein epigenetischer Code aus? Durch den sogenannten Methylierungsprozess docken kleine Moleküle, sogenannte Methylgruppen, bestehend aus einem Kohlenstoffatom und drei Wasserstoffatomen, an den DNA-Strang an und verhindern so, dass die nachfolgende Gensequenz abgelesen und in ein Protein übersetzt werden kann. Auf diese Weise wird das Gen ausgeschaltet.

Die zweite Rolle bei der epigenetischen Markierung spielt die sogenannte Histon-Acetylierung. Damit der circa zwei Meter lange DNA Strang einer Zelle in den winzig kleinen Zellkern passt, muss er ganz dicht verpackt werden. Der Strang windet sich um bis zu 100.000 Perlen, die Histonekomplexe. Um die dort befindlichen Gene zu aktivieren, muss das Erbgut erst wieder entpackt werden. Dabei helfen kleine Moleküle, die Acetylcholingruppen, die den DNA-Strang lockern und die Gene an dieser Stelle lesbar machen. Auf der Karte des menschlichen Genoms kann man dann die Stellen mit den Sondermolekülen markieren und erhält auf diese Weise das Epigenom als zweiten Code.

Das Epigenom stellt also eine neue Informationsebene dar. Die Speicherung von Informationen im Epigenom erfolgt über den Mechanismus der DNA-Methylierung. Bei diesem Prozess werden kleine Moleküle an die DNA-Basen angehängt ohne die Abfolge der Basen zu ändern. Auf diese Weise werden Gene markiert und abgeschaltet. Chemisch gesehen ist diese Art der Markierung sehr stabil, sie kann aber auch durch Enzyme wieder entfernt werden. Das Epigenom an sich ist flexibel und kann jederzeit verändert werden.

Das Epigenom kann die Entstehung von Krankheiten steuern. Längst haben Medizin und Pharmakologie die enormen Auswirkungen erkannt, die die Epigenetik auf die Gesundheit des Menschen hat und wie diese durch epigenetische Prozesse beeinflusst werden kann. Sie profitieren bereits in hohem Maße von den Erkenntnissen der Epigenetik. Erste Medikamente, die das Epigenom der Krebszellen angreifen, werden seit einigen Jahren sogar schon bei manchen Blutkrebsarten eingesetzt.

Von ganz besonderer Bedeutung werden die Erkenntnisse der Epigenetik für neue Entwicklungsmöglichkeiten in der Früherkennung und Therapie weiterer Krebsarten, von

Depressionen oder anderer Krankheiten sein. Nachweislich spielen genetische Programmierfehler zum Beispiel bei der Entstehung von Krebs eine entscheidende Rolle. Epigenetische Diagnostik und Therapie haben bereits ihren festen Platz in der Biomedizin gefunden.
Bei vielen Formen krebsartiger Erkrankungen wurden DNA-Methylierungs- und Chromatin Veränderungen (durch Proteine funktionell verpackte DNA) festgestellt. Epigenetische Programmierungsfehler haben zur Entstehung immunbiologischer und neuronaler Erkrankungen, und komplexer Entwicklungsstörungen geführt. Epigenetische Programme steuern wichtige Phasen der Reproduktion und der frühen Embryogenese. Die Nutzung genetischer Informationen und ihrer komplizierten und komplexen Regulationswege werden für das Verständnis biologischer Prozesse in der Zukunft von großer Bedeutung sein.

Die Epigenetik wird bei der Embryogenese, vor allem auch im Rahmen der ART-Technologie, eine immer größer werdende Rolle spielen, weil bei den sogenannten „transgenerationalen epigenetischen Effekten" Umwelteinflüsse zu epigenetischen Veränderungen in der Keimbahn führen, die Auswirkungen auf die Gesundheit nachfolgender Generationen haben.

13. Fallgeschichte: Meine Schwangerschaftserfahrungen mit und ohne Bindungsanalyse

von ***Karina Bartolich***

Ich folge der Einladung, von meinen persönlichen Erfahrungen mit Schwangerschaft und Geburt ohne oder mit der Bindungsanalyse zu berichten. Ich selbst bin Bindungsanalytikerin und durfte noch die Ausbildung mit Jenö Raffai und Ludwig Janus genießen. Was mir die Bindungsanalyse persönlich an Erfahrungen geschenkt hat, möchte ich mit den LeserInnen in meinem Beitrag zu diesem Buch teilen. Ich werde schildern, wie ich die Schwangerschaften meiner drei Kinder mit und ohne Bindungsanalyse erlebt habe. Meine Erzählung beruht auf meinen persönlichen Empfindungen und stellt keine fachliche Abhandlung dar. Ich freue mich, Sie mitzunehmen auf eine kleine Reise in diese Zeit, die wohl die transformierendste im Leben einer Frau ist.

Wir erwarten unser erstes Baby

Unser erstes Kind zu empfangen, war wohl ein Entschluss, der wie bei so vielen jungen Paaren nach einiger Zeit des Zusammenseins und dem Wunsch nach einem Baby entflammte. Ich hatte die Antibaby-Pille abgesetzt, wir standen kurz vor unserer Hochzeit und genau in dieser Zeit fand unser erstes Baby zu uns. Das war damals eine große Überraschung. Hatte ich mir doch noch einige Zeit ausgerechnet, bis es soweit sein würde und wollte erst einmal wieder mich und meinen Körper ohne

Fremdhormone wahrnehmen und kennenlernen. Aber ich wurde gleich nach Absetzen der Pille schwanger.

Es dauerte eine kleine Weile, bis ich die Schwangerschaft und das in mir wachsende Baby freien Herzens annehmen konnte. Zu stark war zu Beginn das Bild der „geplanten Schwangerschaft“ und der „perfekten Hochzeit“, die wir eigentlich noch ohne Baby erleben wollten. Mein zukünftiger Mann sah das wesentlich gelassener und freute sich sehr darauf, Vater zu werden. Und so kam es, das unser Baby dann schon 13 Wochen in meinem Bauch war, als wir uns das Ja-Wort gaben.

Unser Weg als werdende Eltern

Meine Freude, bald Mutter zu werden, wuchs und ich denke, wir gingen einen Weg in dieser Schwangerschaft, den viele werdende Eltern gehen. Ich war eine Schwangere, die das Beste für ihr Kind wollte und versuchte, alles richtig zu machen. Wir machten alle möglichen Vorsorgeuntersuchungen, meldeten uns in einem der gängigen Spitäler an, besuchten einen Geburtsvorbereitungskurs und holten uns Informationen aus Büchern über Schwangerschaft und Babyzeit.

Ich vertraute den Meinungen der Fachkräfte und dachte, alles zu machen, was unserem Baby gut tut. Nur peripher streifte ich einige Alternativbücher über Schwangerschaft und Geburt, die ich im Hinterkopf behielt, die mich jedoch noch nicht wirklich erreichten. Die Geburtsgeschichten meines Umfeldes waren Horrorszenarien und so wünschte ich nur eines, einem Kaiserschnitt zu entgehen und das Baby auf natürlichem Weg zur Welt bringen. Dass eine „natürliche Geburt“ nicht nur bedeutet, das Baby vaginal zu entbinden, sondern eine komplett interventionsfreie Geburt sein soll, während der sich die Kräfte der Frau mit denen des Babys verbinden, war mir damals noch nicht klar. Die Fachkräfte, die ich kennenlernte, vermittelten das Gegenteil. Auch meine Frauenärztin verstärkte das Bild, das Geburt etwas ist, was eine Frau nicht alleine schaffen kann, sie braucht dazu mindestens die Hilfe einer Hebamme.

Auf der Suche nach dem „MEHR“

Wenn ich heute zurückdenke, weiß ich, ich war eine Suchende. Eine Suchende nach dem „MEHR.“ Ich spürte, dass es in Bezug auf Schwangerschaft und Geburt viel mehr geben musste. Vor allem aber etwas, dass mich mit diesem tollen Wesen in mir noch tiefer in Verbindung bringen und mich unsere Beziehung noch tiefer erfahren lassen würde. Doch irgendwie waren um mich alle Türen zu diesem „MEHR“ noch verschlossen.

Mit meinem Baby spürte ich eine tiefe Verbundenheit. Wir waren schon früh miteinander vertraut. Doch spürte ich auch beunruhigende Themen in mir hochkommen, die kein Ventil fanden. Es waren Kränkungen und Verletzungen aus meiner Kindheit, die sich wieder ihren Weg in mein Leben bahnten und nur darauf warteten, betrachtet zu werden.

Schon damals erreichte mich irgendwie das Buch von Jenö Raffai „Nabelschnur der Seele“ und so bekam mein Gefühl von „MEHR“ eine Bestätigung, wenn sie auch noch nicht erfahrbar war. Die Psychotherapeutin, die mich zu diesem Zeitpunkt in meiner Ausbildung begleitete, konnte sich dieses „MEHR“ zwar vorstellen, war aber dennoch bemüht, mein Baby vor meinem „MEHR“ zu schützen. Keine unnötigen Traumata sollten in der Zeit der Schwangerschaft getriggert werden. Also blieb ich weiterhin mit mir und meinen „großen“ Themen alleine, denen auch mein Baby ungefiltert ausgeliefert war.
Ein großes Thema, das ich damals mit mir herumtrug, war das Gefühl, weder mich noch mein Baby ausreichend vor der Außenwelt schützen zu können. Das ist nicht verwunderlich, denn ich selbst war als Frühchen mit einem Geburtsgewicht von nur 1.250 Gramm auf die Welt gekommen. Ich fühlte mich sehr dünnhäutig und mit meinen Bedürfnissen und Grenzen von meinem Umfeld weder ernst noch wahrgenommen und nicht fähig, das, was ich brauchte, einzufordern. Vor allem von den Frauen in unseren Familien fühlte ich mich mit unreflektierten Meinungen, Projektionen und unverarbeiteten Themen der Generationen überschwemmt. Aus diesem Grund zog ich mich sehr in unsere Paarbeziehung zurück. Mein Körper stellte mir durch massive Migräneattacken diesen nötigen Schutzraum unterstützend zur Verfügung.
Außerdem hatte ich anfangs noch mit starker Übelkeit, Schwindelanfällen und später mit ständiger Atemnot und Ischiasschmerzen zu kämpfen. Ich befand mich in einer sehr ambivalenten Situation. Einerseits spürte ich eine große Verbundenheit und Vorfreude auf unser Baby und andererseits fühlte ich eine große Last, die ich nicht in Worte fassen konnte, die sich aber innerlich massiv ausbreitete.

Die Geburt unseres ersten Babys

All dies nahm ich mit in die Geburt, die mit einem vorzeitigen Blasensprung begann. Die Wehen setzen nach circa zwölf Stunden ein, nachdem ich meinem Baby gut zugeredet hatte und ihm versicherte, es müsse sich jetzt auf dem Weg machen, wenn wir Schlimmeres vermeiden wollten. Nachdem mir der Pool aufgrund des vorzeitigen Blasensprungs verwehrt wurde, fühlte ich mich meinem Körper total ausgeliefert, konnte nur liegen und die Wehen veratmen.
Ich konzentrierte mich auf meine Öffnung und das Baby und die Liebe zu ihm. Viele Stunden hielt ich durch, verweigerte alle Medikamente, bekam zum Schluss jedoch zuerst wehenhemmende und anschließend wehenfördernde Medikamente verabreicht. Nach dieser unnatürlichen Pause und der Benommenheit durch die Medikamente war es für mich sehr schwer, wieder in die Kraft zu kommen. Mein System reagierte damit, dass ich mich zurückzog, das Baby nicht loslassen wollte trotz des Bewusstseins, dass ich genau das tun musste.
Ich hatte während dieser Zeit der Geburt so sehr den Wunsch, dass es doch jemanden gegeben würde, der meine Gefühle formulieren könnte, dass sie, wenn ausgesprochen, ihre Macht über uns

verlieren würden. Doch das geschah nicht und so fühlte ich mich auch in dieser Hinsicht unfähig, etwas aktiv dafür tun zu können. Es wurde eine lange Geburt, bei der ich weder tönen, sprechen noch schreien konnte. Schließlich ließ gegen Ende die Wehentätigkeit nach und es wurde entschieden, das Baby mit Saugglocke zu holen. Die Geburt endet demzufolge mit einem großen Dammschnitt. Dennoch war ich überglücklich, unseren Sohn im Arm zu halten und weiß, dass es bis heute nichts Schöneres gibt, als das erste Mal Mama zu werden.

Für mich war das so ein beglückendes Gefühl, dass ich zum damaligen Zeitpunkt alles andere ausblendete. Mein Dammschnitt war extrem schmerzhaft, ich brauchte eine Infusion zum aufpäppeln, da ich fast ohnmächtig wurde. Und danach war ich froh, dass mein Mann an meiner Seite war. Ich konnte mich jetzt in die Reihe der Frauen einordnen, die über ihre „Horror-Geburt" berichteten. Mein Dammschnitt schmerzte ein Jahr lang, ich litt unter Anpassungsstörungen und Schlafschwierigkeiten und war furchtbar erschöpft. Unser Baby war ebenfalls mitgenommen, schrie viel, war hochsensibel und sehr schnell überreizt.

Hilfe für uns

Nach einiger Zeit konnte ich mir alternativ-medizinische Hilfe holen. Die Homöopathie half mir dabei, mich selber wieder besser zu spüren und mein Baby emotional sicherer zu halten. Dennoch dauerte es noch Jahre, bis wir uns von diesen geburtstraumatischen Erfahrungen erholen und gemeinsam gute Hilfe finden konnten, dieses Erlebnis aufzuarbeiten.

Dieses Mal bitte mit Bindungsanalyse!

Mit vielen Erfahrungen im Rucksack und Dingen, die ich dieses Mal vermeiden wollte, startete ich in die dritte Schwangerschaft mit bindungsanalytischer Begleitung durch Jenö Raffai. Es war mir eine große Herzensfreude, von Jenö persönlich begleitet zu werden und ich habe mich in seiner Obhut sehr wohl gefühlt. Wir arbeiteten aufgrund unserer Entfernung über Skype, was mir mit meinem extrem Nähe-bedürftigen Kleinkind sehr entgegen kam.

Einige Monate davor und während meiner bindungsanalytischen Ausbildung hatten wir unser zweites Baby in der neunten Schwangerschaftswoche verloren. Das war eine Erfahrung, die sehr schmerzte, mich jedoch auch viel lehrte. Durch diesen Verlust begann ich bei einer Körpertherapeutin, die mit prä- und perinataler Arbeit vertraut war, an meinen Themen zu arbeiten.

Rückblickend weiß ich, dass es die Kombination von Bindungsanalyse und prä- und perinataler Körperarbeit war, deren umfangreiche und ganzheitliche Begleitung mich mehr zu mir selbst und meinem Baby geführt hat. Dass es eine Vorbereitung auf die nächste Geburt war, war mir zum damaligen Zeitpunkt noch nicht bewusst, und vor allem noch weniger, dass die „kleine Geburt zu Hause" mir die Tür zur Hausgeburt öffnete.

Ein Baby will wieder zu uns

Schon die Ankunft dieses Babys war viel bewusster und klarer. Es war ein sehr intensiver Moment, als ich direkt nach unserer Vereinigung die Worte in mir klingen hörte „Mama, darf ich kommen?" Ich gab mein hundertprozentiges ‚JA' und mir liefen vor Glück und Liebe viele Tränen übers Gesicht und meinem Mann sagte ich, dass wir ein Baby bekommen werden. Ich spürte auch von Beginn an, dass sich mein Körper sofort veränderte.

Unsere Lebensumstände forderten uns jedoch sehr heraus und so wuchs dieses Baby in meinem Bauch mit ganz anderen Anforderungen heran. Nicht nur, dass wir ein Baby verloren hatten, wir hatten auch kaum Zeit für uns, da vor allem mein Mann intensiv an unserem gemeinsamen neuen Heim arbeitete. Ich war wieder berufstätig und mein erster Sohn nahm mich voll in Anspruch. Außerdem hatte mich die berufliche Situation sehr belastet und ich bemühte mich um eine Freistellung von der Arbeit. Jenö stärkte mich sehr in dieser Zeit und zeigte mir mit klaren und deutlichen Worten, dass es für das Baby sehr dringlich war, dieser Belastung nicht ausgesetzt zu werden, es nicht zu gefährden oder sogar einen erneuten frühen Verlust zu riskieren.

Der Amtsarzt verweigerte mir die Freistellung. Jetzt half mir mein Körper. Ich bekam in der Mitte der Schwangerschaft einen massiven Magen-Darm-Infekt, wodurch sich der Gebärmutterhals zu verkürzen begann, so dass mich mein Arzt einige Tage zur Bettruhe ins Krankenhaus schickte. Natürlich machte ich mir große Sorgen, arbeitete aber fleißig mit dem bindungsanalytischen Werkzeug der „inneren Hand", sprach viel mit meinem Baby, sodass sich mein Zustand nach einigen Tagen wieder stabilisierte.

Nach dem Krankenhausaufenthalt konnte ich freigestellt werden und danach eine entspannte Schwangerschaft ohne Komplikationen genießen. Prinzipiell ging es mir körperlich sehr gut in dieser Schwangerschaft. Ich hatte kaum Kopfschmerzen, mir war nicht mehr so übel und die Atemnot blieb größtenteils auch aus.

Jenö bestärkte mich darin, klare Grenzen gegenüber Menschen zu setzen, von denen ich mich schwer abgrenzen konnte und deren Kontakt mich belastete.

Unsere Babystunden

In all dieser Zeit war ich so dankbar für die wöchentlichen Sitzungen mit Jenö, die mir immer wieder eine Auszeit verschafften, mich fokussieren und zentrieren ließen und mir vor allem auch Zeit mit meinem Baby schenkten.

Nun durfte ich endlich das erleben, was ich mir in der ersten Schwangerschaft so sehnsüchtig gewünscht hatte: Botschaften und Bilder vom Baby deutlich zu empfangen. Das waren intensive und innige Begegnungen. Unser Kontakt war klar und unsere Verbindung stabil. Anders als bei meinem ersten Baby war deutlich die eigenständige Persönlichkeit dieses neuen Kindes zu spüren, wie auch die Tatsache, dass es seine ganz eigenen Gefühle hatte. Das Baby hatte große Freude, wenn wir einander begegneten. Es zeigte mir, dass ihm die Verbindung zum Vater und zu seinem Bruder wichtig war und schickte mir Bilder von Momenten, in denen sie gemeinsam Ball spielten oder wir einfach nur die Verbindung zu einander spürten.

Es zeigte mir auch seine Angst um seinen Platz in der Familie und fragte immer nach, ob es diesen auch wirklich habe. Es machte mich immer wieder darauf aufmerksam, dass das Band zwischen mir und meinem Mann sehr wichtig ist. Es zeigte mir seine große Liebe, indem es mit mir nahe an meinem Herzen kuschelte.

Dieses weise kleine Wesen hat mich tief an mich und meine Themen geführt. Viele Körpererinnerungen durften in den Sitzungen hochkommen, die oft sehr unangenehm waren. Dennoch halfen sie mir, dass sich mein Körper von diesen Erinnerungen verabschieden konnte. Die meisten Erinnerungen begleiteten mich noch einige Tage, dann verschwanden sie und vieles wurde leichter; zum Beispiel die Atemnot, die ich nur in den Sitzungen ganz intensiv wahrgenommen hatte und die sich dann verabschiedete.

Das ganz genau zu differenzieren und vom Baby zu trennen, war für mich eine große Wohltat und für das Baby sicherlich eine große Erleichterung. Meine Themen nicht einfach umgestülpt zu bekommen, sondern wirklich differenziert zu wissen, war sicherlich ein Gewinn fürs Leben. Genau das, was ich in meiner ersten Schwangerschaft schon gespürt hatte, aber einfach keinen Ausdruck dafür fand, konnte jetzt heilen. Wie froh war ich, in der Bindungsanalyse den Raum dafür gefunden zu haben.

Geburtsentscheidungen

Leider lag der Stress des Hausbaus ganz über dieser Schwangerschaft. Mein Mann und ich fanden kaum Zeit, uns gemeinsam auf dieses Baby einzustimmen und uns auf die bevorstehende Geburt vorzubereiten.

Ich machte mich jetzt auf die Suche nach einer Umgebung, die zu mir und meinen Bedürfnissen passte. Ich beschäftigte mich intensiv mit alternativen Geburtsberichten und den Zusammenhängen der natürlichen Geburt. So wuchs der Wunsch nach einer Hausgeburt. Ich spürte auch, dass sich mein Körper verschloss, wenn er „Spital" roch. Außerdem rechnete ich mit einer erneuten Übertragung und wollte auf keinen Fall auf den Einsatz der Wehen warten oder nicht ins Wasser dürfen, wie bei der ersten Geburt.

Mein Mann konnte dieser Entscheidung leider nicht viel abgewinnen, zu tief saßen in ihm das Trauma der ersten Geburt und die warnenden Worte der Ärztin, dass ich kein zu großes Kind durch mein Becken bekommen würde. Mit den Worten „er könnte es wahrscheinlich nicht verhindern", akzeptierte mein Mann die Hausgeburt, immer mit dem Gedanken im Hinterkopf, wir wären in

einem Spital besser aufgehoben.
Trotz dieser Meinungsverschiedenheit wusste ich, ich musste dieses Mal eine Entscheidung für mich und mein Baby allein treffen. Jenö, der die Hausgeburt sehr befürwortete, ermutigte mich sogar darin, die Geburt mit der Hebamme alleine zu machen und das Angstthema meines Mannes draußen zu lassen. Ich spielte zwar mit dem Gedanken, konnte es aber nicht durchsetzen, weil mir einfach noch immer die nötige Kraft und Worte fehlten, um mich ganz für mich einzusetzen.
Ich suchte recht spät eine Hebamme, die uns begleiten wollte. Ich fand eine, mit der es auf Anhieb passte und die sich bereit erklärte, mich zu begleiten und die Geburt mit uns zu Hause zu machen. Wir hatten von Beginn an eine gute Basis. Wir bereiteten alles gemeinsam vor und auch der Geburtspool stand bereit. Das war für mich sehr wichtig, zumal ich spürte, dass ich unbedingt Wasser für die Geburt brauchte. Ich wollte mich nicht wieder wie ein „gestrandeter Wal" fühlen, der sich nicht bewegen konnte. Ich spürte instinktiv, dass mir das Wasser die Möglichkeit geben würde, aktiv zu sein.
Jenö bereitete mit mir das Baby auf die Geburt vor und ich informierte es über seine Heldenreise in die Welt. Wir freuten uns alle schon sehr, obwohl wirklich spürbare Angst in unserer Familie lag. Es gab eigentlich sonst niemanden, der mich aus tiefsten Herzen und in vollem Vertrauen unterstützen konnte.

Die Geburtsreise

Die Geburt startete wie schon befürchtet mit einem Blasensprung und dieses Mal dauerte es 24 Stunden, bis die Wehen einsetzten. Anstelle der medizinischen Interventionen lernte ich nun die Interventionen der Hebammenkunst kennen, um den Start der Wehen zu begünstigen. Lange Spaziergänge, Eierspeise mit Rizinusöl, Einlauf und Bauchmassagen mit ätherischen Ölen brachten kurz vor der Entscheidung ins Spital zu wechseln den Startschuss für die Wehen.
Ich war glücklich, in den Pool zu dürfen. Es war ein wundervolles Gefühl, so tief verbunden mit dem Baby zusammen die Geburtsarbeit zu tun. Die Hebamme war mein Navigationsgerät, sie beschrieb die Übergänge, tönte und atmete mit mir, half mir in angenehme Geburtspositionen und gab mir ihr Vertrauen und ihre Sicherheit. Sie kontrollierte Herztöne und meine Öffnung und konnte uns somit immer gute Rückmeldung geben. Das war vor allem nach unserer ersten Erfahrung eine Wohltat.
Mich faszinierte, mit welcher Kraft das Baby mitarbeite und wie anders es war, diese aktive Kraft zu spüren. Die regelmäßig praktizierte Entspannungsübung während der Bindungsanalyse, die Verbindung zum Baby und das begleitete Tönen und Atmen lies mich in einen angenehmen Trancezustand fallen, der mich die Geburt durchaus auch lustvoll erleben lies. Die Öffnung passierte in einem angenehmen Tempo und ich hatte das Gefühl, das Baby mit meinem Atem gut begleiten zu können. Aus irgendeinem Grund forcierte die Hebamme dann jedoch das Ende und leitete zum

Pressen an, was mir wieder einen kleinen Riss bescherte.
Als ich mein Baby dann im Arm hielt, gab es einen kurzen ruhigen Moment, in dem sich unsere Augen begegneten, einen kurzen Moment der Erleichterung und des Glücks, der leider nur einige wenige Sekunden anhielt. Denn das Baby wurde in meine Armen plötzlich schlaff und lief blau an. Die Hebamme reagierte sehr schnell, nabelte es ab und begann das Baby mit Sauerstoff zu „bebeuteln", was schnell funktionierte. Er kam zu sich und atmete wieder.
Ich brauchte einen kurzen Moment, bis mir klar wurde, dass die Situation ernst war. Ich dachte nur „bitte nicht sterben". Ich nahm Verbindung zu ihm auf, wie in der Bindungsanalyse gelernt und spürte sogleich, dass er wieder in Ordnung war.
Mein Mann hatte währenddessen den Notarzt alarmiert und nur wenig später war ein ganzes Team von Ärzten und Sanitätern zur Stelle. Unser Sohn erholte sich rasch. Dennoch wurde die Entscheidung getroffen, dass wir mit dem Hubschrauber ins Krankenhaus gebracht werden sollten.
Mein Körper schaffte es tatsächlich, schnell die Plazenta zu gebären und dann wurde ich mit dem Baby im Arm und im Rollstuhl sitzend zum Hubschrauber gebracht. Während des Fluges zum Spital fühlte ich die ganze Zeit die Verbindung zu meinem Sohn und dass es ihm gut ging.

Unser Krankenhausaufenthalt

Im Krankenhaus angekommen, konnte ich nicht verhindern, dass mein Sohn und ich getrennt wurden. Er kam auf die Neonatologie und ich auf die gynäkologische Station. Bei den Untersuchungen wurden nur erhöhte Entzündungswerte gefunden, die mit Antibiotika behandelt wurden. Sein kleiner Körper zitterte vom Schock und er konnte nicht gleich an meiner Brust trinken. Ich hielt ihn, so oft ich konnte, verband deshalb gedanklich unsere beiden Herzen, wenn ich nicht bei ihm war. Nach zwei Tagen durften wir endlich nach Hause.

Zu Hause ist alles besser

Zu Hause konnte ich meinem kleinen Sohn nahe sein und mit ihm kuscheln. Die erste Trennung war für mich ein Schock gewesen und hatte das Einsetzen des intensiven Bondinggefühls verzögert. Die Hebamme ermutigte mich, mit ihm zusammen ein Heilbad zu nehmen und zu „rebonden". Das tat uns unglaublich gut. Im Gegensatz zu seinem Bruder schlief er von Beginn an nachts durch und lies mich so auch schneller erholen. Ich hatte dieses Mal mit keinen Anpassungs- oder Schlafproblemen zu kämpfen.
Die Bindungsanalyse und unsere vorgeburtliche Beziehung waren in diesem Fall ein großes Geschenk, denn sie ermöglichten es uns, gerade in den ersten schwierigen Tagen den Kontakt gut zu halten. Auch die Begleitung seines Weinens und dessen Zuordnung fiel mir viel leichter und ich konnte ihm guten emotionalen Halt geben.

Durch die weitere babytherapeutische Aufarbeitung konnten wir viele Situationen gut gemeinsam integrieren und loslassen. Generell fühlte ich mich trotz der anstrengenden Vorkommnisse gut bei mir und in meiner Kraft. Diese Geburt hatte trotz des aufregenden Ausgangs etwas in mir geheilt und mir war etwas zurückgegeben worden, das ich verloren hatte.
Dafür bin ich diesem kleinen Wesen dankbar, das sich so mutig dieser Aufgabe angenommen hat und mit mir diesen Weg gegangen ist. Aber auch meinen wundervollen Begleitern während der Schwangerschaft und unserer Hebamme, die mir einen neuen Zugang zu mir ermöglicht haben.

Kapitel 12

Schwangere mit frühen Erfahrungen sexueller Gewalt – Möglichkeiten der Bindungsanalyse

von ***Marion König***

In meinem Beitrag berichte ich von meinen gesammelten Erfahrungen mit verschiedenen Klientinnen und dem Thema frühe sexuelle Gewalt im Hintergrund. Um die Stimmung in den Babystunden so genau wie möglich wiederzugeben, verwende ich überwiegend wörtliche Zitate der schwangeren Mamas. Einige von ihnen waren Erstgebärende, für die meisten anderen war es die zweite, dritte oder sogar fünfte Geburt. In den Babystunden zeigten sich auffällig viele Gemeinsamkeiten. Natürlich schildere ich keinerlei drastische Details aus den frühen Gewalt-Erfahrungen meiner Klientinnen, bitte achten Sie beim Lesen dennoch gut auf sich. Falls Sie gerade schwanger sein sollten, lassen Sie Ihr Baby in einem inneren Zwiegespräch bitte wissen: „Ich lese hier Geschichten von anderen Mamas, die haben nichts mit Dir zu tun, lasse es Dir in der Zwischenzeit gut gehen in meinem Bauch."

Als Körpertherapeutin mit dem Schwerpunkt Prä-und Perinatale Psychologie, begleite ich Frauen in der Schwangerschaft mit der Bindungsanalyse und bereite sie Hypno-Birthing-basiert auf eine weitestgehend angstfreie, natürliche und selbstbestimmte Geburt vor.

Die Bindungsanalyse unterstützt die schwangere Frau, in eine immer inniger werdende Bindung zu ihrem Baby hinein zu wachsen. Diese intensive Bindung trägt beide durch die Geburt und schafft ein dickes Polster an Liebe und Urvertrauen für das Baby. Die Schwangere verbindet sich gleichzeitig mit den weiblichen Urkräften des Lebens, was besonders in stressigen Lebenssituationen hilfreich wirkt und explizit bei Ängsten vor der Geburt. In meiner bevorzugten Kombination mit Hypno-Birthing kann so einer (Re)Traumatisierung durch die Geburt vorgebeugt werden. Mit Müttern, die erst nach einer traumatischen Geburt zu mir finden, bearbeite ich das erlebte Geburtstrauma. So können sie alte Wunden heilen lassen und Frieden mit der Vergangenheit machen.

Die überwiegende Anzahl meiner Klientinnen kommt nach traumatischen ersten Geburtserfahrungen – entweder von sich aus, oder sie werden von ihrer Hebamme bzw. Gynäkologin an mich empfohlen. Die meisten der Frauen versuchten wegen einer anschließenden Depression das Trauma aufzuarbeiten – in bislang allen Fällen waren die Therapeutinnen damit überfordert, wie mir meine Klientinnen erzählten.

In einem Artikel in dem Dossier „Gehirn & Geist" 2/2017 „Trauma im Kreißsaal" von N. Langosch heißt es: „Bis zu ein Drittel der Mütter entwickeln nach der Entbindung einzelne Symptome einer Posttraumatischen Belastungsstörung (PTBS). 2,8 bis 5,6 Prozent erfüllen sechs Wochen später die Kriterien für diese psychische Störung." Andrea Hocke, Frauenärztin und Leiterin der Gynäkologischen Psychosomatik an der Universitätsfrauenklinik Bonn meint dazu: „Die

Posttraumatische Belastungsstörung nach einer Geburt wird in der Geburtshilfe nicht ausreichend thematisiert. Die Mütter brächten ihre Symptome aus Scham häufig nicht zur Sprache; die Ärzte fragten nicht danach. Eine Befragung von mehr als 400 Müttern am Universitätsklinikum Bonn aus dem Jahre 2001 ergab: Überwiegend wurde die Empfindung beschrieben, die Kontrolle über das Geschehen zu verlieren."

Die schwangeren Frauen haben irrsinnige Ängste vor der meist zweiten Geburt und bei vorsichtiger, genauerer Nachforschung ergab sich in einem großen Ausmaß eine frühe sexuelle Gewalterfahrung. Die schwangeren Frauen sind damit vollkommen alleine gelassen. Sie schweigen aus großer Scham, und sind sich der Mechanismen, wie die frühere Missbrauchserfahrung zu ihrer traumatischen Geburtserfahrung führte, nicht bewusst, ebenso wenig wie dies vielen Hebammen und GynäkologInnen bewusst ist.

Auf der Bindungsanalyse-Tagung im Juni 2016 in Köln, hielt ich zu meinen positiven Erfahrungen in der Geburtsvorbereitung meiner Klientinnen mit frühen traumatischen Erlebnissen einen Vortrag. Das machte ich deshalb, da mir niemand etwas dazu erzählen konnte, den ich im Vorfeld befragte. Auch bei den Kolleginnen und Kollegen in der Bindungsanalyse schien das kein Thema zu sein. Bei befragten Hebammen und GynäkologInnen war und ist es ebenso ein Tabuthema.

Sie erzählten mir, keine Patientin würde sich von selbst dazu äußern. Auch sie selbst rühren lieber nicht daran. Sie sehen die Frauen viel zu kurz – meistens erst zur Geburt – und da sei es schon zu spät. Bei der Hebammen-Vorsorge würden sie manchmal Körperreaktionen wahrnehmen, die ein solches Thema im Hintergrund erahnen ließen, doch es wird nicht angesprochen. Eine Hebamme formulierte es so: „Es soll möglichst kein Fass aufgemacht werden". TherapeutInnen wagen sich in der Schwangerschaft ebenfalls nicht daran. Fachliteratur lässt sich auch bei gezielter Suche nur wenig und schwer finden. Das Thema existiert scheinbar nicht.

Ich werde laufend weiter mit dem Thema konfrontiert, denn es hat sogar Auswirkungen auf die schwangeren Töchter missbrauchter Mütter. Schwangere, die selber keinen Missbrauch erlebten, dies aber von ihrer Mutter oder anderen Familienmitgliedern wissen, erfuhren traumatische Geburten. Sexuelle Gewalt wirkt anscheinend im gesamten Familiensystem über mehrere Generationen hinweg. Kusinen einer Klientin wurden zum Beispiel vom eigenen Vater missbraucht; in der Eltern-Generationen davor gab es sexuelle Gewalt in der Mutter- als auch in der Vaterfamilie, sowie unbearbeitete Traumatisierungen in der Großeltern-Generation durch Vergewaltigungen im Krieg, auf der Flucht oder wiederum durch Bruder und Vater.

So erzählte mir eine andere Klientin beispielsweise von ihrer Oma mütterlicherseits – diese wurde während des zweiten Weltkriegs als Mädchen von russischen Soldaten nach Sibirien verschleppt und war später schwer traumatisiert. Sie entwickelte Hass auf alle Männer, hatte große Angst vor dem Leben und versuchte mehrere Male, sich das Leben zu nehmen. Sie gab ihrer Enkelin zur Warnung

immer wieder ausgeschnittene Zeitungsberichte von Vergewaltigungen zu lesen.
Laut Hirnforscher Gerald Hüther sind alle in der frühen Kindheit, im Säuglingsalter oder gar intrauterin gemachten Erfahrungen im Gedächtnis der Zellen, einzelner Organe, einzelner Hirnbereiche oder des ganzen Körpers gespeichert. Sie können jedoch nicht bewusst erinnert oder mitgeteilt werden, kommen jedoch bisweilen auf andere, zum Beispiel körperliche Weise zum Ausdruck.
Dr. H.J. Grabe und Dr. C. Spitzer berichten in einem Artikel in dem Dossier „Gehirn & Geist" 2/2017, „Frühe Brandmale" folgendes: „Übergewicht, Diabetes, Herz-Kreislauf-Erkrankungen und Autoimmunstörungen: Sie alle können von traumatischen Erfahrungen in den frühen Lebensjahren herrühren. Bei anhaltenden psychischen Belastungen wie sexuellem Missbrauch und Misshandlungen schüttet der Körper permanent Cortisol aus. Das bringt den Stoffwechsel und den Hormonhaushalt durcheinander. Zudem stört ein hoher Cortisolspiegel das Wachstum und die Regeneration von Nervenzellen und synaptischen Verbindungen im Gehirn." Desweiteren heißt es in dem Artikel: „Es ist tatsächlich denkbar, dass Kindheitstraumata biologische Steuerungsmechanismen des Körpers nachhaltig verändern. Stresshormone und Botenstoffe beeinflussen den Organismus und können langfristig Spuren hinterlassen. So weiß man, dass sich psychische Belastungen auf die so genannte Stressachse des Körpers auswirken."
Was ist sexueller Missbrauch? Hier eine Definition von der Homepage des „Unabhängigen Beauftragten für Fragen des sexuellen Kindesmissbrauchs," einem Amt der Bundesregierung: „Sexueller Missbrauch von Kindern ist jede sexuelle Handlung, die an Mädchen und Jungen gegen deren Willen vorgenommen wird oder der sie aufgrund körperlicher, seelischer, geistiger oder sprachlicher Unterlegenheit nicht wissentlich zustimmen können. Der Täter oder die Täterin nutzt dabei seine/ihre Macht- und Autoritätsposition aus, um eigene Bedürfnisse auf Kosten des Kindes zu befriedigen."
Wie häufig geschieht sexueller Missbrauch? Zahlen von der Homepage „MiKADO", einem Forschungsprojekt der Universität Regensburg und dem Bundesfamilienministerium: „Offizielle Statistiken (wie die Polizeiliche Kriminalstatistik) berichten jährlich von mehr als 14.000 Kindern in Deutschland, die Opfer von sexuellem Missbrauch werden. Drei Viertel der Opfer sind weiblich. Allerdings bilden solche Statistiken nur einen Teil des Phänomens „Sexueller Missbrauch" ab und unterschätzen das Gesamtausmaß stark, da sie nur die angezeigten Fälle (Hellfeld) erfassen. Nationale und internationale Dunkelfeldstudien (Befragungen, die die stattgefundenen, aber nicht angezeigten Delikte erfassen) berichten, dass 15-30 Prozent aller Mädchen in ihrer Kindheit Opfer von sexuellem Missbrauch werden."
Die sexuellen Gewalterfahrungen erlebten meine Klientinnen mit Vater, Großvater oder Stiefvater – meist angesehene Akademiker, zum Teil aus dem anthroposophischen und kirchlichen Umfeld – und

in einem Fall mit einem Fremden. Sexueller Missbrauch kommt also in allen Gesellschaftsschichten vor. Täter waren auch deutlich ältere Brüder – zwischen neun bis 15 Jahren älter, überwiegend aus früheren Beziehungen der Mutter oder des Vaters, bei einer Klientin war es die körperlich stärkere, ältere lesbische Schwester (mit übergriffigem Vater).

Mittlerweile befrage ich in der Anamnese alle meine Klientinnen sehr behutsam bezüglich der Möglichkeit einer sexuellen Gewalterfahrung in ihrer Kindheit. Von den Frauen mit diesen Vorerfahrungen erinnerten sich bis auf eine Klientin alle, wenn auch anfangs zum Teil nur nebelhaft und vage daran. Eine Schwangere entdeckte erst während der Bindungsanalyse (BA), durch die auftauchenden Bilder, einen Missbrauch in der Kindheit. Im Laufe der BA tauchten dann bei allen Klientinnen immer mehr Erinnerungen auf, beziehungsweise die Grenzüberschreitungen wurden mit zunehmendem Körperbewusstsein immer klarer als solche wahrgenommen.

Die Frauen sind anfangs oft sehr verunsichert, sie misstrauen ihrer Wahrnehmung und sind von außen leicht beeinflussbar. Ihnen wurde immer etwas anderes eingeredet, was besonders perfide ist, wenn das von den Menschen, denen ein Kind vertrauen muss, kommt. So schilderte eine Klientin in der Anamnese zunächst: „In der Kindheit hatte ich große Angst vor meinem Vater, da er sehr aufbrausend war, später waren Papa und ich ein „Paar“ und meine Mutter das Kind, das war nicht so schlimm.“ Oder: „Mein Vater und ich hatten seit frühester Kindheit eine sehr innige Beziehung, vor allem emotional, aber auch latent sexuell. Ich kann aber heute gut mit ihm umgehen.“

Doch nach und nach, während der BA, erkannte sie immer deutlicher, dass er ein sexuell sehr übergriffiges Verhalten zeigte, ständig anzügliche Bemerkungen macht(e), zum Beispiel über ihre Brüste, sie „begrapschte“, auf nichtväterliche Art küsste, nackt fotografierte, sowie als seinen absoluten Besitz betrachtete und das nach wie vor. Am Ende der BA verbat sie sich dann in einer Mail an ihren Vater jeglichen Besuch nach der Geburt.

Das neu erfahrene Körperbewusstsein führte zu einem stärkeren Selbstbewusstsein und erweiterte den Handlungsspielraum meiner Klientinnen. Das ist besonders im Hinblick auf die kommende Geburt von großer Bedeutung, denn die aktuelle Situation in der Geburtshilfe ist inzwischen schon für Frauen ohne diese Kindheitserfahrungen sehr unerfreulich. Eine traumasensible Geburtshilfe passt scheinbar weniger denn je in Zeit- und Personalpläne, die meistens von wirtschaftlichen Interessen der Kliniken geleitet werden. Vielleicht haben Sie schon von „Roses Revolution“ gehört, das ist eine globale Bewegung gegen Gewalt in der Geburtshilfe.

Jedes Jahr am 25. November sind Frauen eingeladen, eine rosa Rose vor die Kreißsaaltür nieder zu legen, hinter der ihnen Gewalt angetan wurde. Hier nun ein Zitat aus der aktuellen Auswertung der Roses Revolution Deutschland 2016: „...41 Briefe vom RosRev-Team an Kliniken, in denen vortraumatisierte Opfer sexueller Gewalt auch unter der Geburt Gewalt erlitten haben.“ Die retraumatisierten Frauen waren selber nicht in der Lage, sich zu dem Ort ihrer Geburtserfahrung zu begeben und die Dunkelziffer traumatisierter Frauen ist sehr wahrscheinlich noch erheblich höher. Meine Klientinnen erzählten mir von traumatischen Sectios, inclusive eines „Horrorkaiserschnitts, bei dem die Betäubung durch die PDA nicht wirkte", aber auch von Geburtserfahrungen mit vielen schmerzhaften Interventionen unter der Geburt, mit zum Teil anschließenden Schmerzen bis in die aktuelle Schwangerschaft hinein. Wie kann nun die frühere Missbrauchserfahrung zu einer traumatischen Geburtserfahrung führen?

Schwangerschaft und Geburt sind Teil des sexuellen Spektrums, dieselben Hormone sind hier im Spiel. Der Körper mit seinem Zellgedächtnis erinnert sich in der für alle Frauen verletzlichen Geburtssituation, an die Regionen der sexuellen Übergriffe. Das drückt sich beispielsweise häufig schon in einem wesentlichen Überschreiten des Geburtstermins aus, in der Intensität der Wellen, der zögerlichen Öffnung des Muttermundes und der starken Schmerzempfindlichkeit.

Früher Missbrauch der schwangeren Frau kann ebenso dazu führen, dass ein Baby den Geburtsweg nicht gehen will und sich davon wegdreht (Quer- oder Beckenendlage), oder auch nicht hinunter ins Becken kommt. Denn dieser Weg ist sozusagen verbrannte Erde, schrecklich fürs Baby und seine Mama. Frauen mit frühen Missbrauchserfahrungen sind besonders gefährdet, wenn die verdrängten Erlebnisse sich erst während des Geburtsprozesses auch auf körperlicher Ebene zeigen.

Einer der wenigen Gynäkologen, die sich ebenfalls dazu äußern, ist Prof. Dr. Sven Hildebrandt in seinem Buch „Der Geburtsstillstand als komplexes Problem der modernen Geburtshilfe". Er nennt Begriffe wie Wehenschwäche, Einstellungsanomalie, die für ihn lediglich Symptome umschreiben, nicht jedoch die auslösenden Ursachen eines Geburtsstillstandes sind und spricht vom „seelischen Verschluss" des Geburtsweges. Die Aktivierung des (Vor)Traumas hat dann gravierende Folgen für den Geburtsfortschritt.

Eine medizinische Interventionskaskade kann nachfolgend zur Retraumatisierung führen. Mögliche weitere Folgen wären beispielsweise auch, dass die Frau unter der Geburt auf einmal nicht mehr zugänglich ist, panisch oder aggressiv reagiert. Die bestehende Verbindung zwischen sexuellen Gewalterfahrungen und Geburtserleben, wird selten so wahrgenommen. Ebenso wenig, dass diese früheren Erfahrungen die möglichen Ursachen für Komplikationen während Schwangerschaft und Geburt sein könnten.

Im Folgenden werde ich von den typischen Ängsten der schwangeren Mütter berichten, sowie weiteren spezifischen Schwierigkeiten, die betroffene Schwangere haben, um zu entspannen oder in einen Kontakt zur Gebärmutter oder zum Baby zu gelangen. Hier bietet die BA hilfreiche Lösungsansätze, die einen guten Umgang mit diesen Problemen ermöglichen. Interessanterweise zeigten sich bei verschiedenen Frauen übereinstimmende archetypische Bilder und Kräfte, wie beschützende Drachen und weitere mythische Wesen, die im weiteren Verlauf der BA positiv genutzt werden konnten. Eine weitere Gemeinsamkeit war das Auftauchen des inneren kleinen Mädchens oder sogar mehrere davon, welches die Klientin einmal war. Wir holten sie aus gefährlichen Situationen heraus, trösteten sie und gaben ihr zusätzlich einen sicheren Raum, wo niemand ihr mehr wehtun konnte. Meine Klientin wusste immer genau, was dieses verletzte kleine Mädchen brauchte.

Welche Ängste zeigten sich bei den schwangeren Frauen?

Hier (und an anderen Stellen) zitiere ich aus meinem Vortrag, bzw. Buchbeitrag des Tagungsbandes: *Alle Klientinnen hatten große Angst vor der Geburt und der Zeit danach. Jede hatte ihren ganz speziellen Angstcocktail, den wir akribisch auseinander sortierten. Wir sahen uns dann alle Einzelteile behutsam an und fanden einen guten Umgang damit. Die meisten Ängste zeigten sich in unterschiedlicher Gewichtung bei jeder Frau.*

Eine der großen Ängste war die Vorstellung: „Wie soll denn da so was Großes bei mir unten durch passen?" Bei dem Gedanken einen Sohn zu bekommen, wurden sehr ambivalente Gefühle geäußert: „Wie soll ich es nur schaffen, ihn zu wickeln und zu waschen" – und dann leicht angeekelt – „der hat ja auch so ein Ding, wie Männer das haben und der muss dann bei mir unten rauskommen".

Weitere Bemerkungen waren: „Ich hab so Zweifel, ob es vielleicht gar nicht durch passt, dass ich total zerreiße. Ich will wegrennen, soll doch jemand anders das Kind kriegen…".

Dann gab es die Angst, sie könne schlecht zu ihrem Kind sein und es mit ihrem „Gedankenschmutz verseuchen." Es wurde befürchtet, das Kind, besonders wenn es ein Mädchen sein sollte, nicht vor sexuellen Übergriffen beschützen zu können. Doch einen Jungen, ein männliches Wesen durch den Geburtsweg zu lassen war eine ebenso schlimme Vorstellung: „Am liebsten hätte ich meine Vagina zugenäht, damit nichts rein und raus kann."

Dann war da auch die Angst dem Baby etwas anzutun: „…es zu schütteln, böse und gewalttätig zu ihm sein." Für eine Frau war ein großes Problem die durch die Schwangerschaft bedingten hormonellen Veränderungen ihres Körpers – sie verspürte vermehrt Lustgefühle. In ihrem Verständnis verursachte ihr Baby durch die Schwangerschaft in ihr diese Lustgefühle – so wie sie wahrscheinlich als Kind Lustgefühle in einem Erwachsenen ausgelöst hatte.

Das machte ihr enorme Angst „…ich kann das gar nicht zulassen, ich will mein Kind nicht mit erwachsener Sexualität zusammenbringen." Bei diesen Gedanken stieg Panik in ihr auf, denn der Geburt konnte sie nicht ausweichen. In einer Babystunde erschien noch eine Angst: „Ich merke, weil er ein Junge ist, dass ich ihn (mit den inneren Händen) nicht weiter runter streicheln kann, das ist komisch, ich fühle mich nicht gut damit." Je näher die Geburt rückte, desto intensiver tauchten die Ängste bei allen Klientinnen nochmal auf.

Zunächst erläutere ich noch einmal kurz was in einer „Babystunde", so nennen wir die Sitzung mit der Mutter, in der sie in Kontakt zu ihrem Baby geht, geschieht. Die schwangere Mama wird von mir in eine Entspannung geleitet. Sie nimmt dann, weiter geführt von mir, Kontakt zur Gebärmutter auf.

Nun bittet sie diese um Einlass, um zum Baby zu gelangen. Jetzt entfaltet sich eine Kommunikation zwischen Mama und Baby, aber auch zur Gebärmutter, Plazenta, je nach Bedarf oder Prozess – niemand weiß, was geschehen oder auftauchen wird.
Der Raum ist für alle Erfahrungen eröffnet, alte oder neue. Zwischen Mama und Baby gibt es eine Begegnung auf der Ebene des Bewusstseins, ganz im mentalen Bereich, mit eindeutigen körperlichen Reaktionen. Die Frau ist in der ganzen Zeit in einer tiefen Entspannung und gleichzeitig in der Lage auch mit mir zu sprechen. Ich achte sehr darauf, dass sie in der Selbststeuerung bleibt. Wir arbeiten mit den „inneren Händen", die eine körperliche Wirkung haben, mit den „Strahlen der Liebe" und ich sowieso noch kreativ mit dem Einen oder Anderen aus meinem Handwerkskoffer.
Manchmal braucht es ein paar Babystunden, bis Mama und Baby sich auf einen inneren „Kanal" eingependelt haben. Häufiger geschieht das überraschend schnell, sofort in der ersten Stunde, doch ausnahmslos alle haben zu ihrem Baby gefunden und konnten mit ihm kommunizieren. Und auch ganz klar unterscheiden, was vom Baby kommt und was die eigenen Gedanken, Bilder, Gefühle sind.

Schwierigkeiten bei der Entspannung

Die einleitende Entspannungsübung war für meine Klientinnen oft schon die erste, große Herausforderung. Die Bitte sich hinzulegen, die Augen zu schließen, zu entspannen und loszulassen war manchmal einfach nicht möglich oder zumindest sehr schwierig. Hier lauerten schon die ersten Trigger (= Auslöser – das sind Sinneseindrücke, die unangenehme Gefühle, Gedanken oder Verhaltensweisen hervorrufen, die aus einer vergangenen negativen Erfahrung stammen).
Mittlerweile achte ich zusätzlich noch mehr auf meine Wortwahl und versuche je nach Klientin andere passendere Begriffe zu finden (Formulierungen wie „entspanne dich", oder „lasse los" erinnern möglicherweise an einen anderen Kontext). Der frühe sexuelle Übergriff erfolgte meistens durch einen ihr vertrauten Menschen und sie fühlte sich vollkommen hilf- und wehrlos. Das Gefühl der Kontrolle wurde unerlässlich, bei mir darf sie die behalten, was ich genauso kommuniziere und sie sofort aufatmen läßt.
Gleichzeitig ermutige ich sie immer wieder dazu, sich die für sie sicherste und angenehmste Lage auszuwählen, dafür habe ich zusätzlich zur Liege einen sehr bequemen Relaxsessel. Außerdem erkläre ihr alles ganz genau, jeden allerkleinsten Schritt und erfülle damit ihr Bedürfnis nach Sicherheit. Zur Steigerung ihres meist nur wenig vorhandenen Körpergefühls, führe ich sie zudem durch eine Körperspürsequenz wodurch sich die Wahrnehmung ihres Körpers innen und außen verbessert. So wird sie mit dem eigenen Körper immer vertrauter. Die Sätze, „...mach es dir in deinem Körper bequem, nimm ihn in Besitz, bewohne ihn..." hatten bei jeder Frau, bisher eine ganz besondere, stärkende Wirkung, hier füge ich gerne noch „es ist dein Körper" mit ein.

Als sehr unterstützend für die Entspannung hat sich der Ruheatem aus dem HypnoBirthing erwiesen. Hierbei wird nur der lange Ausatem forciert, den Einatem holt sich der Körper ganz von alleine mit der genau richtigen Menge an Atemluft. Der lange Ausatem bringt hierbei die Entspannung. Er schafft in der Lunge viel Raum für frischen neuen Atem beziehungsweise Sauerstoff und aktiviert zusätzlich den Parasympathikus, der auf körperlicher Ebene für Ruhe und Entspannung sorgt.
Gleichzeitig bleibt meine Klientin durch diese Atemtechnik mit ihrem Körper verbunden und im gegenwärtigen Moment. Der Atem ist ihr starker Anker und bedeutet Erdung für ihren Körper. Das ist eine gute Vorbereitung für die Geburt und ihre starke Angst vor Kontrollverlust. Atmen und Körperwahrnehmung helfen ihr dabei, falls die Gefahr einer Dissoziation droht oder die, „in einen Film zu fallen", (d. h. von den Erinnerungen und den damit verbundenen Emotionen überwältigt zu werden). Der Atem verbindet sie außerdem wunderbar mit ihrem Baby. Ich bitte sie immer, ihren Einatem zum Baby fließen zu lassen und es gut mit Sauerstoff und frischer Energie zu umatmen.
Dazu passen diese Sätze aus der SMS einer Klientin, die große Angst hatte, unter der Geburt wieder in eine Psychose zu fallen: „Mein Mädchen wurde heute Morgen ganz natürlich geboren... ich war die ganze Zeit damit beschäftigt, mit ihr in Verbindung zu sein und zu atmen. Ich habe einfach geatmet und geatmet und dann war sie da."

Dialog in einer Babystunde - Klientin zuerst (*kursiv*) dann meine Antworten wörtlich:
„...ich fühl mich gerade so flatterig, bin wie außer Atem – sie wird leicht panisch – ...ich bin gerade raus, total ausgestiegen, wieder voll in der Realität, meine Ängste steigen wieder hoch – sie weint..."
„Alles ist in Ordnung, das kommt vor und geht auch andern so, gehe einfach in den Ruheatem."
Sie atmet lange aus.
„Das ist jetzt eine schöne Ruhepause für Dich und Dein Baby, Du versorgst es nun gut mit Sauerstoff."
Sie entspannt sich wieder und ist unmittelbar zurück in der Gebärmutter: *„...eigentlich ist es echt gemütlich da drinnen, die Gebärmutter ist wie ein Schutzraum, einfach da zu sein, so etwas Liebevolles, so wie ein Beschnuppern, es ist tröstlich, dass da so ein geschützter Raum für mein Baby ist."*

Kontakt zur Gebärmutter

Nach der Entspannung folgt der Kontakt zur Gebärmutter – sehr häufig kam es vor, dass die Klientin gar nicht erst von der Gebärmutter eingelassen wurde oder sie dort aus verschiedenen Gründen nicht bleiben wollte.
Nach der Entspannung, kurz vor dem Kontakt zur Gebärmutter: *„Im Moment ist mir schlecht."*
„Versuche mal Deine Umgebung wahrzunehmen."
Sie weint jetzt. *„Ich will da nicht hin!"* – sie schluchzt jetzt laut. *„Mein Körpergefühl hört in der*

Magengegend auf und wenn ich zu meinem Kind will, müsste ich den nächsten Schritt tun, in die Gebärmutter und da will ich jetzt nicht hin. Ich weiß nicht, wo ich bin.“ – Sie schluchzt nun ganz laut und weint sehr.

„Bitte versuche mal ganz sachte mit dem Gefühl zu gehen.“

„Ich denke nur an Rückzug, wie eine Schnecke, die ihre Hörnchen einzieht.“ – Sie prustet. *„Die ganze Energie ist jetzt im Kopf zwischen den Augen.“*

„Spüre bitte hin, ob es Dir möglich ist, weiter mitzugehen.“

„Ich kriege das Kopfweh, das ich kenne, seit ich Kind bin, mit zwei Jahren dachte meine Mutter, ich hätte einen Hirntumor – das ist ein Gefühl von großer Wut, die von innen an den Kopf drückt.“ „Versuche mal die Wut wahrzunehmen, welche Gestalt könnte sie haben?“

„Schon was großes Kräftiges, so ein Troll mit breiten Schultern, mit dem Kopf dazwischen, der ist so eingezogen nach vorne – der könnte, wenn er kräftig ausatmet ein paar Bäume zum Umstürzen bringen.“

„Dann lass ihn mal kräftig ausatmen!“

Sie prustet und atmet laut, reagiert heftig, lacht nun: *„Der musste bisher die Luft immer anhalten. (Ich habe Gänsehaut am ganzen Körper) Der freut sich, dass er überhaupt gesehen wird, der will nix kaputt machen.“* Sie weint wieder stark. *„Ich kann bei dem oben auf den Schultern sitzen und jetzt weiß ich, ich brauche keine Angst zu haben, der braucht da nur zu stehen.“*

„Warum ist er da?“

„Der kommt, wenn ich mich komplett in den Kopf zurückziehe, der will, dass ich ganz da bin, der ist total nett, er streichelt mich mit seinem Zeigefinger, der größer als mein ganzer Körper ist, ganz sanft und passt auf, dass ich da bin.“

„Kann er Dich heute als Erwachsene anders unterstützen als mit Kopfweh?“

„Jetzt hat er mich auf den Waldboden gelassen, damit ich spielen und rennen kann, wie ein Vater der beschützt, wie ein Leuchtturm – er schaut mich auch an – es gibt Augen, die mich sehen, das ist so wichtig für mich.“ Sie schnieft. *„Es tut gut, wenn er mich anschaut, da hab ich das Gefühl, dass ich kostbar bin, dass mich niemand kaputt machen darf!“* – Etwas später kann sie auch ihr kleines inneres Mädchen wahrnehmen und es bei dem sanften, riesigen Beschützertroll in Obhut geben. *„Alles ist jetzt so friedlich! Jetzt kann ich auch in die Gebärmutter zu meinem Baby gehen, meine innere Kleine ist sicher bei dem Beschützer, ja das ist sehr gut. Ich hatte eben das Gefühl, ich müsste mich zwischen meinem Baby und der Kleinen entscheiden und könnte sie nicht alleine lassen, aber sie ist jetzt mit ihrem Beschützer im Waldraum und spielt.“*

„Bitte erzähle Deinem Baby, dass da eben alte Erfahrungen aufgetaucht sind, die nichts mit ihm zu tun haben.“

„Ja, das ist eh ganz anders – uns geht es gut miteinander.“ Sie strahlt und lächelt.

„Bitte schicke jetzt Strahlen der Liebe zu deinem Baby, der Gebärmutter und zur inneren Kleinen mit ihrem sanften Beschützertroll in der Waldwelt."

Ein weiteres Beispiel: *„...das ist nicht mein Raum, ich hab nicht das Recht hier zu sein, ich hab Angst übergriffig zu sein. In mir sträubt sich alles, das ist der Raum des Babys, ich will wieder raus."*
„Bitte gehe von außen zu Deiner Gebärmutter, streichel sie mit den inneren Händen. Lasse Dein Baby wissen, dass sich das gerade passender für Dich anfühlt. Es hat nichts mit ihm zu tun, sondern mit Deinen eigenen alten Gefühlen."
„Ja, das ist viel besser, ich fühl mich erwachsener, ja jetzt nimmt es seinen Platz in der Gebärmutter ein."
„Dann massiere von außen, da wo Du gerade bist, über die Gebärmutter Dein Baby."
„Ja, das geht wirklich gut."

Oder auch: *„Ich komme nicht in die Gebärmutter hinein, ich streichle sie noch ein bisschen und lege mich von außen in die Nähe."*
„Alles ist ok, einfach nur Dasein und wahrnehmen."
„Ich bin jetzt drin, fühle mich aber wie ein Störenfried, das ist der Raum des Babys und nicht meiner. Es ist in einer kleinen Ecke versteckt, als nähme es sich nicht den Raum, weil ich da bin. Ich hab das Gefühl ich muss da schnell raus, sonst vergifte ich es mit meinem Scheiß und meinem Gedankenschmutz."

Aus einer Babystunde mit einer anderen Klientin: ...Erneut wird ihr der Einlass zur Gebärmutter verwehrt, diesmal von einem Schlangenkopf mit gelben Augen, er züngelt vor ihr hin und her.
„Bitte versuche Dir vorzustellen, die Gebärmutter einfach nur mit Deinen inneren Händen zu streicheln, mehr nicht."
„Da steht jetzt so ein Türsteher, der die Arme verschränkt, der sagt ‚Stop! hier kommst Du nicht rein! Warum sollten wir Dich reinlassen?'"
„Was macht der da?"
„Der passt auf."
„Worauf?"
„Dass da nicht jeder rein kommt, das ist ein heiliger Raum."
„Du bist nicht jeder, Du bist die Mama Deines Babys." Sie weint nun heftig: *„Ich fühle mich so schuldig, dass ich früher nicht aufgepasst habe auf diesen heiligen Ort."*
„Du hast es nicht anders gewusst, heute zeigst Du Deiner Gebärmutter Liebe und Respekt und Dankbarkeit für diesen heiligen Ort in Dir." Sie weint stärker. „Hast Du eine Idee, wie Du diesen Ort ehren könntest?"

„Ja, mit weißen Blütenblättern. Jetzt habe ich noch eine Kerze angezündet. Das ist jetzt eine Höhle, die im Kerzenlicht flackert und leuchtet, im Moment ist sie noch leer."
„ Alles ist gut, vielleicht setzt Du Dich einfach mal inmitten der Blütenblätter hin und genießt es nur da zu sein."
„Ich lege noch Schaffelle auf den Boden, damit es schön kuschelig ist."
„Bitte schicke aus Deinem Herzen Strahlen der Liebe an diesen Ort."
Jetzt ist vor dem Höhleneingang ein großer Adler, um den Eingang zu beschützen und jetzt liegt auf dem Schaffell auch mein Kind. Es passiert nicht viel, es ist ganz friedlich, mein Baby liegt da einfach. Es ist gut, durch den Adler Rückendeckung zu haben, dass wir sicher sind."

Im Laufe der BA spürt meine Klientin die Verbundenheit zu ihrer Gebärmutter immer stärker und kommt so mit ihrer urweiblichen Kraft in Kontakt. Das stabilisiert sie noch mehr!

In der folgenden Sitzung zeigt sich ein neues Hindernis im Kontakt zur Gebärmutter – sie gähnt sehr viel.
„Es ist so, als könnte ich jetzt sofort einschlafen und später aufwachen, wie Fluchttendenzen. Das fühlt sich wie eine schwere Aufgabe an, nicht wie etwas Freudvolles, so wie ein beruflicher Pflichttermin, nicht wie ein netter Teetermin mit der Freundin."
„Wenn Deine Gebärmutter eine Gestalt hätte, wie würde sie aussehen?"
„Wie eine Nuss mit fester Schale drumherum, so eine längliche Paranuss mit dunkelbrauner Schale."
„Würdest Du ihr eine andere Gestalt geben wollen?"
„Ich hab das Gefühl, ich sehe sie als Nuss, aber eigentlich bin ich die Nuss, die Schale ist ein professionelles Auftreten, ich bin freundlich distanziert, aber nicht offen."
„Was bräuchte es, damit Du die Schale loslassen kannst?"
„Ich bin verantwortlich für die Gebärmutter." – Sie weint. *„Wenn ich die Schale loslasse, dann könnte mich die Gebärmutter wie eine Mutter in die Arme nehmen."* – Sie weint jetzt ganz laut, in den Füßen sind Tretimpulse zu erkennen. Ich biete ihr eine körpertherapeutische Intervention an, indem ich ihr ein Kissen als Widerstand gegen die Fußsohlen halte und sie bitte, die Tretimpulse zu verstärken. Sie nimmt das Angebot sofort an, tritt vehement gegen das Kissen, wird dabei immer lauter, wütender, ihr wird heiß, ihr Unterleib beginnt zu zittern, sie brüllt: *„Das ist mein Reich, da hat niemand etwas verloren!!! Ich will sie (die Gebärmutter) beschützen und nicht abkapseln."*
„Was hätte es für Dich gebraucht?"
„Dass meine Körpergrenzen respektiert werden!"
„Bitte, nimm Dein inneres kleines Mädchen wahr, sage ihr, dass ihre Körpergrenzen nun beachtet werden."

„Ich spüre den Konflikt, mein Vater hat immer gesagt, wir gehören ihm, er hat immer über meinen Körper bestimmt."
„Du gehörst nur Dir selber, sag das der Kleinen, sie gehört nur sich selber."
Sie weint sehr. *„Ich will meinen Frieden und nicht immer dafür kämpfen müssen, dass ich immer die Kontrolle haben muss, weil sonst was passieren könnte – gleichzeitig will ich die Hingabe und Loslassen, ich merke ja, dass die Angst und die Kontrolle mich von der Gebärmutter abschneiden."*
„Was braucht Dein kleines inneres Mädchen?"
„Den Beschützertroll und eine weiche, warme Beschützermutter."
„Hole sie Dir, Du hast jetzt die Macht dazu, Du weißt am besten, was für eine Mutter das kleine Mädchen braucht, weil Du eine beschützende Mama für Dein Baby bist."
Nach einer längeren Pause: *„Ich bin im Wald, wo der Troll lebt. Da sind Moos und Baumwurzeln und eine weise Waldfrau, so eine Oma, wie eine Kräuterfrau. Da gefällt es der Kleinen richtig gut. Ich lasse sie in der Obhut der warmen, weichen Waldfrau und der Beschützertroll bewahrt die Grenzen und passt auf. Ich fühle mich jetzt ganz entspannt."*
„Dann streichle bitte nochmal Deine Gebärmutter – Du darfst Dich ihr nun ganz zeigen, ohne Schale."
Lange Pause. – *„Da ist meine Freundin Gebärmutter, wir sitzen uns kuschelig gegenüber, so ganz gemütlich auf einem halbrunden Bänkchen und sie sagt: ‚Ich hab Dir was mitgebracht, soll ich Dir das mal zeigen?' – und dann öffnet sie sowas wie ein Beutelchen und da ist mein Baby. Das liegt da wie in einer Hängematte und schaukelt und freut sich und die Gebärmutter sagt: ‚Wir können beide stolz sein, wie gut wir das machen'."* – Sie lächelt ganz glücklich. *„Meine Gebärmutter sagt gerade, das wäre ja auch ihre Aufgabe."*
„Du hast eine tolle und kluge Gebärmutter." Sie lacht. *„Mein Baby schaukelt und ist ganz glücklich und ich freue mich auf die nächste Verabredung zur Teestunde mit meiner alten Freundin Gebärmutter."*

Eine weitere sehr berührende Sitzung mit einer anderen Klientin:
„Ich habe die Gebärmutter mit dem Baby auf meinem Schoß."
„Das machst du wunderbar, streichle Dein Baby durch die Gebärmutter hindurch." – Pause
„Für mich ist es gut so, durch das Beschäftigen mit dem alten Zeug, mag ich da nicht rein und den Raum beschmutzen, so fühlt es sich besser an."
„Bitte erzähle das der Gebärmutter."
„Ja, die Gebärmutter ist auch wie eine Mutter oder so wie eine Großmutter, sowas ganz mütterliches Behütendes, so ganz weise. Mein Baby hat da sein Nest und ist gut aufgehoben."
„Gebe das der Gebärmutter weiter und zeige ihr dafür Deine Dankbarkeit."
„Ich spüre ihre Haltung mein Baby zu beschützen. Das ist ein gutes Gefühl, gerade für die Geburt,

denn sie weiß, was sie zu tun hat. Das heißt für mich, das spüre ich gerade als Antwort, dass ich dann loslassen muss, nicht kontrollieren wollen, nicht festhalten. Ich bin mit ihr verbunden, sie ist geerdet. Sie macht ihre Arbeit und weiß, woher sie ihre Kraft bekommt, auch wenn ich das noch nicht weiß. Ich soll mich jetzt stärker aufstellen.“

„Hast du eine Idee dazu?“

„Ich muss mehr ins Mütterliche, Erdige kommen, ich bin nicht angebunden, weiß aber auch nicht genau, wie ich das machen soll.“

„Hat Deine Gebärmutter einen konkreten Tipp für Dich, sie ist sehr weise.“

„Ich soll das Weibliche zelebrieren, irgendwas in Richtung anderer Frauen, vielleicht Yoga oder Singen. Ich soll mich mit Frauen und ihrer Kraft verbinden, die Urkraft von Urweibern.“

„Ein wunderschöner Rat, bedanke Dich bei ihr.“

„Meine Gebärmutter war durch die Magersucht total klein und zurückgezogen. Ich bin so dankbar, dass sie laut Aussage des Arztes so gut durchblutet und gut genährt ist, das ist ein tolles Gefühl. Das ist so schön, damit hätte ich nicht gerechnet oder daran gedacht, es ist einfach so gekommen. Der Kontakt zu meiner Gebärmutter ist so sehr weiblich, ich fühle mich so weiblich!“

Vielfältige mythische Wesen

Das Auftauchen von verschiedenen mythischen Wesen wie Drachen, Schlangen, großen Fischen, von Schutzengeln, Beschützertroll, weiser Waldfrau, Waldfee, keltische Mama oder Adler, war auffällig bei meinen Klientinnen. Sie waren eine der Gemeinsamkeiten, dabei gab es unterschiedliche Kombinationen. Hier die Sitzungen von zwei Klientinnen:

Dieses Mal nimmt meine Klientin sofort wahr, dass ihr während der Entspannungsphase schlecht wird.

„Bitte frage innerlich in den Raum hinein, warum wird mir immer so schlecht, wenn ich mich entspanne.“

„Es sind Sachen passiert, wenn ich geschlafen habe nachts, so im Zwischenzustand an der Grenze, wenn ich mich nicht mehr bewegen konnte.“

„Meldet sich gerade vielleicht Dein inneres kleines Mädchen?“

„Ja!“

„Bitte rufe den Beschützertroll und die weise Waldfrau zu ihrem Schutz, die bringen sie zu dem Waldort in Sicherheit.“

Nach einer Pause: *„Die Kleine ist jetzt in Sicherheit.“*

„Was würde Dich unterstützen, damit die Übelkeit vergeht?“

„Hm, der Halbzustand ist angstbesetzt, der macht eng und übel.“ – Sie stößt mehrfach auf.

„Wäre ein hilfreiches Wesen, das Dich in diesem Zustand beschützt, eine Möglichkeit?"
„Ja, der Erzengel Michael mit seinem Schwert, der über mich wacht!"
In den folgenden Sitzungen zeigte sich, Entspannung ist seit dem ohne jegliche Übelkeit möglich. Mit dem Auftreten der Übelkeit haben wir das kleine innere Mädchen identifiziert, welches sich so zeigte – das ist nun im Waldraum in Sicherheit. Meine Klientin hat gleichzeitig zur Unterstützung für sich einen Schutzengel visualisiert, der ab jetzt ihre Entspannungssituation bewacht.

„...Mein Baby sieht heute aus wie ein zwei-oder dreijähriger Junge und hat sich hinter einem Sessel versteckt, will auch auf meine Bitte hin nicht kommen. Er schickt ein Bild, so wie eine Schultafel, ich kann aber nur schlecht erkennen, was darauf ist. Ich sage ihm: ‚Ich möchte Dich verstehen, was ist auf der Tafel?' Doch er schreit, weil ich nicht weiß, was er will, genauso wie seine große Schwester, wenn sie mir etwas erzählt, und ich ihre Worte noch nicht richtig verstehe. Was kann ich nur machen?"
„Bitte darum Dich mit ihm verschmelzen zu dürfen, damit Du ihn besser verstehen kannst."
„Das will er erst mal nicht und ich auch nicht!"
„Dann bitte Dein Baby um seine Hand, es soll Dir zeigen was es will."
„Ja, das hab ich gemacht, jetzt geht er mit mir einen langen dunklen Weg. Die Geburt ist auch ein langer Weg. Ich hab so Angst davor, ich würde mich am liebsten davor drücken und habe keine Lust dazu... Wir gehen weiter, er hält meine Hand, der Weg ist mittlerweile ganz dunkel. Jetzt sagt er auf einmal: ‚So Mama, ab hier musst Du alleine weitergehen', und dann ist er weg. Da ist ein leerer Raum, den bin ich entlanggelaufen. Ganz fürchterliche Klinikbetten stehen da, die Situation ist wieder so wie bei meiner ersten Geburt, ich fühl mich so hilflos. Da ist eine dunkle Tür, die ist zugeschlossen. Ich mache sie vorsichtig einen Spalt auf und sehe das erste Burgtor. Da geh ich durch. Ein riesengroßer Drache bewacht etwas, der Drache bewacht eine Kiste. Darin sind Erinnerungen, peinliche und andere. Ich habe dem Drachen einen Klumpen Gold hingeworfen, damit ich dorthin zur Kiste gehen kann. Beim Blick in die Kiste sind die Erinnerungen von den jahrelangen Alpträumen hochgekommen. Und auch im gleichen Moment so ein Körpergefühl von starr im Bett liegen, wenn im Traum die Schlangen kamen."

Die inneren Schlangen-Bilder dieser Klientin, waren für sie angsterregend bis hin zu Panikgefühlen. Sie erinnerte sich an jahrelange Alpträume als kleines Mädchen. Ihre klare Bedeutung zeigte sich kurze Zeit später in den dahinterliegenden, auftauchenden Bildern. In der nächsten Stunde ging es so weiter:
„Ich stehe jetzt alleine im leeren Schloss, nichts geschieht."
„Lasse es einfach zu, mal sehen was kommt." – Pause –
„Ich bin jetzt an den Drachen gekuschelt, der beschützt mich. Ich hab mir aus der Kiste das schwarze Buch herausgeholt, aber es ist leer, viele Seiten sind weg geflogen. Eine Seite habe ich eingefangen, ich

bin wieder im Garten auf meinem Dreirad und werde angeschubst. Ich habe das Gefühl, ich werde absichtlich geschubst, damit ich hinfalle und er mich hinterher trösten kann. Er tätschelt mich dabei am Bein. Jetzt bin ich wieder auf meinem Kinderbett. Als Kind hatte ich immer Angst einzuschlafen. Ich liege im Bett und warte, die Schlangen kommen. Eine sieht sehr gefräßig aus. Da ist ein ziemliches Tummeln. Ich verstecke mich unter der Decke und der Mann ist weg. Nächste Nacht kommt er wieder. Ich bin unter der Decke wie eine Schnecke zusammengerollt."

– Sie ist sehr angespannt, atmet schnell und flach.

„Kannst Du Dir vorstellen, das kleine Mädchen jetzt in die Arme zu nehmen und zu trösten?"

– Pause. *„Jetzt sitze ich wieder auf meinem Bett, ich hab mein inneres Kind auf dem Schoß und getröstet. Mein kleines Ich durfte sich erst mal ein Schlüpferchen anziehen."*

„Das machst Du ganz wunderbar."

„Ich knalle jeden ab, der ans Zimmer kommt."

„Magst Du ihr Deinen großen Beschützerdrachen zur Seite geben?" – Pause.

„Ja, ich hab ihr den Drachen gegeben, der liegt außen am Bett als Grenze so wie ein Halbmond. Die Kleine in der Mitte. Schlangen versuchen gerade am Bett hochzuklettern, der Drache schmeißt sie immer wieder runter und hat gerade Feuer gespien!" – Nach einer kleinen Pause frage ich, ob es ihr möglich ist, die Kleine in der Obhut des Beschützerdrachen zu lassen und zurück zum Baby zu_gehen.

„Ja, das ist möglich. Ich bin wieder im Schloss, die Kiste ist weg, stattdessen liegt da mein Baby in seinem Bettchen, wir kuscheln zusammen. Das Baby genießt das Zusammensein mit mir. Mein kleines Ich hat sich unter den Drachenflügel gekuschelt. Irgendwie ist heute das Wort ‚heilsam' aufgetaucht, trotz der nicht-schönen Bilder die hochkamen!"

Zu meiner Überraschung durfte das innere kleine Mädchen sogar anwesend sein, wenn das Baby bei seiner Mama war. Das Baby gab auf explizite Nachfrage immer seine Zustimmung und konnte gut damit sein. Niemals gab es eine Konkurrenzsituation zum Baby – diese Möglichkeit war eine anfängliche Befürchtung von mir. So wurde zusammen in der Gebärmutter gekuschelt und gespielt. Meine Klientinnen spürten im Kontakt zum eigenen Baby ihre eigenen mütterlichen Qualitäten und es gelang ihnen, das kleine Mädchen in sich auf wunderbare Art nachzunähren. Sehr faszinierend ist ebenfalls, die große Weisheit der Babys, die ihre Mama oft rührend dabei unterstützen, dass diese ihre Themen anschaut und bearbeitet.

In der Psychologie werden Tierwesen wie Drachen, Schlange, Fisch, als „nefaste Mutter-Archetypen" bezeichnet, also böse, bedrohlich, verschlingend bzw. umschlingend. Der Drache wird zudem im biblischen Drachenmythos als das personifizierte Böse beschrieben. Doch in den Babystunden zeigte er sich vollkommen anders. Diese negativen Beschreibungen fühlten sich für mich durch

die Erfahrungen mit meinen Klientinnen in keinster Weise stimmig an. Ich spürte eine ganz andere Qualität. Deshalb wandte ich mich an Johanna Schacht, sie sich unter anderem intensiv mit Matriarchatsforschung beschäftigt. Sie schrieb mir: „Der Drache ist die dämonisierte Schlange, ein wichtiges Symboltier der Urgöttinnen." Das machte für mich mehr Sinn! In ihrem Artikel „Die Schlange: Zentraler Archetyp in schamanisch-matriaichalen Weltbild" fand ich dann weitere Infos. Die passten wesentlich besser zu meinem Gefühl und dem meiner Klientinnen.
„Die längste Zeit der Menschheitsentwicklung waren Frauen die Schöpferinnen und Trägerinnen einer schamanisch-matriarchalen Kultur. (…) Unsere tiefsten archetypischen Vorstellungen wurzeln in schamanischen Weltbildern, die bereits im Paläolithikum entwickelt wurden. Ein universelles Symbol in schamanischen Weltbildern ist die Schlange ... als Symbol für weibliche Macht...!"

In der folgenden Sequenz einer Babystunde wurde die Klientin sogar selber zum Drachen. Sie hatte sich einige Tage zuvor ein Drachentattoo machen lassen: *„Ich bin schon fast wieder in der Gebärmutter, bleibe stehen und fühle mich jetzt von allem Negativen und Ungerechten in der Welt festgehalten. Ich will es nicht wissen, was soll mir die Realität denn bringen, glücklicher werde ich dadurch auch nicht."*
– Sie ist sehr missmutig.
„Und jetzt sagt mein Baby auch noch: ‚Finde einen Weg dem Opfer zu helfen'. Plötzlich bin ich wieder das kleine Mädchen auf dem Kinderbett." – Sie ist unruhig. *„Da ist das Alptraumgefühl, meine Hände sind bewegungslos, schwer, starr, immer schwerer. ‚Er' steht wieder an meinem Bett, ich verprügel ihn mit meinen Betonklotzhänden, aber ‚Er' steht immer wieder da. Der Drache frisst ihn auf. ‚Er' steht trotzdem wieder da. Ich kann die Hände gar nicht mehr bewegen, so schwer sind die. Ich liege auf dem Bett, meine Arme sind fixiert. Ein Deja-vu, alles ist so wie bei der ersten Geburt. Die Unterlage fühlt sich hart an, so wie der OP-Tisch, ich bin im Kreißsaal mit gefesselten Armen. Mit dem Rest vom Körper wehre ich mich und drehe den Kopf immer wieder weg, hin und her. Auf einmal bin ich selber zum Drachen geworden, hab mich befreit und ihm den Kopf abgebissen und rum geschleudert. Ich hatte das Gefühl, ein Dämon fließt aus mir raus. Ich muss jetzt erst mal den schwarzen Rauch aus meinem Kopf lassen. Es hört gar nicht mehr auf zu rauchen, er kommt auch aus meinem Mund raus. Ich liege fast wie halbtot am Boden. Der Drache ist wieder neben mir und leckt meine Wunden. Die ganze Anspannung fließt weg."* – Pause. *„Mir wird plötzlich ganz heiß – dann – ich bin eine Drachenfrau!"*
Später entwickeln wir die Idee, wenn im Alltag bedrohliche Gefühle auftauchen, will sie in sich diese hilfreiche Drachenenergie wach rufen.
So wie der Drache sich als Beschützer der Frau und ihres inneren kleinen Mädchen zeigte, so empfanden die schwangeren Mamas auch den großen Fisch, in seinen unterschiedlichen Formen als Beschützer ihres Babys. Im Folgenden Auszüge mit unterschiedlichen Klientinnen:
- *„... das Wasser ist trübe. Ein zähnefletschender großer Fisch, ein bösartiger Hai kommt mir aus dem*

Dunkeln entgegen geschwommen und ist dann verschwunden. Die Gebärmutter sagt, er ist nicht böse, jetzt ist er wieder da. Er beschützt mein Kind und denkt ich bin ein Eindringling. Er lässt mich herein, ist aber anwesend. Ich lege mich zu meinem Baby, wir kuscheln. Dann tauscht er mit mir Visitenkarten aus, damit er mir sagen kann, wenn ich etwas falsch mache. Ich bedanke mich bei ihm, dass er mein Kind beschützt.“

- *„... mein Sohn kommt mit dem Hai angeschwommen, einem großen Anführerhai mit einem Rudel Haie dahinter. Er möchte mit mir schwimmen und hat ein kleines Kettchen um den Hals mit einem Haianhänger. Wir unterhalten uns und er lässt mich wissen, dass es ihn stört, wenn ich mir zu viele Gedanken mache, zum Beispiel übers Gewicht. Dass ich zunehme, wäre doch normal in der Schwangerschaft. Er mag nicht, wenn ich zu viel Gewissensbisse habe.“*
- „... Bitte Deine Gebärmutter um Einlass zum Baby.“

„Wenn ich um Einlass bitte, sehe ich einen Fisch, der da rein schwimmen darf und ich darf nur zuschauen.“

„Bitte frage ihn: ‚was machst Du da?‘“

„Der schaut nach dem Baby, der schwimmt so dahin und benimmt sich eigentlich wie ein verspielter kleiner Hund und mein Baby ist jetzt auch da. Ich sage jetzt: ‚Ich bin hier, ich bin Deine Mama und will Dich kennenlernen‘“. Sie lacht vergnügt. *„Mein Kind ist vorwitzig und sagt: ‚Das weiß ich doch schon‘. Sie lacht laut und freut sich. „Uns geht es gut und mein Baby freut sich, dass ich da bin.“*

- *„... Da ist ganz viel Wasser und da schwimmt auf einmal ein Delfin...“*

„Was macht der Delfin hier?“

„Er trägt einen Wassertropfen mit einem schlafenden Baby darin. Ich frage ihn, was er denn macht. Er hat gesagt, er wartet darauf, dass er mir das Baby geben kann, aber es ist noch nicht an der Zeit.“

- *„...Ich sehe einen großen Schatten. Unter Wasser kommt ein großer Fisch, der schwimmt so um mich rum. Er ist in meinem Blickfeld und kommt nicht näher. Er antwortet auch nicht, als ich ihn darum bitte. Er trägt mein Baby, es lässt sich nicht in die Arme nehmen.“*

„Schicke dem Baby Strahlen der Liebe aus Deinem Herzen.“

„Das Baden in der Liebe mag es sehr und es freut sich über meine Freude, aber jetzt schwimmt es mit dem großen Fisch erstmal wieder weg.“

Mit dem Nahen des Geburtszeitraums zeigten sich sämtliche Ängste erneut. Die folgende Sitzung ist dafür ein gutes Beispiel:

„Die Angst keine gute Mutter zu sein, wird wieder größer. Mein Baby nicht beschützen zu können, so wie meine Mutter mich nicht beschützt hat. Ich war angreifbar, jetzt bin ich durch mein Kind wieder verletzbar.“

„Wie fühlt sich für Dich eine gute Mutter an?“

„Eine, die liebevoll ist, die einfach da ist, entspannt, zufrieden, beschützend."
„Was wünscht sich Dein Baby von Dir?"
„Ich soll es bei mir tragen und lieb haben."
„Kannst Du anerkennen, dass Deine Motivation die Bindungsanalyse zu machen ein Ausdruck der Liebe zu Deinem Baby ist? Du übernimmst die Verantwortung für Deine Gefühle, willst Dein Baby davon entlasten. Du willst eine gute Bindung und einen sicheren Boden für Dein Kind." – Ich greife hier einige ihrer Gründe auf, die Bindungsanalyse zu machen. – Das Alles zeichnet eine gute Mutter aus!
„Ja, das kann ich annehmen – ich bin wirklich anders als meine Mutter, schon von Anfang an."
„Kannst Du auch erkennen, dass Deine Befürchtungen keine gute Mutter zu sein, auch ein Ausdruck Deiner Liebe für Dein Baby ist? Wie Du es jetzt schon beschützt? Wie Du es ganz liebevoll im Arm oder auf dem Schoß trägst?" Sie stimmte mir nun aus vollem Herzen zu.
„Könnte es sein, dass sich gerade wieder das kleine innere Mädchen mit ihren Ängsten meldet?"
„Ja stimmt, das spüre ich gerade, ich nehme sie in die Arme."
„Du weißt jetzt als Mama Deines Babys, ganz genau was die Kleine braucht."
„Ich schicke ihr aus meinem Herzen Strahlen der Liebe, sie ist gut und sicher in meinem Herzensraum aufgehoben. Mir wird die Rollenverteilung jetzt ganz klar! Mein Baby muss darauf vertrauen können, dass ich da bin und es beschütze und das macht es auch!" Bei der Bitte um Kontakt zur Gebärmutter, gähnt sie intensiv. – *„Ich hänge im Kopf fest, da ist ein Wutbold zwischen den Augen, der will, dass ich mich säubere, reinige, mich vorbereite, wie in einer Moschee."*
Ich biete ihr, wie schon anderen Klientinnen, das Bild einer magischen Quelle an, wohltemperiert, die bei einem Bad in ihr, alles Belastende aufnimmt und stattdessen Wohlgefühl schenkt. Sie nimmt es gerne an, weint leise, dann atmet sie stark aus, hustet und erkennt: *„Da sind eigentlich zwei Kräfte in mir, eine die sich tot stellen und abhauen will, und dann die Stimme, die sagt: ‚Dein Baby braucht Dich'."* – Jetzt weint sie lauter. *„Der Gedanke sich in Luft aufzulösen ist so verlockend."* Sie schnieft. *„Dann muss man nichts mehr denken und fühlen."* – Sie beruhigt sich wieder.
„Bitte lasse die gute Energie der Quelle sich in Dir ausbreiten bis in alle Zellen hinein, auch bis in die Gebärmutter und genieße dieses Wohlgefühl." Dann nach einer Pause. „Da liegt ein kuscheliges Badetuch für Dich und helle schöne Kleidung und dann versuche Dich mit Deinem Baby zu verbinden, es wartet sicher schon auf Dich." – Sie weint wieder still. Doch nun fühlt es sich anders an. *„Es berührt mich immer wieder, dass es so ein vollkommener kleiner Mensch ist – wenn ich es anschaue, denke ich, dass ich das auch mal war, und dass ich es beschützen will, dass nichts an es drankommt. Was bin ich für eine chaotische Mama."*
„Glaube mir, alle Mamas haben diese Ängste." – Pause. „Kannst Du anerkennen, wie gut Du jetzt schon auf Dein Kind achtest, es beschützt und schon jetzt eine ganz andere Mama bist, als es Deine

für Dich war?" – *„Ja, ich glaube schon, dass es meinem Baby bei mir gut geht – ja, er weiß das ganz genau!"* – Sie ist nun ruhig, atmet tief und gleichmäßig. *„Wenn ich mit ihm in Kontakt bin, ist auch immer alles sehr friedlich. Ich stelle mir vor, wie es mit nackter Haut auf meinem Bauch liegt, alles ist bereit gestellt, meine Brüste mit Milch gefüllt – dass ist alles so natürlich und einfach mit ihm. Ich hab das Gefühl, dass es mir zeigt, wie alles funktioniert. Alles ist im Fluss. Wenn es Hunger hat, trinkt es, wenn es müde ist, schläft es, wenn es spielen will, spielt es. – Es ist so, als wollte es sagen: ‚schau Mama, das ist doch gar nicht so schwer das Leben'."*

„Ein kluges Baby, Ihr beide seid ein gutes Team."

„Für mein Baby steht es gar nicht zur Debatte, ob ich gut für es sorgen kann, diese Zweifel hat es gar nicht."

„Es weiß, dass Du eine gute Mama bist und gut für es sorgst."

„Mit ihm zusammen macht es jedenfalls Spaß in meinem Körper zu sein! Das ist wunderbar – ja, ich fühle mich ganz entspannt."

Nach der Stunde erzählt sie mir noch, dass sie den inneren geschützten Waldraum um einen Fluss erweitert hat, und als sie mit einem Floß wieder von dort wegfuhr, standen alle ihre inneren kleinen Mädchen am Flussufer und haben ihr zugewunken. Sie würden sich nicht abgeschoben fühlen und wüssten, sie müsse wieder in die andere Realität. Sie äußerte ebenfalls das Gefühl, die Kleinen würden auch nicht mehr an ihr kleben, ziehen und zerren, sondern blieben gerne dort an diesen schönen, sicheren Ort. Außerdem hätte seit einer Woche das Restless Legs-Syndrom, welches sie seit vielen Jahren begleitete und ihr zahllose unruhige Nächte bescherte, aufgehört.

Während der BA nimmt die schwangere Frau sich selbst, ihren Körper und ihr Baby immer deutlicher und differenzierter wahr. Die folgende Babystunde mit intensiven körperlichen Reaktionen zeigt dies deutlich:

In der letzten Stunde spielten wir den ersten Teil des Spiegelspiels, von der Mama zum Baby (dabei geht es um die Wahrnehmung der Körpergrenzen). Dadurch gewann meine Klientin die Erkenntnis, dass ihr Körpergefühl eher diffus ist, doch nimmt sie im Unterschied dazu das *„erstaunliche Körpergefühl"* ihres Babys wahr, *„wie gezielt es sich bewegt und weiß, was es machen muss, um sich in der Gebärmutter abzudrücken."*

Sie erzählt mir heute, wie wunderschön für sie die Stelle in der Entspannungssequenz ist, wo es heißt: „...Mach es Dir in Deinem Körper ganz bequem, nimm ihn in Besitz, bewohne ihn...", gleichzeitig wird ihr nun bewusst, wie sie genau spürt, dass sie dann *„wegdriftet wie in einen Nebel, in einen Schwebezustand"* gerät und nicht mehr im Körper ist, ihn nicht mehr spürt. Sie nimmt jetzt auch die wiederkehrende Übelkeit am Anfang der Entspannung wahr, ihre enorme Schläfrigkeit. Diese intensive Wahrnehmung ist neu für sie.

Heute machen wir das Spiegelspiel vom Baby aus. Noch vor dem Kontakt zum Baby hat sie heftige körperliche Reaktionen, ganz ohne die Bilder, die sonst so zahlreich und phantasievoll auftauchen. Sie stößt auf, hustet anfallartig bis zum Erbrechen, heftiges Würgen zeigt sich, räuspern mit ausspucken. Ich reiche ihr mehrere Taschentücher mit den Worten. „Da will was raus, kotz Dich aus", was sie nun tatsächlich dankbar in einen dafür bereit gehaltenen Eimer macht. Die etwas derbe Ansprache empfand sie als hilfreich in dieser Situation, so konnte sie ohne Scham alles herauslassen.
„Irgendwie kommen die ganzen Reflexe aus meiner Gebärmutter, mein Unterleib hat sich verkrampft, jetzt hab ich das Gefühl, ich will die Gebärmutter wie ein Kind wiegen und beschützen." Sie weint und schaukelt im Liegen hin und her. *„Ich hab Bewegungsimpulse mich selber in den Schlaf zu wiegen, das hab ich als Kind oft gemacht."* – Sie atmet stark aus.
„Bitte nimm jetzt mal als Erwachsene die innere Kleine in den Arm."
„Ja das geht. Ich rufe die weise Waldfrau und den Beschützertroll, die gehen mit ihr an den geschützten Waldort." Nach einer Pause.
„Schau mal, wo Dein Baby ist und nimm bitte den Kontakt auf."
„Ich spüre gerade, ich hatte es eigentlich die ganze Zeit wie ein verstecktes kleines Ei bei mir." – Sie lacht leise, ist sehr erleichtert und jetzt ist der Raum frei für das Spiegelspiel vom Baby zur Mama.
Erneut wird ihr bewusst, dass ihr Kind ein viel klareres Bild des eigenen Körpers hat, als sie. Ihre Bilder von sich selber waren undeutlich, die Bilder, die ihr Kind von seinem Körper zu ihr hinschickte, waren für sie ganz deutlich zu sehen.
Nach der Stunde schildert sie nochmal die heftigen Körpergefühle ohne Bilder und überlegt, ob sie vielleicht einfach zu viel Phantasie habe, stellt sich und ihr Erleben gerade in Frage. *„Mein Vater hat auch immer gesagt, ich hätte eine blühende Phantasie und würde mir viel ausdenken und zusammen phantasieren. Und auch in den Therapien und Gruppentherapien wurde mir von den TherapeutInnen oft gesagt, ich wäre eine „Dramaqueen", würde zu viel da reingehen und mich rein steigern..."* Ich erlebe sie nicht als Dramaqueen, eher sich immer zurücknehmend, hinterfragend.

Die letzte Stunde der BA ist die Generalprobe. Hier soll das Baby auf Bitte seiner Mama, mit für sie spürbarem Druck nach unten drängen. Die entsprechende Reaktion ist ein wichtiges Zeichen für das Gelingen der natürlichen Geburtserfahrung. Mehrere Klientinnen spürten dieses Drängen nicht. Auch nicht nachdem ich mit ihnen sämtliche Möglichkeiten durchging, die das Kind vielleicht davon abhalten könnte. Nach oben nahmen die Frauen das Strampeln ihres Kindes gut wahr und auch wie es sich dort abdrückte. Nur nicht nach unten. Das machte mich zuerst ziemlich ratlos. Aus einem Impuls heraus ließ ich sie dann ihr Baby fragen: „Kann es sein, dass Du nach unten drängst, und ich das einfach nicht spüre?" *„Ja, genau, es drängt doch schon die ganze Zeit nach unten, sagt es, in ihm gibt es nichts, was es zurückhält, auch nichts in der Mama."*

Das war für mich die Lösung. Bedingt durch die traumatischen Erfahrungen, konnten sie die Bewegungen ihres Babys in diesem Bereich anscheinend nicht wahrnehmen. Ich beließ es mit einem guten Gefühl dabei – die späteren positiven Geburtserfahrungen bestätigten meinen Impuls.

Die letzten beiden Einblicke in eine Babystunde gegen Ende der BA, zeigen exemplarisch wie die früh verletzten schwangeren Frauen tiefen Frieden und innere Heilung finden. Schätze, die sie sich am Ende unseres gemeinsamen, für sie oft beschwerlichen Weges, selber schenken konnten.

Situation1:
In der Gebärmutter: *„Ich liege auf einer Wiese im Gras, mein Baby auch, es ist so friedlich, so schön, wie wir da so liegen, so auf Augenhöhe, zwei Menschen, die sich an der Wiese freuen, gar nicht wie Mama und Baby. Ich fühle mich so geehrt, dass ich da sein darf und es begleite."* – Sie weint und schluchzt immer stärker. *„Es ist so schön, es ist der einzige Mensch, bei dem ich das Gefühl habe, dass wir vollkommen sind und dass es gut ist."* Sie lacht jetzt wieder. *„Es ist so weise und gelassen und jetzt sagt mein Baby zu mir: ‚Ja ich weiß Mama, es ist alles gut'. Es ist das klügste und weiseste Baby der Welt."* – Später erzählt sie: *„Ich sehe alles mit den Augen meines Babys, das ist so cool, das zu fühlen. Seine Welt hätte ich auch gerne, es ist nicht so verkopft wie ich! Es ist ein vollständiges Wesen, ein richtiger kleiner Mensch, auch wenn es äußerlich noch ein Baby ist."*

Situation 2:
Ich sage der Gebärmutter, ich will mir einfach den Geburtsweg nochmal ansehen, der ist noch ziemlich dunkel."
„Hat die Gebärmutter eine Idee, wie Du ihn für Dein Baby schön machen kannst?"
„Durch Sex, damit der Raum mit Liebe erfüllt ist."
„Schöne Idee, Dein Baby ist auch mit Liebe hineingekommen."
„Ja, da kommt zustimmendes Gemurmel vom Weg."
„Hast Du eine Phantasie um den Weg zu schmücken?"
„Ja, am Anfang war er vor Dürre zusammengezogen und ganz verdreht. Ich hab ihn gegossen, gestreichelt und dann vorsichtig geweitet. Jetzt ist dort was gewachsen, alles ist grün und blüht, Vögel und Schmetterlinge sind auch da. Und ich bin eine Fruchtbarkeitsgöttin mit Blättern gekleidet und schwangerem Bauch."
Am Ende wartet meine Klientin voller Freude auf die Geburt: *„Ich bin den ganzen Bindungsanalyse-Prozess noch mal durchgegangen und ruhe jetzt in mir. Es fühlt sich so aufgeräumt in mir an. Das hat keine der jahrelangen Therapien und stationären Aufenthalte gebracht. Wir haben uns mein ganzes Leben Stück für Stück angeschaut und da ist in mir jetzt so etwas wie Ruhe und Ordnung eingekehrt!"*

Meine Philosophie

Auch bei einem schwierigen Thema sehe ich immer das halbvolle Glas, nie das halbleere! Für mich ist meine schwangere Klientin der kompetenteste Mensch in Bezug auf ihr Baby. Hatte sie traumatisierende Erlebnisse, lebt sie schon viele Jahre damit und hat auch hier Kompetenz entwickelt, mit dem Trauma umzugehen – diese Leistung erkenne ich voller Respekt an. Meine Klientinnen spüren meine starke Zuversicht in sie und in ihre Ressourcen, auch wenn ihnen ihre eigenen Kraftquellen selbst oft noch unbewusst sind.

Sie entwickeln so im Laufe unserer Zusammenarbeit eigene Zuversicht und Vertrauen in sich selbst. Sie sind es, die ihre Kinder auf die Welt bringen, nicht die Hebammen und auch nicht die ÄrztInnen, so hilfreich deren Arbeit auch sein mag. Ich unterstütze die Frauen darin, sich selbst zu ermächtigen und fühle mich als eine Art Reisebegleiterin auf diesem Weg. Eine wesentliche Grundlage für meine Arbeit ist es, meiner Klientin ein ganzheitliches Gefühl der Sicherheit zu vermitteln.

Ich lade nicht nur ihre Psyche, sondern auch ihren Körper dazu ein, darauf zu vertrauen, dass ich ihre Grenzen wahre, und dass der Prozess in dem für sie passenden Tempo abläuft. Sehr hilfreich und tröstlich empfanden es die Frauen außerdem, wenn ich immer wieder zwischendurch von anderen betroffenen Klientinnen erzählte. So hatten sie das Gefühl, mit ihren Erfahrungen nicht alleine zu sein und den Weg auch schaffen zu können.

Im Sinne meiner Klientinnen lohnt es sich auf jeden Fall dieses „Fass aufzumachen". Die Frauen sind in der Schwangerschaft durch die Beschäftigung mit ihrem Missbrauchsthema innerlich gewachsen. Alle kamen an eine Grenze, wo die auftauchenden Gefühle und Bilder eine große Herausforderung für sie bedeuteten und anfangs hatte ich noch das Gefühl, meine Klientin bricht unsere gemeinsame Arbeit ab.

Doch jede traf für ihr Baby die mutige Entscheidung den Weg weiterzugehen. Diese Entscheidung für ihr Baby trug sie dann beide als Team durch die Geburt. So hatte jede am Ende ihre gute Geburtserfahrung. Wenn wir schwangere Frauen mit diesem schwierigen Thema im Hintergrund durch die BA unterstützen, können wir die Entstehung von weiterem Trauma verhindern. Damit unterbrechen wir die unselige Kette, die ansonsten immer wieder unbewusst an die nächste Generation weitergereicht wird.

Gründung AG „Schwangere Mütter mit frühen Erfahrungen sexueller Gewalt"

Ohne voneinander zu wissen, melden sich immer mehr traumatisierte schwangere Frauen mit diesem Thema bei mir. Damit das Tabuthema endlich auch öffentlich angesprochen wird, gründete ich in der ISPPM, eine neue AG. Ich will die schwangeren Frauen, die hierbei wirklich ganz allein gelassen sind, unterstützen, dass sie nicht eine erneute traumatisierende Erfahrung machen und die dann an ihr Baby in die nächste Generation weitergeben. MitstreiterInnen sind herzlich eingeladen.

Kapitel 13
Kleine Embryologie
Wie verläuft die neunmonatige Entwicklung des Babys in der Gebärmutter?

von ***Christa Balkenhol***

Der Gynäkologe und Psychotherapeut Peter Fedor-Freybergh beschreibt die Fähigkeiten des vorgeburtlichen Kindes mit den folgenden Worten sehr anschaulich: „Es trinkt mit, es raucht mit, es liebt mit und hasst mit, es vergnügt sich mit und es leidet mit. Es empfindet die Herztöne der Mutter mit, erschrickt, wenn sie erschreckt, sein Leben hängt von ihr und von ihrem Leben ab."

Die Befruchtung der reifen Eizelle mit einer von Millionen Samenzellen führt zur Entwicklung eines neuen Menschenkindes. Eine Woche nach der Befruchtung bilden sich bereits die ersten Ansätze der Ohren. Das Ohr ist das erste funktionierende Organ des Embryos, es entsteht, bevor Herz oder Hirn mit ihrer Arbeit beginnen. Bei Zwillingen beispielsweise hört der eine Embryo den anderen noch vor der sechsten Schwangerschaftswoche, also drei Wochen nach der Zeugung. Er hört den Blutkreislauf des anderen, bevor sein eigenes Herz zu schlagen beginnt.

Fruchtwasser und Plazenta sind die ersten Überträger und Leiter von Stimuli, die der Fötus wahrnimmt. Das ungeborene Kind wird permanent angeregt durch Klänge, Geräusche, Stimmen und Gerüche, die von der inneren Gebärmutterhöhle oder der äußeren Umwelt stammen. Diese Reize und ihre Qualität bestimmen sein neuroforaminales, zerebrales und motorisches Wachstum.

Die Sinneswahrnehmungen des Kindes sind auf eine vorgeburtlich/nachgeburtliche Verbundenheit angelegt. Dies gibt dem Kind Sicherheit und stärkt sein Vertrauen in die noch unbekannte Nachgeburtswelt. Für das Kind bedeutet das: Alles ist in Ordnung, ich kenne mich aus. Ich weiß, wo es Nahrung gibt und ich kann leben. Das Kind kann sich entspannen, sein kleines Gehirn kommt zur Ruhe, was eine der wesentlichsten Voraussetzungen für eine gute Gehirnentwicklung ist.

Im Folgenden wird eine kurze Übersicht über die Entwicklung des Embryos in den neun Monaten seiner Gestation gegeben.

Erster Schwangerschaftsmonat

Die befruchtete Eizelle, jetzt Zygote genannt, teilt sich und wandert in die Gebärmutter, in der sie sich einnistet, was circa sechs bis zehn Tage dauern kann. In den darauffolgenden Tagen kommt es zu weiteren Zellteilungen und die so entstandene Zellmasse beginnt sich zu differenzieren. Einige Zellen wandern an die Oberfläche, wo sie eine circa zwei Millimeter große Zellkugel mit einem Innenraum bilden, in dem die andere Zellgruppe geblieben ist. Aus dem inneren Teil wird später der Embryo entstehen und aus dem äußeren Teil die Plazenta und die äußere Eihaut, das Chorion. Diese

differenzierte Zellmasse nennt man Blastozyste.
Am 13.-14. Tag nach der Befruchtung existiert bereits die Nabelschnurverbindung zwischen Mutter und Embryo. Drei Wochen nach der Befruchtung sind bereits Kopf und Schwanz und der Ansatz der Wirbelsäule erkennbar, das Zentralnervensystem beginnt sich zu entwickeln und der Embryo besitzt bereits eine Art primitives Gehör. Es bilden sich auch kleine Fortsätze, die sich später zu Armen und Beinen entwickeln werden. Einen halben Zentimeter ist der Embryo 28 Tage nach der Zeugung groß und dann beginnt ein winziges Blutgefäß zu pulsieren, das der Vorläufer des Herzens ist. Nach fünf Wochen beginnt es richtig zu schlagen, mit 150-160 Schlägen pro Minute.

Zweiter Schwangerschaftsmonat

Im zweiten Monat entwickelt sich das Gehirn weiter und ein Großteil der Organe und Strukturen des Embryos werden angelegt: Leber, Nieren, Drüsen, Finger, Muskeln, Testikel und Eierstöcke, sowie die Nerven, die so weit wachsen, bis sie jedes Organ und jeden Muskel mit dem Gehirn verbinden. Der Schwanz verschwindet, Haut bildet sich und der Knorpel, der das Skelett gebildet hat, beginnt sich zu verhärten und in Knochen zu verwandeln. Am Ende des zweiten Monats hat der Embryo bereits ein Gesicht mit Augen, Nase und Lippen. Die Ohren sind entwickelt ebenso die Zunge, die bereits Geschmacksknospen besitzt und auch die Zähne werden angelegt.
Der Embryo kann riechen und das Fruchtwasser schmecken. Eine besondere biologische Bedeutung hat die Fähigkeit des Embryos zu schmecken und Gerüche wahrzunehmen. Denn es erkennt nach der Geburt seine Mutter am Duft der Muttermilch wieder, da die Brustwarzen der Mutter nach bestimmten Duftstoffen riechen, die auch schon im Fruchtwasser enthalten waren.
Ab der siebten Woche beginnt der Embryo sich zu bewegen, anfangs mit reflexartigen Bewegungen, später etwas differenzierter. Ab der siebten Woche strukturiert sich auch sein Tastsinn als erstes Sinnesorgan.
Ab der achten Woche sind sogar Hirnströme messbar und der Gehörsinn beginnt sich zu entwickeln. Der Embryo ist ca. 2,5 Zentimeter groß.

Dritter Schwangerschaftsmonat

Ab der neunten Schwangerschaftswoche wird der Embryo medizinisch Fötus genannt. Erste Rezeptoren des Geruchssinns entwickeln sich. Nach neun Wochen wiegt der Fötus circa zwölf Gramm und ist etwa vier Zentimeter lang. Er besteht nun aus einer Millionen Zellen. Das Gehirn wird jetzt von den Schädelknochen bedeckt und wächst stetig. Nervenzellen und Teile des Gehirns nehmen bereits ihre Arbeit auf und der Fötus kann ab jetzt erste Sinneseindrücke wie Gefühle und Schmerzen wahrnehmen.
Der Brustkorb schließt sich und schützt das Herz. Auch die ersten Härchen bilden sich als weicher

Flaum, der den ganzen Körper bedeckt.
Bereits in der zehnten Schwangerschaftswoche sind Hände und Finger des Fötus ausgebildet und auch Arme und Beine werden sichtbar. Die Schneckenwindungen in den Ohren werden angelegt, die äußeren Geschlechtsorgane bilden sich aus, der Fötus kann Kopf, Lippen, Arme und Beine bewegen und er hat bereits Greif-, Schluck- und Saugreflexe.
In der 13. Schwangerschaftswoche bewegt der Fötus differenziert den ganzen Körper und ist zum Ausdruck verschiedener Gesichtsausdrücke fähig. Er lächelt, schielt, grinst. Er kann seinen Mund öffnen, die Zunge herausstrecken und am Daumen lutschen.
Alle Organe haben sich praktisch inzwischen gebildet und müssen nur noch perfektioniert werden. Die oberen Gliedmaßen haben fast ihre endgültige Länge erreicht, die unteren entwickeln sich jedoch später.

Vierter Schwangerschaftsmonat

Die unteren Körperpartien wachsen schnell. Ohren und Nase sind ausgebildet und das Kind kann Geräusche wahrnehmen. Die Körperlänge am Ende des vierten Monats beträgt in etwa zwölf Zentimeter. Das Baby beherrscht bereits komplexe Bewegungsabläufe, wie Grimassen schneiden, Stirnrunzeln. Es spielt mit der Nabelschnur und findet ganz langsam zu einem Tag-Nacht-Rhythmus beziehungsweise zu einem Aktivitäts-Ruhe-Rhythmus.
Im Laufe des vierten Monats wandern die Augen zur Mittellinie und die Ohrmuscheln an die Seite des Kopfes. Die unteren Gliedmaßen werden länger und alle Organsysteme entwickeln sich rasch weiter. Noch sind die Knorpel des Babys weich und geleeartig, doch langsam beginnen sie zu verknöchern. Der Körper wird jetzt vollständig von der sogenannten Käseschmiere bedeckt, die von den Talgdrüsen gebildet wird und die Haut schützt. Der gesamte Körper des Babys ist jetzt vollständig mit Flaum bedeckt, der sogenannten Lanugo-Behaarung.
Der Hals des Babys ist nun fertig entwickelt und das Baby kann den Kopf heben und drehen. Es gibt allmählich seine gekrümmte Haltung rauf, streckt sich und trainiert damit seine Nacken- und Rückenmuskulatur. An Fingerkuppen und Zehenspitzen bilden sich individuelle Hautrillen, die später den unverwechselbaren Fingerabdruck eines jeden Menschen ausmachen.
Die Entwicklung des Herzens ist mit der 15. Schwangerschaftswoche vollständig abgeschlossen, Leber und Bauchspeicheldrüse nehmen ihre Funktion auf.
Die Geschmacksknospen des Babys sind in der 16. Woche wie beim Erwachsenen entwickelt. Ebenso ist sein Gleichgewichtsapparat voll entwickelt und sogar seine Stimmbänder beginnen zu entstehen. Obwohl die Augenlider des Babys noch bis zur 26. Schwangerschaftswoche geschlossen bleiben, kann es schon hell und dunkel unterscheiden.

Fünfter Schwangerschaftsmonat

Durch Ein- und Ausatmen des Fruchtwassers trainiert das Baby seinen Atemapparat. Sein Tastsinn ist so weit entwickelt, dass es nach der Nabelschnur greifen und mit ihr spielen kann. Das Skelett beginnt zu verknöchern und die Zahnhartsubstanzen werden gebildet. Das Baby nimmt rasch an Gewicht zu, es reagiert auf Lichtreize von außen mit dem Schließen der Lider. Es kann beim Trinken des Fruchtwassers Schluckauf bekommen und es reagiert auf Berührungen und Kontaktaufnahme von außen. Außerdem trainiert es fleißig Beine und Arme und seine Knüffe und Tritte werden von Tag zu Tag kräftiger.

Noch hat das Baby keinen Schlaf-Wach-Rhythmus, über den Tag verteilt schläft es ungefähr 20 Stunden. Ab der 20. Schwangerschaftswoche ist das Ungeborene in der Lage, die väterliche Stimme zu erkennen. Und ab der 23. Woche sind REM-Messungen möglich.

Sechster Schwangerschaftsmonat

Das Baby entwickelt jetzt einen Schlaf- und Wach-Rhythmus und seine Lunge ist jetzt grundsätzlich funktionsfähig. Die Länge des Babys am Ende des sechsten Monats misst vom Scheitel bis zum Steiß ungefähr 30 Zentimeter und sein Gewicht beträgt rund 700 Gramm.

Am Ende des sechsten Schwangerschaftsmonats befinden sich bereits bis zu fünf Millionen Eizellen in den Eierstöcken des weiblichen Babys. Das Knochenmark beginnt Blutzellen zu produzieren, Augenbrauen und Wimpern entwickeln sich.

In der 24. Woche sind Augen und Augenlider voll ausgebildet. Ab diesem Zeitpunkt nimmt das ungeborene Kind das Rauschen des Blutes der Mutter, ihren Herzschlag, aber auch Geräusche von außen wahr.

Das Sehvermögen entwickelt sich ungefähr in der 25. Schwangerschaftswoche und in der 26. Woche kann das Baby seine Augenlider öffnen. Zum selben Zeitpunkt kann es Druck-, Schmerz- und Kälteempfindungen spüren. Sein Skelett festigt sich immer mehr und Finger und Zehennägel entstehen.

Siebter Schwangerschaftsmonat

Die Lungenreifung ist schon weit fortgeschritten und das Atemsystem fängt an zu funktionieren. In diesem Stadium hat das Baby im Falle einer Frühgeburt gute Überlebenschancen. Augenbewegungen und Fixierungen mit den Augen sind möglich. Das Baby verfügt bereits über ein räumliches Orientierungsvermögen. Es kann als Stressreaktion eine länger andauernde motorische Unruhe zeigen.

Die Fettschicht unter der Haut wird immer dicker und ab jetzt wird das Blut vom Knochenmark gebildet. Alle Körperflüssigkeiten fließen ins Fruchtwasser, auch Urin. Da das Fruchtwasser aber

ständig ausgetauscht und neu gebildet wird, bleibt es steril.
In der 32. Woche können Berührungen der Haut mit der ganzen Körperoberfläche wahrgenommen werden.

Achter Schwangerschaftsmonat
Ab jetzt bekommt das Baby über die Plazenta wichtige Abwehrstoffe eingeschleust und beginnt, ein eigenes Immunsystem auszubilden. Es beginnt auch, sich langsam zu drehen und mit dem Kopf nach unten in die Geburtsposition zu gehen.
Bei einem Gewicht von ca. 1400 Gramm und einer Größe von 40 Zentimetern wird sein Platz in der Gebärmutter immer enger. Das Baby nimmt bereits jetzt die sogenannte Fötusstellung ein, es zieht die Knie nach oben, verschränkt die Ärmchen und rollt sich so platzsparend zusammen. In diesem Stadium schläft es zwischen 15 und 20 Stunden pro Tag.
In diesem Stadium ist es zu vorbewusster Erinnerung fähig und lernt schon jetzt Stimmen zu unterscheiden.

Neunter Schwangerschaftsmonat
Das Baby hat kurze Wach- und Schlafphasen, die jeweils ungefähr 40 Minuten dauern. Es träumt, sein Sehvermögen ist voll entwickelt. Am Ende des neunten Monats sind seine Lungen zum Gasaustausch mit der Luft fähig.
Seine Fingernägel sind ordentlich gewachsen und sie ragen deutlich über die Fingerkuppen hinaus. In den letzten Wochen bekommen die Knochen noch einmal einen richtigen Wachstumsschub, damit sie die richtige Festigkeit bekommen.
Das Immunsystem des Babys funktioniert jetzt unabhängig von dem der Mutter. Der kleine Mensch ist vollständig entwickelt und überlebensfähig.
Für die bevorstehende Geburt ist nicht nur die Schädellage wichtig, sondern auch die Richtung, in die der Fötus schaut. Für eine unkomplizierte Geburt ist die sogenannte vordere Hinterhauptslage wichtig, das heißt, das Baby blickt zum Rücken der Mutter und hat den Kopf zur Brust geneigt. Rücken und Hinterkopf zeigen nach vorne.
In den beiden letzten Schwangerschaftswochen ist das Baby jetzt achtmal so groß wie im dritten Monat und ungefähr 600 Mal so schwer. Es füllt fast die gesamte Gebärmutter aus. Damit der Kopf, der jetzt einen Umfang von rund 35 Zentimetern hat, im engen Geburtskanal keinen Schaden nimmt und sich anpassen kann, sind die Schädelplatten noch nicht miteinander verwachsen.

14. Fallgeschichte: Ein herzkrankes Kind

von ***Irene Basler***

Als die Eltern in der 23. Schwangerschaftswoche auf Empfehlung einer psychosozialen Schwangerschaftsberaterin der Diakonie den Kontakt zu mir aufnahmen, waren sie noch stark unter dem Eindruck der Diagnose, dass ihr ungeborenes Kind einen lebensbedrohlichen Herzfehler habe. Von der Verdachtsdiagnose durch den Frauenarzt bis zu der Bestätigung durch den Facharzt für Pränataldiagnostik erlebten sie fünf furchtbare Tage.

Als sich der Verdacht erhärtet hatte, folgte ein seelischer Zusammenbruch. Eine Welt stürzte ein und statt der inneren Bilder von dem Wunschkind entstanden Horrorvisionen eines schwerstbehinderten oder sterbenden Kindes. Um die Chancen für ihr Kind besser einschätzen zu können, ließen sich die Eltern in der Spezialklinik St. Augustin bei Bonn beraten, wo sie nicht nur über die notwendigen Operationen informiert wurden, sondern auch gefragt wurden, wie es ihnen gehe.

Für die Mutter, die sehr für ihre berufliche Zukunft gekämpft hatte und gerade vor einem Karrieresprung stand, und den Vater, der freiberuflich tätig war, ging es um die Frage, wie sie die Zeit der Schwangerschaft optimal nutzen könnten, um ihr Kind zu unterstützen und wie sehr ihr Leben durch die Erkrankung des Kindes auf den Kopf gestellt würde.

Rein theoretisch hätte es verschiedene Möglichkeiten gegeben: Austragen des Kindes und keine Operation, so dass es sterben würde. Austragen und intensivmedizinische Behandlung mit im Lauf des Lebens mindestens drei (eventuell lebensgefährlichen) Herzoperationen oder ein Schwangerschaftsabbruch mit medizinischer Indikation (was angesichts der 22. Schwangerschaftswoche möglicherweise einen Fetozid – Tötung des Kindes – bedeutet hätte). Die Eltern entschieden sich dafür, das Kind auszutragen und den besten Weg für ihren kleinen Jungen zu suchen.

Da bereits eine sehr innige Beziehung beider Eltern zu dem Kind da war, bestanden sehr gute Voraussetzungen für eine Bindungsanalyse. Da beide Eltern die verbleibende Zeit der Schwangerschaft intensiv nutzen wollten, und da sie nicht sicher sein konnten, dass ihr Kind überlebt, kamen sie bis auf einen Termin immer gemeinsam.

Ich entschied mich, die Anamnese nach und nach zu erfragen, da ich den Eindruck hatte, dass es für die Eltern und das Baby sehr wichtig wäre, miteinander in Kontakt zu kommen. Daher machte ich bereits vom ersten Kontakt an „Babystunden", also die Anleitung zur Entspannung und zur Kontaktaufnahme mit dem Kind und dem eigenen Körper.

Die erste Babystunde verlief sehr intensiv. Es gelang der Mutter problemlos, den Kontakt zum Kind herzustellen, da sie bereits eine Bindung zum Kind aufgebaut hatte. Sie hatte den Eindruck, dass der Kleine sehr tapfer sei, was sie zu Tränen rührte. Sie empfand das Kind als unbeschwert, es wollte spielen. Da es ihr schwer fiel, darauf einzugehen, weil sie sich eher belastet fühlte, bat sie ihren Mann diesen Part zu übernehmen. Er legte die Hand auf ihren Bauch, erzählte dem Kind vom abendlichen Kontaktritual und bat es, sich an seine Hand anzuschmiegen, was es auch tat.

Die Mutter hatte den Eindruck, dass das Baby nicht verstehen konnte, weshalb sie so traurig war und überlegte, ob sie es ihm sagen sollte.

Während sie sich mit ihren Ängsten auseinandersetzte, wie sehr sich ihr Leben mit einem schwer herzkranken Kind verändern würde, kam sie in einen körperlichen Prozess. Sie spürte ihre Beine wie gelähmt, fühlte sich total eingeschnürt und beengt, wobei sich diese Empfindungen über den ganzen Körper ausbreiteten. Diese Körperempfindungen passten zwar zu der Angst, waren aber so heftig, dass ich tiefere Ursachen vermutete.

Als ich sie weiter in ihre Körperwahrnehmungen hineinführte, löste sich das Gefühl der Lähmung langsam auf und wurde abgelöst von Angst und Leere und der Empfindung von „zwei Ichs", wobei das eine „Ich" fliegen würde und das andere mitkommen wollte, sich aber dann für die Verantwortung entschied und mit einem schweren Gefühl zurückblieb.

Als sie unter Tränen durch diesen Prozess gegangen war, nahm sie wieder Kontakt zu ihrem Baby auf und war erstaunt, dass es weiterhin so angstfrei und unbelastet wirkte. Ich hatte die Mutter gebeten, dem Kind zu sagen, dass sie jetzt in einem eigenen Prozess sei, der nichts mit dem Baby zu tun hätte. Zudem machte ich ihr bewusst, dass es dem Baby zurzeit ja vollkommen gut ginge, da es von dem Herzfehler nichts merken würde, solange es an den Kreislauf der Mutter angeschlossen war.

Das Baby wollte in erster Linie wissen, ob es so geliebt würde, wie es sei. Im Laufe des Kontakts wurde die Mutter immer sicherer, so dass sie dem Baby überzeugend sagen konnte, dass sich alle auf das Baby freuen würden. Bei der Verabschiedung hatte sie das Bild, dass sich das Baby beruhigt in die innere und äußere Hand beider Eltern schmiegte.

Für den allerersten Kontakt war dieser Verlauf außergewöhnlich, da er in jeder Beziehung so intensiv ablief. Zum Glück war ihr Mann sehr gelassen und begleitete sie voller Vertrauen.

Da ich den Eindruck hatte, dass es hilfreich für sie sein könnte, die Hintergründe ihres Prozesses zu verstehen, erklärte ich ihr meine Hypothese, dass sie in ihrer eigenen vorgeburtlichen Zeit einen Zwilling gehabt hätte, dessen Nabelschnur sie umschlungen und eingeschnürt hatte. Diese Interpretation fand sie sehr einleuchtend. Dieser Zwilling wäre wohl schon sehr früh wieder gestorben, wobei dies für den zurückbleibenden Zwilling auf der seelischen Ebene meist ein sehr schmerzhafter Prozess ist und das Gefühl der Leere und Angst hervorrufen kann.

Ich teilte ihr auch mit, dass man heute durch den Ultraschall weiß, dass es wesentlich mehr frühe Zwillingsschwangerschaften gibt, als es Zwillinge gibt und dass dies eine sehr prägende vorgeburtliche Erfahrung sein kann. Auch machte ich ihr Hoffnung, dass sich durch diesen Prozess ihre Angst verringern könnte, durch den Herzfehler des Babys in ihren eigenen Möglichkeiten total eingeengt

zu werden.
In der zweiten Babystunde hatte die Mutter den Wunsch, ihr Baby über den Herzfehler zu informieren. Sie konnte wieder problemlos Kontakt aufnehmen und hatte den Eindruck, dass es dem Kind gut ging. Es würde gerade schaukeln und wäre sehr wach und interessiert. Ich leitete die Mutter an, dem Kind erst die Blutversorgung über die Nabelschnur zu erklären, damit es wusste, dass zurzeit keine Gefahr bestünde.
Dann erzählte sie ihm, dass die Ärzte einen Herzfehler festgestellt hätten und wie dieser aussehen würde (zu kleine rechte Herzkammer) und dass ihm die Ärzte helfen würden, damit das Herz funktionieren könnte. Das Baby wollte wissen, ob es das schaffen würde und die Mutter bestätigt es ihm. Es entwickelte sich ein innerer Dialog, in dessen Verlauf die Mutter immer zuversichtlicher wurde und der Kleine am Ende sehr „laut" mitteilte, dass er stark sein wolle.
Die Mutter teilte ihm mit, dass er zurzeit noch gar nichts machen müsste, außer wachsen und groß und stark zu werden. Auch könne er beruhigt spielen und schlafen. Der Kleine signalisierte dann, dass er Kontakt zum Vater wollte und wollte auch vom Vater wissen, ob er Angst haben müsse. Als ihm der Vater sagt, dass er keine Angst haben müsse und dass sie für ihn da sein würden und ihn über alles lieb hätten, war er beruhigt und wollte wissen, ob der Vater mit ihm Fußball spielen würde, weil der Vater am Abend vorher Fußball geschaut hatte. Als der Vater ihm dies versicherte, kuschelte er sich in die innere Hand des Vaters und lag ganz lässig und entspannt da.
In den nächsten Babystunden genoss der Kleine und seine Eltern die innige Nähe und er teilte mit, was er im Bauch an Bewegungsmöglichkeiten und Sinneswahrnehmungen erlebte. Er bestätigte seiner Mutter, dass er es mitkriegen würde, wenn sie tagsüber oder abends manchmal Ängste hätte und ihr die Tränen kämen, aber er würde es nicht auf sich beziehen. Außerdem wäre es gut, dass der Papa da wäre und notfalls könne er ja in seinen Bauch umziehen.
Etwa fünf Wochen vor dem Geburtstermin signalisierte das Baby ganz deutlich, dass es keine Angst hatte und sich auf die Welt freute. Die Mutter bekam zum ersten Mal Bilder von einem kleinen Kerl, der herumtapst und Steine und Tannenzapfen aufhebt. Der Vater hatte das Gefühl, dass das Baby sich nicht nur an seine äußere Hand anschmiegt, sondern ihn von innen streicheln würde.
In der 30. Schwangerschaftswoche klärten die Eltern das medizinische Vorgehen in St. Augustin und versuchten, sich auf die Situation in der Intensivstation und die erste Operation 1-2 Wochen nach der Geburt einzustellen.
Außerdem nahmen sie Kontakt zum nächstgelegenen Krankenhaus mit Kinderintensivstation auf, falls das Kind erheblich zu früh kommen würde, damit es dort zur Welt kommen und anschließend mit dem Hubschrauber nach St. Augustin gebracht werden könnte. Da es bis zum Abschluss der Geburt über die Nabelschnur mit Sauerstoff versorgt würde, wurde auch von medizinischer Seite eine natürliche Geburt empfohlen.

Als die Entbindung näher rückte, brachen bei der Mutter noch einmal massiv die Ängste auf, durch die Krankheit des Kindes in eine ausweglose Situation zu geraten und nicht mehr selbstbestimmt leben zu können. Sie versuchte Gefühle von Vertrauen, Zuversicht, Freiheit und Leichtigkeit dagegen zu setzen.

Da die Mutter zehn Tage vor dem errechneten Geburtstermin in St. Augustin sein sollte, begannen wir in der 35. Schwangerschaftswoche mit der psychologischen Geburtsvorbereitung. Die Eltern besuchten auch einen von einer Hebamme geleiteten Geburtsvorbereitungskurs. Außerdem ging es darum, das Baby auf die Intensivstation und die Operation vorzubereiten, damit es sich darauf einstellen und entsprechend mithelfen könnte. Untersuchungen haben gezeigt, dass auch Babys Operationen besser verkraften, wenn sie ihnen vorher erklärt werden.

Zunächst ging es um den Prozess des inneren Loslassens der Mutter-Kind-Einheit, wobei natürlich angesichts der bevorstehenden Operation in besonderer Weise die Angst mitschwang, das Kind nicht mehr beschützen zu können. Auch beim Vater stieg die Sorge, je näher der Geburtstermin rückte. Im Gegensatz hierzu wäre das Baby „noch völlig unbelastet und sorgenfrei. Es trennt noch völlig, dass wir uns Sorgen machen. Es findet, wir sind komisch drauf. Er spürt so `ne Lebensfreude und will zeigen, was er alles schon kann." Allerdings überlegte er auch, ob er nicht lieber klein bleiben sollte, um im Bauch bleiben zu können.

In den nächsten Stunden erzählten die Mutter und der Vater, wie sie die Schwangerschaft von Anfang an erlebt hatten. Wichtig war hierbei der Mut, ehrlich zu sein und sowohl zwiespältige Gefühle und Ängste als auch Zuversicht und Freude offen anzusprechen. Hierdurch wurde dem Kind signalisiert, dass es selbst auch alle Gefühle ausdrücken darf und trotzdem geliebt wird.

Der Vater sagte ihm, dass er es unglaublich findet, „dass man jemanden, den man noch gar nicht gesehen hat, schon so liebhaben kann" und es wurde eine große Vertrautheit zwischen den Eltern und dem Baby spürbar.

Der Kleine thematisierte außer seiner unbeschwerten Zeit auch, dass es zwischendrin mal „schwarz wurde" und dass er etwas Angst gehabt hätte und sich alleine gefühlt hätte. Dies entsprach wohl der Zeit der Diagnose.

In der Vorbereitung auf die Geburtssituation und die Zeit danach sprachen die Eltern auch von der Herzensverbindung, die unabhängig von der räumlichen Nähe wäre, da sie bei den Untersuchungen direkt nach der Geburt und der Operation nicht direkt bei ihm sein könnten.

Am Ende der Geburtsvorbereitung sprach der Kleine auch vom „blöden Herz" und fragte, was wäre, wenn er nicht gesund wäre und ob er sterben könnte. Er ließ sich jedoch damit beruhigen, dass die Ärzte ihm helfen würden und es wurde sehr deutlich, dass es für ihn am wichtigsten war, dass seine Eltern ihn bedingungslos liebhaben und bei ihm sein würden. Er zeigte großes Vertrauen und einen eindeutigen Lebenswillen und freute sich darauf, die Welt zu entdecken.

Der Kleine kam zwölf Tage vor dem errechneten Geburtstermin in St. Augustin zur Welt (nach spontan begonnener Geburt mit einem Kaiserschnitt, da der Kopf nicht durch das Becken passte) und wurde kurz darauf erfolgreich operiert. Da er seinen Eltern so deutlich mitgeteilt hatte, wie wichtig es für ihn sei, dass sie bei ihm wären, setzten sie durch, dass sie auch nachts bei ihm sein konnten. Das tat ihm bestimmt sehr, sehr gut und er hat sich zu einem echten Sonnenschein entwickelt, so wie es schon während der Schwangerschaft spürbar war. Er freut sich seines Lebens – und seine Eltern mit ihm.

15. Fallgeschichte: Interview mit einer Schwangeren zu ihrem Erleben der Bindungsanalyse

von ***Irene Basler***

Wie ich mein Baby und meine eigene Geschichte besser kennen lernte (Interview von Irene Basler mit einer werdenden Mutter)

Was mich bewog, diese Bindungsanalyse für das Buch auszuwählen, lag an ihrem Facettenreichtum und der Offenheit der werdenden Mutter sich mit allen auftauchenden Themen auseinander zu setzen. Dadurch war trotz der insgesamt nur 13 Treffen eine intensive Begleitung möglich.

„Welche drei Worte passen am besten, um Ihr Erleben der Bindungsanalyse zu beschreiben?"

„Es war der geschützte Raum, die innere Stabilität, und die Verbindung zum Baby."

„Was haben Sie von der Bindungsanalyse erwartet?"

„Ich wollte mich gut vorbereiten und eine bewusste Verbindung zum Baby schon im Mutterleib."

„Was hat Sie bei der Bindungsanalyse überrascht?"

„Es war sehr strukturiert und planvoll, aber ich konnte trotzdem woanders hin abbiegen, wenn es mir wichtig erschien. Es hatte etwas Spirituelles, das Sprechen von der Seele und es war sehr gefühlvoll, was ich bei dem Namen Bindungsanalyse nicht erwartet hätte. Und es ging sehr tief. Nicht nur in der Verbindung mit dem Kind, sondern auch in meine eigenen Tiefen."

„Wie haben Sie den Kontakt zum Kind in der Bindungsanalyse erlebt?"

„Es hatte eine andere Qualität, als wenn ich sonst mit dem Kind gesprochen habe. Durch die Bindungsanalytikerin gibt es eine Zeugin, dass es wirklich so ist, dass sich so ein anderer Raum öffnet, eine andere Ebene... Das gibt mehr Sicherheit, den Bildern und Gefühlen zu trauen."

„Was war während Ihrer Schwangerschaft belastend?"

„Ich hatte anfangs ein schlechtes Gewissen wegen dem Beschäftigungsverbot. Es hat für die Kolleginnen nicht gut gepasst. Mein Partner war viel weg. Sowohl räumlich als auch von seiner Präsenz für mich und unsere Familie. Jetzt ist er da. Ich hätte mir mehr Aufmerksamkeit für mich als Schwangere gewünscht. Die Beziehung zu meiner Frauenärztin war schwierig, weil sie sehr auf medizinische Sicherheit bedacht war. Dies erschwerte es mir, mich auf mein Gefühl zu verlassen."

„Was war besonders beglückend?"

„Ich hatte viel Zeit und die hab ich gern für mich und mein Kind genutzt. Wenn ich spazieren ging oder schwimmen und ihm davon erzählt habe. Ich konnte manchmal so dankbar sein, dass ich jetzt Mama werde. Manchmal gab es Menschen, die haben sich so wahnsinnig mit mir gefreut. Das hat immer so gut getan. Die ersten ganz, ganz feinen Bewegungen im Bauch. Und als mein Partner mich nochmal ernsthaft gefragt hat, ob ich ihn heiraten will."

„Welche eigenen Prozesse wurden durch die Schwangerschaft ausgelöst?"

„Das Thema meiner eigenen (Herkunfts-)Familie. Es gibt eine gesunde Distanz. Aber ich wäre doch gerne mehr gesehen worden und hätte gefühlsmäßig gerne mehr bekommen. In der Beziehung zu meiner Mutter freu´ ich mich, dass wir zwei Erwachsene sind, die allerdings recht unterschiedlich sind. Sie versucht sich nicht mehr so viel einzumischen und ich lasse sie wie sie ist. Das finde ich gesund.
Aber bei dem Bild (beim Nacherleben der eigenen Geburt), dass ich gar nicht aus dem Bauch meiner Mutter raus will, weil ich mich nicht erwünscht gefühlt habe, da hat sich gar nicht so viel verändert. Da hätten sich auch alle freuen und sich um mich kümmern sollen.
Manchmal habe ich mich in der Schwangerschaft gefühlt wie ein kleines Kind: Launisch, trotzig und hilflos – in keiner Relation zu der auslösenden Situation. In der Paarsituation habe ich den Wechsel von Muttergefühlen – meinen Partner umsorgen wollen – erlebt und dann war ich wieder das kleine Kind, das umsorgt werden wollte. Das habe ich in der Schwangerschaft besonders bewusst erlebt und

ich habe mich mit meinem Partner über unsere Kindheit ausgetauscht. Auch über das Thema: „Wie bin ich auf die Welt gekommen und möchte ich wirklich hier sein?“ Das beschäftigt mich auch, weil das Baby so weit oben sitzt und sich nicht nach unten bewegt. Auch meinen Partner hat die Frage sehr bewegt, wie er auf die Welt gekommen ist und er damit im Nachhinein ganz unzufrieden ist. Er wurde eine Woche früher geholt, weil seine Mutter nicht mehr wollte und sowieso ein Kaiserschnitt geplant war. Wir bekamen beide eine Wut auf die Frauenärztin, weil sie wollte, dass wir einen Termin für einen Kaiserschnitt vereinbaren sollten.
Wir machen uns auch Gedanken, wie wir mit unserem Kind umgehen wollen, weil das Baby ja schon ein komplett fertiger Mensch ist, nicht einfach nur ein kleines Kind, das versorgt werden muss. Ich bin gespannt, wie wir das umsetzen, wie wir drei zu unserem Recht kommen.“

„Was war Ihnen bei den Abschlussstunden zur psychologischen Geburtsvorbereitung besonders wichtig?“

„Es war wichtig für mich zu spüren, dass ich als Baby überfordert war und nicht wusste, was auf mich zukommt. Und dass ich meinem Baby das erzählen kann. Und dass ich unterscheiden kann, was kommt von ihm und was kommt von mir. Und dass ich was tun kann und mit ihm während der Geburt in Kontakt sein kann.“

„Wie wäre es Ihnen ohne Bindungsanalyse wahrscheinlich ergangen?“

„Ich glaub´, ich hätte mich mehr allein gefühlt während der Schwangerschaft. Es war ein bisschen Ersatz, für das was in der Familie gefehlt hat. Gesehen zu werden, so etwas Mama-Ersatz.
Auch dass ich über meinen Partner reden konnte. Es blieb hier und richtete keinen Schaden an.
Ich glaube auch, dass ich mir meiner spirituellen Verbindung bewusster geworden bin. Ich konnte alles sagen, ohne dass es bewertet oder belächelt wurde.“

„Gab es noch etwas, was Ihnen besonders wichtig war?“

„Die Arbeit mit den Bildern (Anleitung, die ideale Situation zu visualisieren). Zum Beispiel bei dem Verlust meiner Zwillingsschwester, dass wir beieinanderliegen oder dass meine Eltern sich freuen, dass ich auf die Welt komme. Das nehme ich mit. Die eine Stunde fand ich auch besonders wertvoll, als mein Kind mir beim Spiegelspiel – als wir uns gegenseitig unsere Körper gezeigt hatten – erzählt hat, was es sich wünscht. Es wirkte zunächst so banal, aber es hat mir bewusst gemacht, dass das Baby seinen eigenen Körper hat und dass wir uns trennen.“

Das Interview fand in der 39. SSW statt. Das Baby kam in der 40. SSW durch Kaiserschnitt auf die Welt. Trotz zwei zusätzlicher intensiver Bindungsanalysestunden per Telefon war es nicht bereit, seine Querlage zu verändern. Selbstverständlich wurden sowohl das Kind als auch die Mutter auf den Kaiserschnitt vorbereitet.

Anhang

Ausbildungsmöglichkeiten

Seit 2008 wurden in Deutschland, dann später in Österreich und der Schweiz, sowie in den USA Ausbildungskurse zum Erlernen der Bindungsanalyse durchgeführt. Diese Ausbildungskurse laufen heute weiter, wobei es zwei verschiedene Schienen gibt. Zum einen bieten die vier folgenden Psychotherapeuten/Psychoanalytiker eine pränatal-psychologisch und psychologisch fundierte Bindungsanalyse speziell für Psychotherapeuten an: Dr. Ludwig Janus, Dr. Helga Blazy, Dr. Ursula Volz-Boers und Dr. Gerd Schroth. Bei Interesse an einer BA-Ausbildung können diese Therapeuten unter folgenden Email Adressen kontaktiert werden:

- janus.ludwig@gmail.com
- nc-blazyhe@netcologne.de
- dr.volz-boers@t-online.de
- dr.schroth@schroth-apv.com

Die Ausbildungsdauer der Kurse erstreckt sich meist über zwei Jahre und findet an 19 Wochenenden statt. An sieben Wochenenden wird die Theorie vermittelt, an weiteren ca. zwölf Wochenenden erfolgt die Begleitung und Supervision von eigenen Fällen. Insgesamt beträgt der Kursumfang 180 Stunden. Für die Kompetenz der Durchführung von Bindungsanalysen ist eine Selbsterfahrung regelhaft erforderlich, die insbesondere die eigene Schwangerschaft und Geburt umfasst, aber auch die eigene Lebensgeschichte. Da die einzelnen Teilnehmer unterschiedliche Vorerfahrungen mitbringen, wird der Umfang der Selbsterfahrung in den Eingangsgesprächen individuell besprochen.
Es gibt aber auch ein von Gerhard Schroth angebotenes Kompakt-Curriculum NCBA im Umfang von 17-18 Tagen zu je 8 Unterrichtseinheiten, die ebenfalls die Selbsterfahrung der eigenen Frühgeschichte und persönliche Supervision der begleiteten Schwangerschaften umfaßt, s.a. www.schroth-apv.com
Informative Einführungen in die Bindungsanalyse werden von Christine Karrasch (mail@i-karrasch.de) und Christa Balkenhol (vorgeburtliche-eltern-baby-bindung@gmx.de) angeboten.

Es gibt natürlich auch außerhalb der Bindungsanalyse weitere Möglichkeiten zur Erforschung der eigenen vorgeburtlichen Zeit. Zum einen sind hier die Familienaufstellungen zu nennen, die heutzutage auch die Pränatalzeit einschließen. Des Weiteren kann man im Rahmen von Langzeitbeobachtungen von Kindern und Erwachsenen Verletzungen aus der Zeit der Vorgeburtlichkeit aufspüren und therapieren. Selbstverständlich bieten die unterschiedlichsten psychotherapeutischen Richtungen

Möglichkeiten, pränatal erlebte Verletzungen aufzudecken und aufzuarbeiten.
Das ist beispielsweise der Fall bei sogenannten Schwangerschafts- und Geburtsregressionen, bei denen man in die Zeit der eigenen Schwangerschaft und Geburt zurückgeführt wird, um die erlebten Verletzungen von damals noch einmal zu erleben und sie mit den Ressourcen eines Erwachsenen besser bewältigen zu können. Mithilfe von Ultraschalluntersuchungen lässt sich auch das Verhalten des ungeborenen Kindes, sowie seine Reaktionen auf bestimmte Erlebnisse und Erfahrungen beobachten. Weit verbreitet ist ebenfalls die Rückführung im Rahmen medizinisch-therapeutischer Hypnosesitzungen.

In Österreich initiierte und organisierte „aktion leben“ die erste Weiterbildung in Bindungsanalyse. Zudem setzt sich der unabhängige Verein beim Bundesministerium für Wirtschaft, Familie und Jugend für eine finanzielle Förderung ein. Dieses ist somit europaweit das erste Ministerium, das die Weiterbildung in vorgeburtlicher Beziehungsförderung für Beraterinnen anerkannter Familienberatungsstellen fördert. Im Oktober 2017 startet der zweite Weiterbildungs-Lehrgang, erneut in Kooperation mit dem Familienministerium. Die Bindungsanalyse wird in Österreich „vorgeburtliche Beziehungsförderung“ genannt, um Missverständnisse hinsichtlich der Qualifikation zu vermeiden. Weitere Infos: www.aktionleben.at.

Glossar:

Bonding – engl. für Bindung. In Bezug auf die prä- und postnatale Bindung spricht man auf Seiten der Mutter von „bonding“ und von Seiten des Babys von „attachment“. Im Deutschen wird kein sprachlicher Unterschied gemacht. Siehe auch Bindungstheorie von Bowlby.

Cerclage – Ein Begriff aus der Geburtshilfe, die Cerclage (Zervixcerclage) betrifft die vorübergehende Verschließung des Muttermundes zur Vorbeugung einer Frühgeburt.

Doula – ist eine Schwangerschafts-, Geburts- und Wochenbettbegleiterin.

Gestation - Schwangerschaft

HT-Wert – Messung der Herztöne.

Hypoglykämie – Unterzuckerung im Rahmen einer Diabetes.

intrauterin – in der Gebärmutter

ISPPM – Internationale Gesellschaft für Pränatale Psychologie und Medizin

Kristaller-Griff / kristallern – Damit wird eine Methode bezeichnet, mit der durch wehensynchronen Druck auf das Gebärmutterdach in der Austreibungsphase die Geburt des Kindes beschleunigt werden kann. Für Mutter und Baby ist dieses Verfahren sehr unangenehm.

Methylierung – Methylierung ist ein Begriff aus der Genforschung. Hier versteht man unter DNA-Methylierung beispielsweise die chemische Kopplung von Methylgruppen an bestimmte Nukleotide der DNA. Die DNA-Mythelierung ist eine chemische Abänderung an Grundbausteinen der Erbsubstanz einer Zelle. Diese Abänderung (Modifikation) wird durch die Übertragung von Methylgruppen durch Enzyme (DNA-Methyltransferasen) auf Nukleobasen an bestimmten Stellen der DNA bewirkt.

Regression und Regressionsführung - Die Regression (hier im Sinne von Rückführung) ist ein Instrument der Bearbeitung und Bewältigung früherer Traumata, entweder aus der vorgeburtlichen Zeit stammend, im Geburtsverlauf entstanden, oder in der frühen Kindheit erlebt. Mittels spezieller Hypnosetechniken kann in diese Zeiträume mental und emotional rückgeführt werden, um die erlebten Traumata aufzulösen.

Salutophysiologie – bezieht sich auf die Dynamiken der physiologischen Systeme in der Schwangerschaft.

Sectio - Kaiserschnitt

REM-Messungen – REM bedeutet Rapid Eye Movement (sinngemäß „schnelles Augenrollen) und bezeichnet eine Schlafphase, die u.a. durch schnelle Augenbewegungen bei geschlossenen Lidern gekennzeichnet ist. Sie ist die für die Gesundheit des Menschen sehr wichtige Traumphase. REM-Messungen erfassen Gehirnströme und dienen der Diagnose und Ursachenforschung von Schlafstörungen.

Autorinnenprofile und Kontaktdaten

Christa Balkenhol
Zum Königsberg 11
41812 Erkelenz
Tel. 02435-5679927
Mobil: 0177-4156865
www.vorgeburtliche-eltern-baby-bindung.net
www.prenatus-ev.de

Dipl.-Übersetzerin, Hochschuldozentin, Bindungsanalytikerin, Regressionsleiterin und Ausbildung in Hypnose.

Irene Basler
Hellbergweg 8
76275 Ettlingen
irenebasler@aol.com

Als Dipl.-Pädagogin und Bindungsanalytikerin arbeite ich in der Schwangerschaftsberatung des Sozialdienstes kath. Frauen in Karlsruhe und in eigener Praxis in Ettlingen. Ich habe langjährige Erfahrung in der vorgeburtlichen Bindungsförderung. Zudem in der Trauerberatung für Eltern, die ein Kind während der Schwangerschaft oder im ersten Lebensjahr verloren haben sowie in der Frühförderung von Kindern mit Entwicklungsverzögerungen und Behinderungen.

Mag.a (FH) Karina Bartolich
2474 Gattendorf
Österreich
0699-11970270
Mail:info@babysprechstunde.at
Website: www.babysprechstunde.at
Facebook: www.facebook.com/babysprechstunde

FH für Sozialwissenschaftliche Berufe, Dipl. Eltern-Säuglings-Kleinkind-Beraterin (SFU und Ökids), Bindungsanalytikerin, Prä- und Perinatale Traumaarbeit nach Karlton Terry (IPPE) i.A, S.A.F.E und BASE Babywatching Mentorin, Babymassagekursleiterin, tätig als Obfrau im Familienzentrum „Gross und Klein" und seit 2010 in freier Praxis. Mutter von zwei Söhnen und einer Tochter.

Johanna Jagoditsch
Tel: 0043(0)6801237409
E-mail: bindungsanalyse.wien@gmail.com

Bindungsanalytikerin, Integration Prä- und Perinataler Erfahrungen nach Karlton Terry (IPPE),

Eltern- Säuglings-Kleinkind-Beraterin (SFU und Ökids), Sozialarbeiterin, Base Babywatching Mentorin, tätig als Schwangerenberaterin in einer Familienberatungsstelle und in eigener Praxis. Mutter zweier Kinder.

Dipl.-Ing. Christine Karrasch
Fürstenrieder Straße 14
80687 München
Praxis und Institut: +49(89) 12 59 58 72
Mobil: +49(176) 84427447
www.i-ckarrasch.de
mail@i-ckarrasch.de

Leiterin des Instituts Christine Karrasch für pränatal fundierte tiefenpsychologische Fortbildungen, Heilpraktikerin für Psychotherapie, zertifizierte Bindungsanalytikerin, Supervisorin und Coach.

Marion König
Unterer Belz 12
88693 Deggenhausertal Wittenhofen
Tel.: 07555-9294679
Mail: kontakt@in-freudiger-erwartung.eu
http://www.in-freudiger-erwartung.eu/

Körpertherapeutin mit dem Schwerpunkt Prä-und Perinatale Psychologie. Ich bin Mitglied der ISPPM e.V. (Internationale Gesellschaft für Prä- und Perinatale Psychologie und Medizin), und engagiere mich dort in verschiedenen Arbeitsgruppen. Ich bin Mutter von drei Söhnen und „Omion" von zwei Enkelkindern.

Dr. Gerda Kosnar-Dauz
Hüttelbergstrasse 20/22
A-1140 Wien
+43 (0)664 1305664
Gerda@Kosnar-Dauz.at
www.Kosnar-Dauz.at

Ärztin für Allgemeinmedizin und Homöopathie, Systemisches Coaching und Mediation, Ärztliche Stillberatung IBCLC, Bindungsanalyse, Prä-und Perinatale Psychologie IPPE (www.ippe.at und www.ippe.info). „Aude sapere" („wage zu wissen") beschreibt sehr gut meinen Lebensweg, der mich klar zur Medizin, und ebenso klar durch Dutzende andere Aus- und Weiterbildungen geführt hat. Die beste aller Therapien ist die Prävention. Und dafür habe ich in der Bindungsanalyse und der Prä-und Perinatalen Psychologie ein Feld gefunden, in dem ich all das, was ich davor auch schon gelernt hatte, einbringen kann. Leidenschaftlich gerne stelle ich mein Wissen in den Dienst eines guten Lebens – insbesondere eines guten Lebensbeginns. Ich habe drei Kinder, die alle zu Hause zur Welt gekommen sind.

Elisabeth Kurth
Augustusweg 46
01445 Radebeul
Tel. 0351 830 34 78
Email: kurth@stillpraxis.de
www.stillpraxis.de

Still- und Laktationsberaterin IBCLC, Schreibaby-Therapeutin, Fachberaterin für Emotionelle Erste Hilfe und Schmetterlingsmassage, Elternberaterin bei Schlaf-, Fütter- und Essproblemen und Erziehungsthemen, Craniosacrale Traumatherapeutin. Eigene private Praxis in Radebeul seit mehr als 20 Jahren.

Maria Reiter-Horngacher, MSc.
Master of Neuroscience (AON)
Glanfeldstrasse 32, A-5020 Salzburg,
Mobil: 0043 664 1448774
Mail: m.reiter-horngacher@gmx.at

Als Physiotherapeutin und Osteopathin arbeite ich seit 20 Jahren mit schwangeren Frauen, Babys und Kleinkindern in eigener Praxis in Salzburg. Mit der Bindungsanalyse nach Jenö Raffai fand ich eine Therapieform, die in allen Phasen der Schwangerschaft eine bereichernde Begleitung ist. Die Gehirnforschung brachte mir den wissenschaftlichen Hintergrund, warum die Bindung zwischen der Mutter und dem Baby in der Schwangerschaft und die Begleitung von werdenden Müttern so wichtig ist.

Dr. med. Veronika Sowa
Karl-Heine-Str. 101
D 04229 Leipzig
privatpraxis@sowanet.de
www.sowanet.de
Tel 0172-3652525
Tel 0341-26697112

Fachärztin für Allgemeinmedizin (Medizinstudium an der Universität zu Leipzig), Ausbildung in klassischer Homöopathie und Reisemedizin, Mutter-Kind-Bindungsanalyse.
Mutter von zwei Töchtern und Großmutter von vier Enkelkindern.

Literaturempfehlungen

Bettina Alberti: Die Seele fühlt von Anfang an, Wie pränatale Erfahrungen unsere Beziehungsfähigkeit prägen. Kösel Verlag, München, 2005.

Ute Auhagen-Stephanos: Damit mein Baby bleibt – Zwiesprache mit dem Embryo von Anfang an. Kösel Verlag, München, 2009.

Ute Auhagen-Stephanos: Der Mutter-Embryo-Dialog. Fruchtbarkeit und Unfruchtbarkeit im Spiegel der Psychotherapie, Psychosozial Verlag, Gießen, 2017.

Alfred R. und Bettina Austermann: Das Drama im Mutterleib – Der verlorene Zwilling. Königsweg Verlag, Berlin, 2012.

Alfred R. und Bettina Austermann: Ich habe meinen Zwilling verloren - Allein Geborene erzählen. Eine Entdeckungsreise für Suchende. Königsfeld Verlag, Berlin, 2013.

Bernard W. Bail: Die Inschrift der Mutter – Prägung des ungeborenen Lebens durch das unbewusste der Mutter. Mattes Verlag, Heidelberg, 2007.

Irene Behrmann und Marianne Sturm: Leben und Geburt, Pränatal Zeit , Geburt, Kaiserschnitt, frühe Kindheit – Regressionstherapeutische Dokumente. Mattes Verlag, Heidelberg, 2014.

Christina Berndt: Resilienz, das Geheimnis der psychischen Widerstandskraft. Deutscher Taschenbuch Verlag, München, 2013.

Marie-Andrée Bertin: Das Wunder des werdenden Lebens. Bewusste Elternschaft zum Wohle des Kindes, der Familie und der Gesellschaft. Rosenblatt Verlag, 2003.

Helga Blazy: Und am Anfang riesige Räume …und dort erschien das Baby. Berichte aus dem intrauterinen Raum. Mattes Verlag, Heidelberg, 2014.

Helga Blazy: Der Neuland Seefahrer beginnt die Reise. Darstellung neuer Erfahrungen aus der Bindungsanalyse. Mattes Verlag, Heidelberg, 2016.

Helga Blazy: Wie wenn man eine innere Stimme hört. Bindung im pränatalen Raum. Mattes Verlag, Heidelberg, 2009.

Helga Blazy: Gespräche im Innenraum. Intrauterine Verständigung zwischen Mutter und Kind. Mattes Verlag, Heidelberg, 2012.

Erich Blechschmidt: Wie beginnt das menschliche Leben. Vom Ei zum Embryo. Christiana Verlag, 2002.

Karl Heinz Brisch und Theodor Hellbrügge: Die Anfänge der Eltern Kind Bindung. Schwangerschaft, Geburt und Psychotherapie. Klett Cotta Verlag, Stuttgart, 2007.

David Chamberlain: Woran Babys sich erinnern. Über die Anfänge unseres Bewusstseins im Mutterleib. Kösel Verlag, München, 2013.

Theresia Maria de Jong: Im Dialog mit dem Ungeborenen, ViaNova Verlag, Petersberg, 2004.

William Emerson: Behandlung von Geburtstraumata bei Säuglingen und Kindern. Mattes Verlag, Heidelberg, 2012.
Thomas Harms: Auf die Welt gekommen. Die neuen Babytherapien. Ulrich Leutner Verlag, 2000.
Hengstschläger M.: Die Macht der Gene. Schön wie Monroe, schlau wie Einstein. Piper Verlag, 2006.
Sven Hildebrandt, et. Al.: Ich spüre - also bin ich. Bedürfnisse vorgeburtlicher Kinder und ihrer Eltern im Spannungsfeld zwischen geburtskulturellen Entwicklungen, Gesundheitspolitik, Grundrechten, Ethik und Ökonomie. Mattes Verlag, Heidelberg, 2015.
Sven Hildebrandt, et. al.: Wurzeln des Lebens. Die pränatale Psychologie im Kontext von Wissenschaft, Heilkunde, Geburtshilfe und Seelsorge. Mattes Verlag Heidelberg, 2012.
Sven Hildebrandt, et. al.: Bindung und Geburt im transgenerationalen Kontext, Geburt als Resilienzfaktor seelischer Gesundheit. Mattes Verlag, Heidelberg, 2016.
Sven Hildebrandt, et. al.: Schwangerschaft und Geburt prägen das Leben. Mattes Verlag, Heidelberg, 2015.
Sven Hildebrandt, et. al.: Kaiserschnitt, Mattes Verlag, Heidelberg, 2014.
Sven Hildebrandt, et. al.: Verborgene Wahrheiten. Der verantwortungsvolle Umgang mit Erinnerungen aus unserer frühesten Lebenszeit. Mattes Verlag, Heidelberg, 2013.
Wolfgang H. Hollweg: Von der Wahrheit, die freimacht. Erfahrungen mit der tiefenpsychologischen Basistherapie. Mattes Verlag, Heidelberg, 1995.
Gerald Hüther: Etwas mehr Hirn bitte. Vandenhoek und Ruprecht Verlag, Göttingen, 2015.
Gerald Hüther: Die Macht der inneren Bilder. Wie Visionen das Gehirn, den Menschen und die Welt verändern. Vandenhoek und Ruprecht Verlag, Göttingen, 2008.
Gerald Hüther: Was wir sind und was wir sein könnten. Ein neurobiologischer Mutmacher. S. Fischer Verlag, 2011.
Gerald Hüther, W. Roth, M. Brück: Damit das Denken einen Sinn bekommt. Herder Verlag, 2009.
Gerald Hüther, I. Krens: Das Geheimnis der ersten neun Monate. Beltz Verlag, 2015.
Arthur Janov: Vorgeburtliches Bewusstsein. Das geheime Drehbuch, das unser Leben bestimmt. Scorpio Verlag, 2011.
Ludwig Janus: Geburt, Psychosozial Verlag, Gießen, 2015.
Ludwig Janus: Die Psychoanalyse der vorgeburtlichen Lebenszeit und der Geburt. Psychosozial Verlag, Gießen, 2000.
Ludwig Janus: Die pränatale Dimension in der Psychotherapie. Mattes Verlag, Heidelberg, 2013.
Ludwig Janus: Der Seelenraum des Ungeborenen, Pränatale Psychologie und Therapie. Patmos Verlag, 2013.
Ludwig Janus: Die pränatale Dimension in der psychosomatischen Medizin. Psychosozial Verlag,

Gießen, 2013.
Ludwig Janus, Helga Levend: Bindung beginnt vor der Geburt. Mattes Verlag, Heidelberg.
Ludwig Janus und Sigrun Haibach: Seelisches Erleben vor und während der Geburt. LinguaMed Verlag, Neu-Isenburg, 1997.
Ludwig Janus, Klaus Evertz: Lehrbuch der pränatalen Psychologie. Mattes Verlag, Heidelberg, 2014.
Ludwig Janus: Wie die Seele entsteht. Mattes Verlag, Heidelberg, 2011.
Bernhard Kegel: Epigenetik. Wie unsere Erfahrungen vererbt werden. Dumont Verlag, Köln, 2015.
Bruce Lipton: Intelligente Zellen, Wie Erfahrungen unsere Gene steuern. Koha Verlag, 2007.
Rüdiger Lorenz: Salutogenese, Grundwissen für Psychologen, Mediziner, Gesundheits- und Pflegewissenschaftler. Ernst Reinhardt Verlag, München, 2005.
Siegfried Lorenz: Wie das Seelenleben des Kindes schon im Mutterleib geformt wird. Die vorgeburtliche Kommunikation zwischen Mutter und Kind und ihre Bedeutung für die psychische Entwicklung des Kindes. Verlag für Wissenschaft und Bildung, Berlin, 1993.
Wendy Anne McCarty: Ich bin Bewusstsein. Babys von Anfang an als ganzheitliche Wesen willkommen heißen. Ein integratives Modell frühkindlicher Entwicklung. Innenwelt Verlag, Köln, 2013.
Astrid-Meyer-Schubert: Mein erstes Universum. Welt und Würde des vorgeburtlichen Kindes. Be&Be Verlag, Heiligenkreuz, Österreich, 2015.
Michel Odent: Es ist nicht egal, wie wir geboren werden. Risiko Kaiserschnitt, Mabuse Verlag, Frankfurt, 2015.
Jenö Raffai, **György Hidas**: Nabelschnur der Seele. Psychosozial Verlag, Gießen, 2010.
Jenö Raffai: Gesammelte Aufsätze. Mattes Verlag Heidelberg, 2015.
Otto Rank: Das Trauma der Geburt und seine Bedeutung für die Psychoanalyse. Psychosozial Verlag, Gießen, 2007.
Otto Rank: Technik der Psychoanalyse, Bd. I-III. Psychosozial Verlag Gießen, Neuausgabe 2006.
Franz Renggli: Das goldene Tor zum Leben. Wie unser Trauma aus Geburt und Schwangerschaft ausheilen kann. Arcana Verlag, München, 2013.
Giacomo Rizzolatti, Corrado Sinigaglia: Empathie und Spiegelneurone. Die biologische Basis des Mitgefühls. editon unseld, Suhrkamp, Frankfurt, 2008.
Gerhard Roth, Nicole Strüber: Wie das Gehirn die Seele macht. Klett-Cotta Verlag, Stuttgart, 2014.
Gerhard Roth: Aus Sicht des Gehirns. Suhrkamp Verlag, 2009.
Gerhard Roth: Persönlichkeit, Entscheidung und Verhalten, Klett Cotta Verlag, 2015.
Hanspeter Ruch: Unsere Geschichte - unser Potenzial. Wie vorgeburtliche Erlebnisse und Geburt

unser Leben prägen. ViaNova Verlag, Petersberg, 2001.
Franz Ruppert: Frühes Trauma, Schwangerschaft, Geburt und erste Lebensjahre. Klett Cotta Verlag, Stuttgart, 2015
Barbara Schlochow: Gesucht: Mein verlorener Zwilling. Liebe und Tod am Beginn des Lebens. Editions à la Carte, Zürich, 2011
Susanne Schulze: Kurzlehrgang Embryologie. Urban und Fischer Verlag, München, 2006.
Evelyne Steinemann: Der verlorene Zwilling. Wie ein vorgeburtlicher Verlust unser Leben prägen kann. Kösel Verlag, München, 2007.
Hanna Strack: Spirituelle Reise zur Gebärmutter. ATE Edition, Münster, 2014.
Nicole Strüber: Die erste Bindung. Klett Cotta Verlag, Stuttgart, 2016
Ilka-Marie Thurmann: Kaiserschnitt heilsam verarbeiten. Mabuse Verlag, Frankfurt am Main, 2015.
Thomas Verny, Pamela Weintraub: Das Baby von morgen. Bewusstes Elternsein von der Empfängnis bis ins Säuglingsalter. Rogner und Bernard Verlag, Hamburg, 2001.
JoannaWilheim: Unterwegs zur Geburt. Eine Brücke zwischen dem Biologischen und dem Psychischen. Mattes Verlag, Heidelberg, 1995.

Literatur zum Thema: Der alleingeborene Zwilling

Alfred R. Austermann; Bettina Austermann: Das Drama im Mutterleib. Der verlorene Zwilling. Königsweg Verlag, Berlin 2012.
Alfred R. Austermann; Bettina Austermann: Ich habe meinen Zwilling verloren, Alleingeborene erzählen, Eine Entdeckungsreise für Suchende, Königsfeld Verlag, Berlin, 2013.
Alfred R. Austermann; Bettina Austermann : Le syndrome du jumeau perdu, Le Souffle d'Or, 2007.
Brent H. Babcock: My Twin Vanished, Did Yours? - The Vanishing Twin Crisis. Tate Publishing, USA, 2009.
Peter Bourquin, Carmen Cortés: Der allein gebliebene Zwilling. Innenwelt Verlag, 2016.
Jim Cogley: The Twinless Self. Ireland, 2010.
Althea Hayton: Untwinned. Wren Publications, 2007.
Althea Hayton: A Healing Path for Womb Survivors. Wren Publicationsm, 2012.
Claude Imbert : Un seul être vous manque. Auriez-vous eu un jumeau? Editions Visualisation Holistique, Paris, 2004.
Joan Woodward: The Lone Twin. Understanding Twin Bereavement and Loss. Free Association Books, 2010.

Englische Fachliteratur

Nessa Carey: The Epigenetics Revolution. How Modern Biology is Rewriting Our Understanding of Genetics, Disease and Inheritance. Iconbooks, UK, 2012.

David Chamberlain: Windows to the Womb. North Atlantic Books, Berkeley, CA. USA, 2013.

David Chamberlain: The Mind of the New Born Baby. North Atlantic Books, Berkeley, CA, USA, 1998,

Dawson Church: The Genie in Our Genes. Epigenetic Medicine and the New Biology of Intention. Energy Psychology Press, USA, 2014.

Boris Cyrulnik: Resilience. Penguin Group, 1999.

Lloyd DeMause: Foundation of Psychohistory. Creative Roots. Inc., USA, 1982.

Robin Grille: Parenting for a Peaceful World. The Children's Project, UK, 2008.

Elisabeth Hallett: Stories of the Unborn Child. Writers Club Press, 2002.

Arthur Janov: Primal Healing. New Page Books, 2007.

Ludwig Janus: The Enduring Effects of Prenatal Experiencing. Echoes from the Womb. Mattes Verlag, Heidelberg, 2001.

Mia Kalef: The Secret Life of Babies. Emerging Families, 2008.

Joseph Ledoux: The Emotional Brain. Phoenix-Orion Books, UK, 1998.

Marshall H. Klaus; John H. Kennell; Phyllis H. Klaus: Bonding, Building the Foundations of Secure Attachment and Independence. Persens Publishing, 1995.

Annie Murphy Paul: How the Nine Months before Birth Shape the Rest of Our Lives. Simon and Schuster, Free Press, 2010.

Peter Nathanielsz: The Prenatal Prescription. The Groundbreaking Programme to Safeguard Your Child's Future Health. Vermilion, London, 2001.

Elisabeth Noble: Primal Connections, Simon and Schuster. A Fireside Book, 1993.

Michel Odent: Primal Health. Understanding the Critical Period between Conception and the First Birthday. Clairview Books, US, 2007.

Alessandra Piontelli: From Fetus to Child. The New Library of Psychoanalysis, Routledge, London, 1992.

Roy Ridgeway; Simon H. House: The Unborn Child. Beginning a Whole Life and Overcoming Problems of Early Origin. Karnac Publications, London, 2006.

Daniel Siegel: The Mindful Brain. W.W. Norton Publishers, USA, 2007.

Daniel Siegel; Mary Hartzell: Parenting from the Inside Out, Scribe Publishers, Melbourne, 2014

Maia Szalavitz; Bruce Perry: Born for Love – Why Empathy is Essential and Endangered. Harper Collings Publishers, USA, 2010.

Shirley Ward: Fractals from the Womb. A Journey through Pre- and Perinatal Psychotherapy, Createspace, Amazon Company. USA, 2014.
Ann Diamond Weinstein: Penatal Developmnt and Parents' Lived Experiences. How Early Events Shape our Psychophysiology and Relationships. W.W. Norton, New York, 2016.
Laurel Wilson; Tracy Wilson Peters: The Attachment Pregnancy. The Ultimate Guide to Bonding with Your Baby. Adams Media, USA, 2014.

Französische Fachliteratur

Marie-Andrée Bertin : L'éducation prénatale naturelle. Edition du Dauphin, Paris, 2012.
Nathalie Brücher; Marie-Claire Busnel : Nommer ce langage indicible. Quand le bébé parle depuis le ventre de sa mère. HD Temoignage, Auxerre, 2015.
Marc-André Cotton : Au nom du père, Les années Bush et l'héritage de la violence éducative. Editions l'Instant Présent, 2014.
Jean-Marie Delassus : Le génie du foetus, Vie prénatale et origine de l'homme. Dunod Editions, Paris, 2001.
Francoise Dolto : Tout est langage. Succès du Livre, 1987.
Catherine Gueguen : Pour une enfance heureuse. Repenser l"éducation à la lumière des dernières découvertes sur le cerveau. Pocket, Paris, 2014.
Nicole Guedeney : L'attachement, un lien vital. Editions Faber.
Claude Imbert : L'avenir se joue avant la naissance, la thérapie de la vie intra-utérine. Editions Visualisaton Holistique, Paris.
Ludwig Janus : Introduction à la psychologie prénatale (périnatale). Le Souffle d'Or, Gap, 2015.
Jean-Pierre Relier : L'aimer avant qu'il naisse. Le lien mère-enfant avant la naissance. Réponses, Editions Robert Laffont, Paris, 1993.
Pierre Renard : L'univers de l'enfant avant la naissance. Editions du Dauphin, Paris, 2003.
Miriam Szejer, Des mots pour naître, l'écoute psychanalytique en maternité, Gallimard, 1997.
Alfred Tomatis : Neuf mois au paradis, Histoires de la vie prénatale. Ergo Press, 1989.
Thomas Verny : La vie secrète de l'enfant avant sa naissance. Editions Grasset, Paris, 1981.

Forschungsberichte

(1) Vorgeburtliche Beziehungsförderung. Dr. Sabine Buchebner-Ferstl, Dr. Christine Geserick: Dokumentation von Erfahrungen mit der Methode der Bindungsanalyse, Österreichisches Institut für Familienforschung an der Universität Wien, Januar 2016.

(2) Die Mutter-Kind-Bindungsanalyse nach Raffai und Hidas als Element der Hebammenarbeit. Brunhild Schmid, Abschlussarbeit zur Erlangung des akademischen Grades „Master of Midwifery", Fachhochschule Salzburg, September 2015.

(3) Regulationsstörungen der frühen Kindheit: Ein- und Durchschlafstörungen aus bindungstheoretischer Sicht. Diplomarbeit Anke Heymans, Fach Erzeihungswissenschaften, Humanwissenschaftliche Fakultät, Heilpädagogik und Rehabilitation, Universität zu Köln, März 2009.

(4) Doktorarbeit „Prenatal Stress and Its Effect on Infant Development." Anja Christina Huizink, Universität Utrecht, 2000.

PRENATUS e.V.

Die beiden Herausgeberinnen, Christa Balkenhol und Christine Karrasch haben am 22. April 2016 in Erkelenz den Verein **„PRENATUS e.V."** gegründet, um in einer breiten Öffentlichkeit das Bewusstsein für die Bedeutung des vorgeburtlichen Lebens und Erlebens zu schaffen.

Seit vielen Jahrzehnten befassen sich Fachleute aus Humanbiologie, Genetik, Neurowissenschaften, Hirnforschung, Gynäkologie, und pränataler Psychologie mit der Entwicklung des ungeborenen Kindes während seines neunmonatigen Lebens in der Gebärmutter.

Nicht-Fachleute hingegen – und dazu gehören die meisten zukünftigen und werdenden Eltern, insbesondere auch die schwangere Frau – haben wenig Kenntnis davon, dass das ungeborene Baby von Anfang an ein bewusstes, fühlendes, denkendes, lernendes und interaktives Lebewesen ist. Die in der Gebärmutter gemachten Erfahrungen wirken sich auf die körperlich-seelische Entwicklung des Menschen, seine Persönlichkeit und die Qualität seiner zwischenmenschlichen Beziehungen grundlegend aus.

Ist die Schwangere beispielsweise einer immer wiederkehrenden Stresssituation ausgesetzt, wird das Ungeborene mit chemischen Stresshormonen überflutet, was unter anderem zu einer Störung der Hirnentwicklung führt. Es hat sich sogar nachweisen lassen, dass die Ursprünge der heutigen Gesellschaftsprobleme, deren Symptome sich in Gewalt, Bindungsmangel, Drogen- und Alkoholmissbrauch, sowie in psychischen Erkrankungen zeigen, grundsätzlich bereits in der intrauterinen Entwicklungszeit zu finden sind!

Aus diesem Grund ist Aufklärung in allen Bereichen der Gesellschaft vonnöten, dies hat sich der Verein zur Hauptaufgabe gemacht. Die Mitglieder sind Bildungsreferenten, die Kindergärten, Schulen, Schwangerschaftsberatungsstellen, Ärzten unterschiedlichster Fachrichtungen, Pädagogen, Geburtshelfern, Hebammen, usw. Vorträge anbieten, da es ist Aufgabe des Vereins ist, die Bedeutung der Vorgeburtlichkeit des werdenden Lebens bekannt zu machen. (Siehe „Charta der Rechte des Kindes vor, während und nach der Geburt" unter www.prenatus.de)

Der Verein steht allen Interessierten für eine Mitgliedschaft offen und begrüßt vor allem auch Fördermitglieder.

Christa Balkenhol und Christine Karrasch sind auf der Suche nach einer **Stiftung,** die es Schwangeren – die die Bindungsanalyse nicht finanzieren können – ermöglicht, sich dennoch von ihr begleiten zu lassen.

Wenn Sie den Verein unterstützen möchten, wenden Sie sich bitte an:

Christa Balkenhol

Tel. 0177-4156865

Email: prenatus-ev@gmx.de und **vorgeburtliche-eltern-baby-bindung@gmx.de**